J. Hirsch

Universal-Register

der

homöopathischen Journalistik

Elibron Classics
www.elibron.com

Elibron Classics series.

ISBN 0-543-69621-9 (paperback)
ISBN 0-543-69620-0 (hardcover)

This Elibron Classics Replica Edition is an unabridged facsimile of the edition published in 1836 by Ludwig Schumann, Leipzig.

Universal-Register

der

homöopathischen Journalistik.

Leipzig,
Druck von J. B. Hirschfeld.

Universal-Register

der

homöopathischen

Journalistik

von

Dr. J. HIRSCH.

Herausgegeben

durch

K. H. Lindau.

Leipzig, 1836.

Verlag von Ludwig Schumann.

Vorwort.

Nur von der Hand der reinen Empirie geleitet kann es dem, mit den nöthigen theoretischen Kenntnissen übrigens ausgestatteten Arzte auf seiner so schwierigen und mühevollen Laufbahn gelingen, gegen die vielköpfige Hydra der somatischen und psychischen Gebrechen des Menschengeschlechtes unerschrocken und mit einiger Sicherheit den schweren

Kampf zu beginnen. Auf diese Voraussetzung gestützt, dürfte wohl vorliegendes Schriftchen dem praktischen Arzte um so mehr willkommen seyn, als er hierin sämmtliche, in den verschiedenen homöopathischen Journalen zerstreut gefundene Erfahrungen gesammelt und so viel thunlich in einer gewissen Ordnung zusammengestellt findet. Es war wohl freilich öfters eine sehr schwierige und mitunter beinahe unlösbare Aufgabe, so manches Krankheitsbild mit dem ganzen Innbegriffe seiner Symptome mit einem umfassenden und ganz richtig bezeichnenden Krankheitsnamen zu belegen; daher ich mich in solchen Fällen nur an die hauptsächlich hervorstechenden Symptome halten und einen, diesen bestmöglichst entsprechenden, wenn auch nur generellen Krankheitsnamen wählen konnte. Um diesem Universalregister der homöopathischen Journalistik um so mehr praktische Brauchbarkeit zu verleihen, habe ich es dem Zwecke entsprechend erachtet, selbes auf eine doppelte Weise und daher in zwei Abschnitten zu verfassen. Der erste Abschnitt enthält alle bis zu Ende des Jahres 1835 veröffentlichten homöopathischen Krankheitsheilungen in alphabetischer Ordnung mit Angabe aller jener Arzneien, die zur Heilung Wesentliches beitrugen, und möglichst genauer Hindeutung auf die Quellen, wo die Krankheitsheilungen meistens umständlicher erzählt vorgefunden werden; im zweiten Abschnitte werden die homöopathischen Arzneien alphabetisch geordnet aufgezählt, und jeder einzelnen alle jene Krankheitsformen beigefügt, in denen sie bei Bewerkstelligung der Heilung wesentliche Dienste leistete, mit Hinzusetzung der andern zur Heilung erforderlich gewesenen Arzneien und abermaliger genauer Angabe der Quellen. Auf solche Weise wird aus dem zweiten Abschnitte die uns bis jetzt bekannte Heilsphäre einer jeden Arznei ersichtlich, während im ersten die, zu den betreffenden Krankheitsformen in specifischer Beziehung stehenden Arzneien angedeutet werden.

Erklärung

einiger vorkommenden ungewöhnlichen Abkürzungen.

Ar. = *Archiv.* Annal. = *Annalen der homöopathischen Klinik.* H. Z. = *Homöopathische Zeitung.* Hyg. = *Hygeia.* Th. = *Thorer's praktische Mittheilungen.* P. M. = *Praktische Mittheilungen der correspondirenden Gesellschaft homöopathischer Aerzte.* Casp. Unt. = *Caspari's Untersuchungen.* Casp. Erf. = *Caspari's Erfahrungen.* H. Erf. = *Hartmanns praktische Erfahrungen.* At. Br. = *Attomyr's Briefe.* In Huf. = *in Hufelands Journal.* Bigel = *Bigel, Examen théorique et practique de l' Homéopathie.*

Erster Abschnitt.

Abortus, dessen Verhütung. Ar. II. 2. 90. Cham. — Ar. III. 2. 92. Bry. — Ar. IV. 1. 118. Sabin. — Ar. VI. 1. 119. Sabin. — Ar. VI. 3. 102. Ferr. — Ar. VI. 3. 102. Ipec. Sabin. — Ar. X. 3. 9. Calc. Sulph. Sabin. Silic. — H. Z. I. 147. Sep. Zinc. — H. Z. III. 172. Sec. — H. Z. V. 152. Sabin. — Rl. Sabin.

dessen Folgen: soporös convulsivischer Zustand mit Blutfluss. Annal. II. 326. Op. Calc. Lyc. Silic.

dessen Folgen: Wallung nach Kopf und Brust. Annal. II. 296. Bell. Bry.

Abstillen der Kinder erleichtert. Ar. XV. 1. 126. Puls. — Ar. XV. 1. 127. Bry. — Ar. XV. 1. 127. Rhus. — H. Z. III. 127. Bell. Bry.

Abzehrung. Ar. I. 1. 83. Arsen. — Ar. I. 1. 99. Arsen. Ferr. Ipec. — Ar. II. 1. 97. Chin. — Annal. IV. 195. Calc. Sulph.

mit Amenorrhöe. Annal. I. 345. Puls. Graph. Calc. Sulph. Silic.

mit Engbrüstigkeit. H. Z. VI. 249. Acon. Sulph.

nach Kampher-Missbrauch bei Behandlung vorausgegangener Masern. Annal. IV. 194. Sulph. Sep. Lyc.

127. Arsen. — H. Z. I. 154. Verat. Lact. Asa. Acon. — H. Z. V. 165. Ferr. — Hyg. I. 14. Arsen.

in der warmen Stube verschlimmert. Ar. XV. 1. 104. Arsen.

humidum. Ar. XII. 2. 177. Arsen. — Annal. III. 193. Sulph. Silic. Puls. Kali. — H. Z. I. 127. Dulcam.

complicirt. Ar. VII. 1. 50. Bry. — Annal. I. 325. Arsen. Nux. Puls. Sulph. — Annal. III. 426. Arsen. — Hyg. I. 25. Nux. Acon. Coloc. Ars. Carb. an. Carb. veg. Phosph.

periodisch. Ar. XIII. 1. 90. Cannab. — Annal. IV. 254. Sulph. Sep.

siccum. Annal. I. 126. Phosph.

thymicum. Th. II. 10. Bell.

Millari. Ar. V. 3 36. Sambuc. Bell. — Annal. II. 306. Ipec. Arsen.

Atrophie mit Durchfall. Ar. III. 1. 56. Bell. Arsen.

mit Stuhlverhaltung. Ar. I. 1. 83. Arsen. — Big. I. 311. Puls. Chin. — P. M. I. 39. Nux. Arsen. Chin. — P. M. III. 75. Nux. — Red. b. Rück. 91. Baryt.

Aufgerittensein. Ar. XII. 1. 149. Arnic. Acid. sulph.

Augenblutung. Ar. VI. 2. 40. Cham. Bell. - Ar. VI. 2. 43. Nux.

Augenentzündung. Ar. II. 2. 103. Sulph. — Ar. III. 3. 78. Chin. — Ar. V. 3. 24. Arn. Euphr. — Ar. VII. 1. 29. Euphr. Puls. — Ar. VIII. 1. 72. Nux. Bell. Cannab. Euphr. — Ar. VIII. 2. 75. Arsen. — Ar. VIII. 3. 155. Croc. Bell. Nux. Euphr. Spig. — Ar. X. 1. 93. Spig. Zinc. Sep. — Ar. XI. 2. 112. Bell. — Ar. XII. 3. 110. Arsen. — Ar. XII. 3. 111. Arsen. — Ar. XV. 1. 64. Laches. — Annal. I. 16. Merc. sol. — Annal. I. 16. Sulph. — Annal. I. 17. Nux. — Annal. I. 77. Nux. — Annal. II. 199. Sulph. — Annal. II. 201. Bell. Nux. Sulph. Sep. — Annal. II. 202. Sep. Silic. — Annal. III. 5. Sulph. — Annal.

III. 6. Bell. Sulph. Calc. — Annal. III. 7. Sep. — Annal. III. 165. Sulph. Vaccin. — Annal. III. 166. Rhus. Calc. Silic. — H. Z. II. 56. Acon. Bell. Sulph. — Th. I. 156. Bell. Puls. Rhus. — Th. I. 202. Acon. Bell. Sulph.

mit Bindehaut-Blenorrhö. H. Z. III. 25. Euphr.

mit Hornhautgeschwüren. Ar. II. 2. 102. Sulph. — Ar. XIII. 2. 96. Arsen. — P. M. II. 3. Bell. Ignat.

mit Oedem in der Umgegend. Annal. I. 203. Rhus.

nach Pocken. H. Z. II. 88. Vaccin.

gichtisch. H. Z. IV. 280. Bell. Sulph. — P. M. II. 40. Coloc. — P. M. III. 79. Nux. Bry. Bellad.

katarrhalisch. Ar. VIII. 3. 69. Cham. — H. Z. V. 84. Hep. sulph. — H. Z. V. 161. Dig.

katarrhalisch mit sehr furchtsamem und sehr heftigem Gemüthe. Hyg. II. 128. Acon. Verat. Dig. Aur. Merc. sol. Sep.

der Neugebornen. Ar. VI. 2. 38. Bell. Cham. — Ar. X. 2. 63. Acon. Sulph. Calc. — Annal. II. 200. Cham.

periodisch mit Unterleibsschmerz. Annal. I. 239. Arsen. Bry.

rheumatisch. Ar. VI. 2. 60. Euphr. Nux. Spig. — Annal. II. 198. Bell. — H. Z. V. 230. Merc. sol. — Hyg. I. 313. Bell. — P. M. III. 20. Bell.

scrophulös. Ar. III. 3. 67. Merc. Euphr. Dig. — Ar. III. 3. 77. Chin. — Ar. VII. 2. 56. Bell. — Ar. VII. 2. 70. Calc. — Ar. XII. 1. 132. Sulph. — Ar. XII. 2. 29. Sep. — Ar. XII. 3. 103. Arsen. Croc. Bell. Euphr. — Annal. I. 75. Bell. Baryt. ac. Sulph. — Annal. II. 199. Sulph. Graph. Acid. nitr. — Annal. IV. 139. Calc. — H. Z. V. 21. Sulph. — H. Z. V. 81. Calc. — H. Z. V. 165. Graph. — H. Z. V. 305. Petrol.

scrophulös mit Hornhautverdunkelung. Ar. X. 1. 157. Magnes. carb.

traumatisch. Ar. III. 3, 77. Hep. sulph. — Annal. II. 198. Sulph. Calc. — Hyg. I. 411. Arnic. Calc. — Red. b. Rück. I. 111. Hep. sulph.

Augenlidentzündung. Ar. XIV. 1. 6. Calc. — Ar. XIV. 2. 108. Borax. — H. Z. III. 90. Calc.

scrophulös. Annal. IV. 139. Calc. — Annal. IV. 140. Caust. — Th. II. 168. Psorin.

Augenliderkrampf, Big. I. 306. Bell. Acon. — Rad. b. Rück. I. 151. Croc.

Augenlidknoten. Annal. IV. 257. Sulph.

Augenlidränder mit Ausschlagskrusten. Ar. III. 3. 68. Dulc.

Augenschmerz, nervös. Ar. I. 3. 176. Spig.

Augenschwäche nach überstandener Kriebelkrankheit. H. Z. I. 24. Bell.

als Folge von Onanie. H. Z. IV. 37. Cin.

Ausschlag nach Genuss von Speck. H. Z. IV. 37. Puls.

Backe, innen Aftergebilde, auch am Zahnfleische. Annal. I. 81. Staphis.

Backengeschwulst. Ar. VIII. 1. 99. Cham. — Annal. IV. 205. Lyc. Calc. Sulph.

Balggeschwulst. Ar. VIII. 1. 73. Calc. — Annal. I. 362. Baryt. carb. — H. Z. II. 61. Calcar.

Bandwurm. Ar. XI. 3. 75. Sabad. — Ar. XIII. 1. 84. Filix. Graph. Calc. Sabad. Fragar. — H. Z. II. 67. Filix. — H. Z. IV. 233. Carb. an. — Hyg. I. 214. Brayar. — Hyg. I. 407. Stann. — Hyg. II. 417. Filix.

Bauch, dick und aufgetrieben bei kleinen Kindern. Annal. II. 402. Sulph.

Bauchfellentzündung. Ar. XII. 2. 32. Acon. — Annal. I. 207. Acon.

im Kindbette. Annal. I. 211. Bell. Nux. Bry. — Annal. IV. 39. Acon. Bry. — H. Z. III. 91. Acon. Bry.

Bauchwassersucht. Ar. VI. 3. 101. Arsen. Bry. Led. — Ar. XI. 2. 105. Chin. — Ar. XII. 2. 27. Dig. — Annal. III. 285. Helleb. Dig. Sep. Arsen. Calc. Silic. — Hyg. I. 337. Nux. Puls.

mit Hautwassersucht. Ar. XI. 2. 105. Dig.

Beinbrüche. H. Z. III. 8. Symphit. off.

Beinfrass. Ar. III. 1. 45. Calc Asa. — Ar. VI. 3. 110. Asa. — Ar. VIII. 1. 23. Silic. — Ar. VIII. 1. 43. Silic. Mezer. Sabin. — Ar. VIII. 3. 77. Sulph. Calc. Silic. — Ar. IX. 3. 93. Acid. nitr. Silic. Asa. Calc. Mezer. Sulph. — Ar. XII. 1. 88. Arnic. Silic. Calc. Sulph. — Ar. XII. 1. 93. Arnic. Lycop. Silic. — Annal. I. 184. Sulph. Asa. Acid. nitr. Acid. phosph. — Annal. II. 365. Sep. Acid. nitr. — Annal. II. 365. Silic. — H. Z. III. 13. Acid. nitr. — H. Z. III. 14. Aur. — H. Z. III. 14. Silic. — Hyg, II. 33. Angust. — Th. I. 149. Silic.

Bettpissen. Ar. XII. 3. 13. Petrol. — Annal. II. 313. Pulsat.

Beulchen, mit Blut und Eiter gefüllt, über dem ganzen Körper. H. Z. III. 115. Arsen.

Bisswunde, durch einen Menschen beigebracht. Annal. II. 358. Arnic. Acon.

Blähungsbeschwerden. Ar. XII. 3. 143. Carb. veg. — Ar. XV. 2. 136. Laches. — Annal. I. 97. Zinc. — Hyg. I. 74. Sulph. Carb. veg. — Hyg. I. 307. gnat.

Blasenausschlag an den Extremitäten als Folge der unterdrückten Menstruation. Annal. II. 345. Rhus.

Blausucht. Ar. VI. 3. 97. Digit. — Ar. XV. 2. 154. Laches.

Bleichsucht. Ar. XV. 1. 126. Calcar. — Annal. I. 155. Puls. Nux. Calc. Graph. Lycopod. — Annal. I. 329. Mezer. Calc. Jod. Ferr. Acid. nitr. Stann. — H. Z. V. 165. Ferr. — Hyg. I. 23. Nux. Puls. Arsen. Calc. Phosph.

mit Kehlkopf und Halsbeschwerden. Annal. II. 331. Carb. veg. Zinc.

Bleikolik mit Faulfieber. H. Z. IV. 353. Nux. Verat. Coff. Op. Graph.

Bleivergiftung. Annal. II. 338. Hep. Kali c.

Blödsinn. Ar. I. 2. 52. Hyos. — Ar. XI. 2. 86. Bellad. — Ar. XV. 1. 82. Laches.

mit vielem Lachen. H. Z. I. 24. Bellad.

Blutblasen am ganzen Körper. Ar. III. 3. 82. Arsen.

Bluterbrechen. Ar. XII. 3. 120. Arnic. Acon. — Ar. XV. 2. 114. Ipec. Chin. — Annal. II. 257. Acon. Nux. — Annal. III. 416. Ipec. Puls. — Annal. III. 418. Ipec. — H. Z. II. 75. Natr. mur. — H. Z. IV. 357. Nux.

Bluterbrechen mit Anschopfung der Leber und Milz. Ar. XIII. 3. 155. Sulph.

von Hirnerschütterung. P. M. I. 6. Arnic.

mit Zuckungen. Annal. I. 252. Hyos.

mit blutigen Stuhlentleerungen. Ar. VII. 2. 117. Nux. Bell. Stann. — Ar. VIII. 1. 11. Nux. Merc. Ignat. Arsen. Bry. — Ar. VIII. 1. 12. Bell. — Ar. VIII. 1. 15. Sulph. Petrol. — Ar. XIV. 3. 107. Ipec. — P. M. I. 18. Arnic. Arsen.

Blutfleckenkrankheit mit Speis- und Schleimerbrechen. H. Z. IV. 276. Bry. — Th. I. 7, Rhus.

Blutharnen. Ar. III. 2. 36. Cannab. Nux. — Ar. III. 2. 37. Cannab. — Ar. III. 3. 81. Arsen. — Ar. VIII.

1. 75. Calcar. — Annal. I. 372. Canthar. — Annal. III. 421. Ipec. — H. Z. IV. 321. Thuy. Millefol. Lyc. — H. Z. V. 85. Canth.

mit Unterleibsschmerz. Annal. I. 269. Puls. Merc. sol.

mit Verstopfung und Lähmigkeit der Füsse. H. Z. I. 166. Lycop.

Bluthusten. Ar. II. 2. 112. Led. — Ar. II. 2. 113. Rhus. — Ar. XI. 2. 56. Bell. — Ar. XII. 2. 35. Digit. Sep. — Ar. XII. 3. 127. Acon. Puls. — Ar. XIV. 2. 108. Kali. — Ar. XIV. 3. 101. Acon. Bry. Sulph. Bell. — Ar. XV. 2. 85. Secal. — Annal. I. 114. Led. — Annal. I. 115. Acon. Arnic. Nux. — Annal. I. 286. Acon. — Annal. I. 286. Arnic. — Annal. III. 418. Droser. — Annal. IV. 455. Sulph. Bismuth. — H. Z. I. 162. Led. — H. Z. II. 75. Acon. — H. Z. V. 248. Millefol. — Hyg. I. 23. Sulph. Acid. phosph. Bry. Nux. — P. M. I. 18. Arnic. — P. M. III. 17. Acon. — Rummel in H. 70. Puls.

nach Fall. P. M. I. 8. Arnic. Bry. — P. M. II. 90. Arnic.

nach Gemüthsbewegung bei der Menstruation. Ar. XII. 3. 145. Acon. Led.

Blutschwamm im Auge. Ar. VII. 1. 51. Bell. Nux. — Ar. VII. 2. 58. Bell. Calc. Lycop. Sep. Silic.

am kleinen Finger. Ar. IX. 3. 133. Phosph.

am Oberschenkel. Ar. IX. 3. 133. Phosph.

Blutunterlaufung im Auge mit Schwämmchen bei einem Kinde. Annal. I. 77. Nux.

Bräune, häutige. Ar. I. 2. 78. Hep. — Ar. V. 1. 105. Hep. — Ar. V. 1. 108. Hep. — Ar. V. 2. 146. Acon. Hep. Spong. — Ar. VI. 1. 70. Hep. Spong. Acon. — Ar. VI. 2. 65. Acon. Hep. Spong. — Ar. VI. 2. 68. Acon. Hep. Spong. — Ar. VIII. 1. 71. Acon. Hep. Spong. — Ar. VIII. 3. 138. Hep. Spong.

— Ar. IX. 2. 155. Hep. — Ar. XI. 3. 72. Hep. — Ar. XV. 1. 100. Phosph. Hep. Spong. — Ar. XV. 1. 101. Hep. — Ar. XV. 2. 79. Cupr. sulph. — Ar. XV. 3. 41. Spong. — Annal. I. 215. Acon. Spong. Sambuc. — Annal. II. 220. Acon. Spong. — Annal. II. 223. Acon. — Annal. III. 151. Acon. Spong. Hep. — Annal. III. 152. Acon. Spong. — Annal. IV. 37. Acon. Spong. — Annal. IV. 38. Acon. Spong. — H. Z. II. 27. Phosph. — H. Z. II. 64. Chamom. — H. Z. III. 26. Spong. Hep. — H. Z. III. 26. Phosph. — H. Z. III. 115. Acon. Spong. Hep. — H. Z. V. 84. Hep. Spong. — Hyg. I. 19. Acon. Spong. Hep. — Hyg. II. 22. Acon. Spong. Hep. — Hyg. II. 23. Acon. Hep. — Hyg. II. 27. Tart. em. — Hyg. II. 28. Acon. Spong. Hep. — Hyg. II. 28. Tart. em. — Hyg. II. 29. Tart. em. — Hyg. II. 212. Tart. em. — Hyg. II. 214. Spong. Hep. — Hyg. II. 215. Euphorb. — Th. I. 196. Acon. Spong. Hep. — Th. II. 201. Acon. Spong. Hep. — Th. II. 202. Acon. Spong. Hep.

bei gleichzeitiger starker Mandelgeschwulst. Ar. VI. 3. 64. Bell.

in schwächeren Anfällen rezidivirend. H. Z. I. 147. Droser.

gangränös. At. B. VI. 93. Ammon. carb. Acon.

Brand des Armes. Annal. IV. 298. Arsen. Op. Chin. Silic. — Hyg. II. 176. Arsen.

der Zunge. Ar. VI. 3. 107. Arsen. Bell.

dessen Verhütung am Unterschenkel. H. Z. VI. 71. Chin.

Brandblasen. Ar. VIII. 1. 24. Silic. — Ar. XV. 1. 125. Arsen. — Annal. I. 133. Arsen. — Annal. I. 356. Bell. — Annal. I. 183. Arsen. — Annal. III. 197. Silic. Sep. Phosph.

Brustdrüsenentzündung. H. Z. V. 229. Merc. sol.

nach Aerger und Schreck. H. Z. V. 307. Cham.
mit bevorstehender Eiterung. H. Z. V. 307. Phosph.
mit Eiterung. Ar. VIII. 1. 25. Silic. — Ar. VIII. 1. 28. Phosph. — H. Z. II. 63. Phosph. — H. Z. IV. 282. Bry.
mit Eiterung und Verhärtung. Ar. VIII. 3. 80. Cham. — H. Z. I. 146. Phosph.
der Neugeborenen. H. Z. II. 63. Chamom.

Brustdrüsenfisteln. H. Z. V. 307. Silic.

Brustfellentzündung. Ar. III. 1. 8. Acon. — Ar. III. 2. 100. Bry. — Ar. V. 1. 81. Bry. — Ar. V. 1. 94. Bry. — Ar. V. 2. 79. Acon. — Ar. V. 3. 20. Bry. — Ar. IX. 1. 111. Acon. Bry. Puls. — Ar. X. 2. 83. Acon. Bry. — Ar. X. 2. 84. Acon. Bry. Chin. — Ar. XI. 1. 129. Acon. — Ar. XI. 2. 106. Bry. — Ar. XII. 1. 110. Acon. — Ar. XII. 2. 31. Acon. Arnic. — Ar. XIV. 2. 108. Acon. Kali. — Annal. I. 22. Acon. Bry. — Annal. I. 23. Acon. Nux. — Annal. I. 24. Bry. Chin. — Annal. I. 34. Bry. Acon. Puls. Nux. Rhus. Arnic. Chamom. — Annal. I. 118. Scilla. — Annal. I. 216. Bry. Puls. Nux. — Annal. I. 219. Acon. Bry. — Annal. I. 219. Acon. Cannab. — Annal. I. 220. Cannab. — Annal. I. 222. Bry. — Annal. I. 223. Acon. — Annal. II. 226. Acon. — Annal. II. 228. Bry. — Annal. II. 229. Acon. Cannab. Nux. — Annal. II. 230. Bry. — Annal. II. 231. Bry. — Annal. III. 51. Bry. — Annal. IV. 170. Arnic. — Annal. IV. 185. Acon. Bry. — Annal. IV. 281. Acon. — H. Z. IV. 324. Acon. Bry. — Hyg. I. 39. Acon. Bry. — H. Erf. 32. Scill.
mit asthmatischen Anfällen. Annal. I. 29. Acon. Bry. Nux. Op. — Annal. I. 30. Acon. Bry. Nux. Arsen. Sulph.
chronisch. Annal. IV. 197. Lycopod.

mit gastrischen Zuständen. Ar. X. 2. 83. Hyos.
mit Congestionen nach dem Kopfe. H. Z. III. 184. Puls. Bell.
nervös. Ar. VI. 2. 64. Bry. Arnic. — Ar. IX, 2. 142. Acon. Bell. — Ar. IX. 3. 43. Bell. Puls. Arnic. — Ar. X. 2. 82. Acon. Rhus. — Ar. XV. 1. 102. Acon. Rhus. — Annal. I. 217. Bry. Nux.
mit häufigem Schleimauswurfe. Ar. IX. 2. 142. Scill.
mit typhösem Charakter. Ar. IX. 2. 142. Bell. Hyosc. Stram.

Brust (weibliche) Knoten. Ar. VIII. 1. 99. Cham. — Ar. VIII. 3. 151. Sulph. Graph. Lycop. — Ar. XV. 2. 116. Bell. — Annal. IV. 261. Sulph. — H. Z. II. 192. Phosph. — H. Z. V. 69. Bry.

Brustkrebs. H. Z. III. 117. Ozänin.

Bruststechen mit Beklemmung bei Phthisischen. H. Z. IV. 280. Nitrum.
bei Bewegung. Hyg. 26. Nux.

Brustwarzen, schmerzhaft ohne Wundheit. H. Z. II. 63. Nux.
wunde. Ar. VIII. 3. 148. Sulph. Graph. — Ar. VIII. 3. 151. Lycop. Sulph. Graph. — Ar. X. 2. 56. Arnic. Calc. — Annal. II. 353. Nux. — H. Z. III. 163. Caust. — Hyg. I. 48. Arnic.

Brustwassersucht. Ar. III. 3. 175. Arsen. Digit. Helleb. — Ar. XII. 3. 145. Helleb. Chin. Bry. Sep. — Annal. IV. 21. Arsen. — H. Z. V. 166. Merc. sol. — Hyg. I. 301. Digit. Merc. sol. Chin. Sulph. — Hyg. I. 303. Digit. — Th. II. 189. Arsen. — At. Br. III. 26. Helleb. Arsen. Seneg.
mit Hautwassersucht. Annal. IV. 309. Helleb. Phos.
mit Oedem der Füsse. Ar. XV. 1. 44. Arsen. Nux. Ipec. Laches. — Annal. I. 350. Op. Bry. Colchic. Chin. Helleb.

Chamillen - Missbrauch. Annal. III. 147. Puls.

China - Siechthum. Ar. I. 1. 99. Arnic. Ferr. Ipec. — Ar. IV. 1. 129. Arnic. Verat. Bell. Bry. Trifol. Nux. Op. — Ar. VII. 1. 40. Ipec. Verat. — Ar. VII. 1. 43. Verat. Ipec. Puls. — Ar. VII. 2. 93. Merc. sol. — Ar. IX. 3. 33. Bell. — Annal. I. 170. Arnic. — Annal. I. 171. Ipec. — Annal. IV. 275. Arnic. — H. Z. I. 146. Arnic. — Hyg. II. 403. Ipec.

Cholera. Ar. I. 3. 181. Chin. — Ar. II. 2. 94. Ipec. — Ar. III. 2 113. Verat. — Ar. V. 3. 33. Arsen. — Ar. V. 3. 34. Verat. — Ar. VI. 2. 56. Verat. — Ar. VI. 2. 58. Tabac. — Ar. VII. 3. 32. Arsen. — Ar. IX. 2. 96. Bell. — Ar. X. 3. 52. Arsen. Verat. — Ar. X. 3. 74. Arsen. — Ar. XI. 1. 104. Ipec. Verat. Arsen. Camph. — Ar. XI. 1. 126. Camph. Cupr. Verat. — Ar. XI. 1. 189. Arsen. Ipec. Verat. — Ar. XI. 2. 123. Verat. Cupr. Camph. Arsen. — Ar. XI. 3. 47. Verat. Tabac. — Ar. XI. 3. 63. Carb. veg. — Ar. XI. 3. 140. Camph. — Ar. XII. 1. 135. Camph. Cupr. Verat. Arsen. Phosph. Carb. veg. — Ar. XII. 1. 146. Verat. — Ar. XII. 1. 156. Ipec. Cham. Verat. Arsen. Cupr. Cicut. Laurocer. — Ar. XII. 1. 166. Laurocer. — Ar. XII. 2. 121. Verat. Cupr. Camph. Arsen. Secale. Carb. veg. Acid. hydroc. Ipec. Cicut. — Ar. XV. 1. 96. Verat. Arsen. — Ar. XV. 1. 144. Verat. — Annal. I. 251. Verat. — Annal. II. 256. Arsen. — Annal. II. 257. Verat. Tart. em. Cham. — Annal. III. 55. Ipec. Merc. Verat. Arsen. — Annal. III. 60. Sulph. — Annal. III. 71. Arsen. Sulph. — Annal. III. 71. Ipec. Cham. — Annal. III. 72. Ipec. Arsen. Cham. — Annal. III. 72. Ipec. Arsen. — Annal. III. 170. Verat. Rhus. — Annal. III. 219. Arsen. — Annal. III. 219. Nux. — Annal. III. 219. Cupr. — Annal. III. 446. Verat. — Annal. IV. 173. Ipec. Verat. — Annal. IV.

174. Verat. Arsen. — H. Z. I. 81. Camph. — H. Z. I. 10. Verat. Acid. phosph. — H. Z. I. 146. Cham. — H. Z. I. 154. Cham. Merc. — H. Z. I. 187. Camph. Ipec. — H. Z. II. 128. Camph. Acid. phosph. — H. Z. II. 128. Hyos. — H. Z. II. 128. Hyos. Arsen. Capsic. Mezer. — H. Z. II. 128. Hyos. Staphis. Capsic. Mezer. — H. Z. III. 48. Verat. — H. Z. III. 114. Arsen. Nux. — H. Z. III. 115. Verat. Arsen. — H. Z. IV. 209. Verat. Ipec. — H. Z. IV. 215. Camph. Chin. — H. Z. IV. 216. Laurocer. Chin. — H. Z. IV. 281. Verat. — H. Z. IV. 281. Verat. Chamom. — H. Z. IV. 281. Verat. Rheum. — H. Z. V. 104. Verat. — H. Z. V. 150. Coloc. — H. Z. V. 193. Ipec. — H. Z. V. 243. Verat. — H. Z. VI. 54. Camph. Arsen. Verat. Cupr. — Th. I. 201. Verat. Arsen. — Th. II. 162. Verat. — Bigl. I. 275. Dulcam. Ipec.

chronisch. Ar. III. 1. 102. Arsen. — Ar. V. 3. 39. Arsen. — H. Z. I. 32. Calcar. — H. Z. III. 115. Tabac.

dysenterica. Ar. XII. 1. 164. Ipec. Nux.

inflammatoria. Ar. XII. 1. 164. Verat. Ipec. Cupr. Acon.

mit intermittirendem Typus. H. Z. VI. 327. Cin.

sicca. Ar. XII. 1. 164. Camph. Verat. Carb. veg. Acid. hydroc.

spasmodica. Ar. XII. 1. 164, Cupr. Camph. Verat. — Annal. III. 63. Camph. — Hyg. II. 227. Iatroph. curc. — H. Z. IV. 209. Cupr. Tabac.

sporadisch nach Schweinefleisch-Genuss. Ar. XII. 1. 111. Puls. Arsen.

vomitoria. Ar. XII. 1. 164. Ipec. Nux.

Cholerine. Ar. XI. 2. 122. Phosph. — Ar. XI. 2. 126. Acid. phosph. — Ar. XI. 3. 53. Phosph. — Ar. XI. 3. 53. Acid. phosph. — Ar. XII. 1. 141. Nux. — Ar.

XII. 2. 82. Acid. phosph. Calc. Ferr. — Ar. XII. 2. 120. Secal.

chronische. Ar. XII. 2. 120. Merc. Dulcam. Chin. Acid. nitr. Tart. em.

Cholera-Praeservativ. Ar. X. 3. 52. Arsen. — Ar. XI. 1. 105. Verat. — Ar. XI. 1. 127. Cupr. — Ar. XI. 1. 127. Cupr. Verat. — Ar. XII. 1. 141. Verat. Arsen. — Ar. XII. 1. 153. Ipec. Verat. Cupr. Arsen. — Annal. III. 56. Verat. — H. Z. II. 192. Cupr. Verat.

Congestionen nach der Brust. Ar. VII. 2. 106. Nux. — Ar. XI. 2. 52. Bell.

nach den Hämorrhoidalgefässen. Ar. XI. 2. 53. Bell.

nach der Hand (venös.). Ar. XV. 1. 52. Laches.

nach dem Kopfe. Ar. VII. 2. 106. Nux. — Ar. XI. 2. 51. Bell. — Ar. XII. 1. 110. Bell. — Ar. XII. 3. 80. Bell. — Annal. IV. 34. Bell. — H. Z. V. 68. Bry. — H. Z. V. 273. Nux. — Hyg. I. 24. Acon. — Messerschmied in H. 45. Acon.

nach dem Unterleibe. Ar. VII. 2. 106. Nux. — Ar. VIII. 1. 83. Merc. sol.

nach dem Uterus. Ar. XI. 2. 53. Bell.

Coxalgie. Ar. VII. 3. 109. Coloc. — Ar. XI. 2. 73. Bell. — Ar. XI. 2. 108. Coloc. — Annal. IV. 209. Calcar. — H. Z. II. 74. Sulph. — H. Z. II. 192. Sulph. — H. Z. II. 192. Rhus. — H. Z. IV. 277. Caust. — H. Z. V. 83. Calc. — Hyg. II. 165. Puls. Sulph. — Hyg. II. 173. Rhus. — At. Br. III. 26. Hep.

mit Abscessbildung. At. Br. III. 26. Merc. sol. Spong. Hep. Arsen.

D.

Darmentzündung. H. Z. III. 140. Acon. Bell. — H. Z. III. 176. Bell.

mit stetem Brechreiz. Ar. XII. 2. 33. Antim. cr. Acon.

Darmgeschwüre. H. Z. II. 151. Sulph. Arsen.

Darmineinanderschiebung. Ar. XI. 2. 62. Bell.

Darschwindsucht. H. Z. V. 107. Psorin.

Diarrhöe. Ar. V. 3. 37. Arsen. — Ar. VI. 3. 78. Aloë. Coloc. Rheum. — Ar. VIII. 3. 82. Cham. — Ar. XIV. 2. 98. Galläpfel. — Ar. XV. 1. 95. Secale. — Ar. XV. 1. 70. Laches. — H. Z. III. 26. Chin. — H. Z. I. 162. Secale. — H. Z. III. 26. Dulcam. — H. Z. III. 26. Merc. sol. — H. Z. III. 26. Phosph. — H. Z. III. 26. Secale. — H. Z. III. 27. Merc.

mit Abmagerung. H. Z. V. 153. Arsen. — H. Z. V. 164. Ferr.

mit Augenentzündung. Ar. III. 2. 117. Sulph.

nach der Cholera. H. Z. I. 144. Gratiol. — H. Z. VI. 56. Phosph. Secal. Rheum.

chronisch. Ar. II. 2. 63. Ipec. — Ar. IV. 1. 113. Dulcam. — Ar. V. 1. 63. Ipec. — Ar. VI. 1. 40. Calc. acet. — Annal. II. 257. Phosph. — Annal. II. 283. Sulph. — Annal. III. 290. Verat. — H. Z. I. 155. Calc. — H. Z. III. 26. Phosph. — H. Z. V. 300. Phosph. — H. Z. VI. 23. Sulph. — H. Z. VI. 23. Caust. — P. M. I. 39. Rhus.

mit Darmgeschwüren. H. Z. II. 151. Sulph. Arsen.

bei Darmschwindsucht. Ar. XIV. 3. 11. Dulcam.

nach Erkältung. Ar. I. 3. 170. Dulcam. — H. Z. V. 84. Chamom. — H. Z. V. 163. Dulcam. — Hyg. I. 311. Merc. sol. — Th. I. 47. Cham. — P. M. III. 4. Sulph. — Casp. Erf. 183. Dulcam.

nach Erkältung mit Leibweh und Gliederreissen. H. Z. I. 128. Rhus.

im Kindbette. Ar. X. 2. 45. Dulcam. — Annal. II. 284. Rheum.

der Kinder. Ar. VIII. 2. 19. Nux. — Ar. III. 82.

Cham. — Ar. XV. 1. 122. Secal. — Annal. III. 289. Calc. — H. Z. III. 97. Arsen. — H. Z. V. 70. Calc. acet. — H. Z. V. 70. Coloc. — H. Z. V. 232. Canthar. — H. Z. V. 232. Merc. solub. — Th. II. 105. Petrol. — H. Z. I. 176. Rheum. — P. M. I. 8. Calc. acet. — Rummel in H. 64. Cham. — Schrön im krit. Repert. Arsen.

mit heftigem Schreien der Kinder vor der Entleerung. Ar. XI. 1. 145. Rheum. — Annal. II. 285. Jalapp.

mit Kolikschmerzen. Annal. I. 268. Arsen. — Annal. III. 16. Arsen. — Annal. III. 16. Dulcam.

colliquativ. Ar. XII. 2. 21. Arsen. — H. Z. III. 89. Ferr. muriat. — P. M. I. 8. Calc. acet.

nächtliche. Ar. XV. 2. 137. Laches. — Annal. III. 171. Sulph. Acid. nitr. — Annal. III. 180. Sulph. — H. Z. III. 26. Dulcam. — P. M. III. 5. Sulph.

rheumatisch. H. Z. III. 64. Chamom.

sauerriechend mit saurem Erbrechen. P. M. II. 3. Calc. acet.

schleimig. Ar. XII. 3. 140. Arsen. — Hyg. II. 417. Petrol. — Th. II. 153. Cham. Puls. Nux.

mit Schreien und Verkeuchen der Kinder. Th. II. 162. Chamom.

unverdauter genossener Speisen. P. M. III. 5. Bry. Chin.

Doppeltsehen. Ar. V. 2. 67. Bell. Puls. — Casp. Erf. 176. Cicut.

Drüsenentzündung. Ar. IX. 3. 46. Bell.

an den Schenkeln mit chronischem Husten und Flechten. Annal. IV. 215. Nux. Verat. Sep.

Drüsengeschwulst. Ar. I. 1. 26. Con. Spong. — Ar. IX. 3. 140. Carb. an. — H. Z. IV. 263. Sulph.

entzündlich bei Kindern. H. Z. V. 229. Mercur.

mit Wassersucht nach Scharlach. Ar. XV. 2. 114. Sulph.

Drüsenverhärtung am Unterkiefer. Ar. VII. 3. 31. Silic.

Dysenterie. Ar. I. 79. Merc. solub. — Ar. IV. 1. 112. Dulcam. — Ar. VI. 3. 78. Colocynth. — Ar. VI. 3. 79. Sublim. — Ar. VI. 3. 118. Capsic. — Ar. VI. 3. 118. Cham. — Ar. VI. 3. 118. Colocynth. — Ar. X. 1. 70. Sublim. — Ar. X. 2. 83. Merc. solub. — Ar. XI. 2. 111. Sulph. — Ar. XI. 3. 44. Sublim. Sulph. — Ar. XV. 1. 96. Mercur. viv. Sublim. — Annal. I. 97. Mercur. solub. Sulph. — Annal. IV. 322. Coloc. Sublim. — H. Z. I. 145. Mercur. Rhus. Puls. — H. Z. I. 145. Rhus. — H. Z. I. 145. Sublim. — H. Z. I. 145. Sulph. — H. Z. I. 146. Arsen. — H. Z. IV. 278. Sublim. — H. Z. V. 35. Baryt. muriat. — H. Z. V. 68. Bell. — H. Z. V. 225. Mercur. solub. — H. Z. V. 233. Sublim. — Th. I. 217. Sublim. — Th. I, 218. Sublim. Petrol. — Th. I. 219. Sublim. Sulph. — Rummel in Huf. 64. Mercur. solub. — Rummel in Huf. 64. Sublim. — Rau 199. Aloë. — Rau 199. Coloc. — P. M. I. 16. Sublim.

mit Athmungsbeschwerden. Ar. XV. 1, 97. Pulsat.

entzündlich. Ar. XI. 2. 82. Bell.

mit Erbrechen. Ar. XV. 1. 98. Merc. viv. Verat.

nervös, zur Herbstzeit. Ar. XI. 2. 82. Bell. — Annal. II. 285. Merc. solub. Rhus.

mit Unruhe und kalten Schweissen. Ar. XV. 1. 97. Arsen.

Eifersucht. Ar. XV. 2. 19. Hyos.

Einschlafen der Finger. H. Z. IV. 277. Anacard.

der Glieder. Annal. II. 311. Puls.

der Hände mit Magendrücken. H. Z. V. 151. Rhus.

Eiterungen. Ar. XV. 1. 80. Laches.

Epilepsie. Ar. I. 1. 26. Camph. — Ar. I. 1. 95. Stram. Bell. — Ar. I. 1. 103. Cham. — Ar. I. 2. 53. Hyos. — Ar. I. 3. 27. Agaric. — Ar. III. 2. 123. Ignat. — Ar. XI. 2. 67. Bell. — Ar. XI. 2. 68. Acon. Ipec. Coff. Ignat. Magnetism. animal. — Ar. XI. 2. 98. Sulph. — Ar. XI. 2. 113. Op. Stann. — Ar. XII. 2. 177. Hyos. — Ar. XII. 3. 152. Stram. Hyos. Bell. Nux. Cupr. Op. Agar. — Ar. XIII. 3. 130. Cham. — Ar. XV. 1. 79. Laches. — Annal. I. 137. Ignat. — Annal. I. 312. Hyos. Calc. Lycopod. — Annal. I. 314. Bell. — Annal. II. 314. Silic. Sep. Sulph. Graph. — Annal. II. 316. Calc. Lycop. Silic. Natr. Magnes. Natr. mur. Bell. Caust. Sulph. — Annal. II. 320. Bell. — Annal. IV. 262. Sulph. — Annal. IV. 273. Hyos. — H. Z. I. 161. Caust. Petrol. — H. Z. V. 145. Cupr. — H. Z. V. 324. Silic. — Hyg. II. 144. Op. — Hyg. II. 412. Arsen. — Th. II. 158. Nux. Cupr. — Bigel. II. 102. Ignat. — Casp. Erf. 185. Stann. — P. M. III. 24. Ignat.

im Kindbette durch Schreck. H. Z. I. 147. Artemis.

nach vorgängigen Kolikschmerzen. H. Z. V. 145. Cham.

nach innerer Kränkung. H. Z. VI. 139. Ignat.

des Nachts eintretend. Ar. XI. 2. 112. Op. Calc. — Annal. I. 315. Silic. Calc. Lycop. Graph. — H. Z. III. 64. Merc. solub.

typisch. Th. I. 37. Hyos.

zur Verhütung eines zu befürchtenden Anfalles. Ar. I. 1. 26. Camph.

mit heftigem Weinen. Annal. IV. 272. Puls. Plat. Stram.

Erbrechen, bittersaures, mit Uebelkeiten, besonders Nachts. H. Z. VI. 23. Tart. em.

und Brechübelkeit während des Fahrens oder Schiffens. Ar. VII. 1. 85. Coccul. — Annal. I. 341. Coccul.

chronisches. Ar. III. 1. 99. Arsen. — Ar. II. 1. 150. Puls. — Ar. III. 2. 32. Nux. — Ar. III. 2. 103. Bry. Verat. — Ar. V. 2. 84. Bry. Puls. — Ar. V. 2. 85. Puls. — Ar. XI. 2. 111. Nux. — Rummel in Huf. 65. Puls.

chronisches von sauer schmeckenden Speisen. Annal. I. 248. Ipec. Nux. Verat. Sulph.

einer theerähnlichen Flüssigkeit mit Stuhlverhaltung. H. Z. I. 165. Arsen.

gallicht, mit gallichter Diarrhöe nach Verdruss. Ar. VIII. 1. 34. Cham. — P. M. II. 88. Verat.

nach Kaffeegenuss. Annal. IV. 192. Ipec.

der Kinder. P. M. I. 16. Cham. Puls. — P. M. I. 18. Nux.

der Kinder nach Essen und Trinken mit dikkem aufgetriebenem Leibe. Annal. II. 402. Sulph.

von Koth. Ar. XV. 1. 123. Op. Plumb. Bry. — H. Z. V. 105. Op.

von Koth und Urin. Annal. I. 84. Op.

der Milch bei Säuglingen. Annal. IV. 322. Cham.

schleimiges, mit Schlaflosigkeit. Annal. I. 12. Cham.

mit heftigem Schluchzen. Ar. VI. 3. 103. Bell. Bry.

der genossenen Speisen. Ar. III. 2. 34. Nux. — Ar. XII. 3. 81. Ferr. — Annal. III. 168. Silic. Graph. Sulph. Phosph. Lycop. — Annal. IV. 210. Bry. — Annal. IV. 322. Pulsat. — H. Z. IV. 36. Hyos. — H. Z. V. 164. Ferr. — H. Z. V. 193. Ipec. — H. Z. VI. 23. Verat. — Hyg. I. 305. Nux. — Hyg. I. 306.

Nux. — Messerschmied in Huf. 53. Arsen. — Rau 195. Nux.

der genossenen Speisen, mit Kardialgie nach unterdrückter Flechte. Ar. XII. 3. 142. Nux. Baryt. ac. Sulph. Con.

der genossenen Speisen, zum Mittag. Ar. II. 1. 151. Puls. — Ar. III. 32. Puls.

Erfrorene Fusszehen. Annal. I. 134. Phosph. — Annal. II. 313. Puls. — H. Z. II. 62. Agaric. — H. Z. II. 62. Petrol.

Glieder. Ar. VI. 2. 25. Bell. Puls. — Ar. VI. 2. 25. Nux. — Ar. VI. 2. 25. Thuya. Ignat. Sulph. — Ar. IX. 3. 55. Bell. — Ar. IX. 3. 55. Puls. — H. Z. I. 147. Bell.

Hände. Annal. I. 134. Nux. Bry.

Nase. H. Z. I. 147. Bell.

Erythem psorischen Ursprungs: rothe gelbe Flecken, in der Mitte harte bläuliche Stellen. H. Z. V. 165. Graph.

Eyerstock-Aneurisma. Ar. XV. 1. 71. Laches.

Eiterung. Ar. XV. 1. 71. Laches.

Entzündung. Th. II. 174. Nux. Bry. Sulph.

Entzündung im Kindbette. Annal. II. 178. Bell. Bry.

Verhärtung. Ar. XV. 1. 71. Laches.

Wassersucht. Ar. VI. 3. 94. Bell. Merc.

Feigwarzen. Ar. III. 3. 177. Thuya. — Ar. VI. 2. 145. Thuya. — Ar. VIII. 1. 58. Thuya. — Ar. VIII. 3. 82. Acid. nitr. — Ar. VIII. 3. 84. Cinnabar. — Ar. X. 1. 85. Acid. nitr. Calcar. carb. Thuya. — Ar. X. 1. 93. Acid. nitr. Thuya. Zinc. — Ar. XII. 3. 149. Thuya. — Ar. XV. 1. 142. Euphr. Acid. nitr. Thuya. — Annal. I. 185. Thuya. — Annal. I. 369. Thuya.

Acid. nitr. — Annal. IV. 111. Acid. nitr. — H. Z. I. 155. Thuya. — H. Z. I. 4. Thuya. — H. Z. V. 97. Thuya. Acid. nitr. Sulph. — H. Z. V. 97. Thuya.

ähnliche Exkerescenz bei der Nase. Hyg. I. 384. Acid. nitr. Hep.

hahnenkammartig. H. Z. IV. 37. Euphr.

hornartig. Annal. I. 188. Thuya. Acid. nitr.

(am Praeputium) mit Kniekehlenflechten. At. Br. I. 4. Psor.

mit Syphilis. Ar. XI. 2. 119. Merc. Thuya. — Annal. I. 187. Merc. Thuya. — Annal. II. 368. Merc. solub. Acid. nitr. — Hyg. I. 381. Thuya. Acid. nitr.

mit syphilitischen Geschwüren und Weissfluss. H. Z. V. 148. Merc. viv. Thuya.

mit Syphilis und Mercurial-Siechthum. Annal. I. 187. Hep. Acid. nitr. Merc. solub.

mit Tripper. Annal. I. 186. Thuya.

Fieber, entzündliches. Ar. II. 1. 123. Acon. — Ar. IV. 3. 42. Acon. — Ar. V. 2. 49. Acon. — Ar. VIII. 1. 84. Acon. — Ar. VIII. 2. 79. Bry. — Ar. IX. 2. 97. Cham. — Annal. I. 1. Bell. — Annal. I. 193. Acon. — Annal. II. 177. Acon. Bry. — Annal. II. 180. Acon. Nux. — Annal. II. 182. Acon. — H. Z. III. 115. Acon. — Bigel. I. 180. Acon.

entzündliches, mit Diarrhöe und Wasserschneiden bei einem Kinde. Annal. II. 180. Cham.

gallichtes. Ar. I. 2. 44. Chin. — Ar. I. 3. 158. Cham. — Ar. IV. 2. 57. Bry. Cham. — Ar. VII. 2. 102. Nux. — Ar. VIII. 3. 65. Cham. — Annal. II. 185. Cham. Chin. — Annal. III. 405. Acon. Puls. — Hyg. I. 80. Acon. Bry. — Rau 177. Nux. — Rau 178. Coccul.

gallichtes, mit Bluterbrechen. Ar. IV. 2. 59. Bry. Cham.

gallicht-nervöses. Ar. VII. 2. 102. Nux. — Ar. XII. 3. 126. Acon. Bry. Puls. Bell. Rhus. Nux.
gastrisches. Ar. I. 1. 25. Cham. Bry. Ipec. — Ar. IV. 3. 50. Nux. — Ar. VI. 2. 73. Bry. — Ar. VI. 2. 79. Nux. — Ar. VI. 2. 81. Nux. — Ar. VI. 2. 82. Nux. — Ar. VI. 2. 80. Coccul. — Ar. VIII. 1. 99. Cham. — Ar. VIII. 2. 58. Acon. Bell. Nux. — Ar. VIII. 3. 65. Cham. — Ar. IX. 2. 98. Puls. — Ar. XI. 2. 115. Puls. Coff. — Annal. II. 183. Verat. — Annal. II. 184. Acon. Scill. — Annal. III. 405. Ipec. Ign.
gastrisch-nervöses. Ar. VI. 3. 105. Sulph. Rhus. — Ar. VII. 2. 102. Nux. — Annal. I. 5. Bry. Rhus. — H. Z. V. 311. Puls.
gastrisches, mit erschöpfendem Schweisse. Ar. V. 1. 90. Chin. Sambuc.
gastrisches, nach Zorn und Diätfehlern. Annal. I. 195. Cham.
gastrisches, mit Zucken in den Armen und Füssen. Annal. I. 195. Stram. Bry.
katarrhalisches. Ar. III. 1. 9. Mercur. solub. — Ar. III. 1. 27. Bell. — Ar. VI. 1. 70. Hep. Spong. — Ar. IX. 2. 142. Acon. Scill. — Ar. XII. 3. 142. Bell. — Annal. I. 1. Puls. — Annal. IV. 292. Phosph. — H. Z. I. 147. Acon. Puls. Cham. Nux. — H. Z. II. 108. Acon. Nux. — Hyg. II. 152. Acon. — H. E. 26. Nux.
katarrhalisches, bei Kindern. H. Z. V. 86. Cham.
katarrhalisch-nervöses. Ar. VI. 2. 73. Bry. Rhus. Nux. — Annal. IV. 204. Bry. — P. M. I. 17. Bry. Hyos. Rhus. Chin. Valer.
nervöses mit Erethismus. Ar. II. 1. 126. Rhus. — Ar. III. 1. 22. Bell. — Ar. VII. 2. 103. Nux. — Ar. IX. 1. 102. Rhus. — Ar. IX. 3. 27. Bell. — Ar. XII. 3. 133. Rhus. Ignat. Bell. Puls. — Annal. I. 7. Acon. Nux. Bell. Op. Sulph. — Annal. I. 8. Chin.

Cham. — Annal. I. 8. Chin. Puls. — Annal. I. 11. Bell. Bry. Rhus. Chin. — Annal. I. 197. Hyos. Sulph. Cham. Calc. acet. — Annal. II. 193. Bry. Coccul. Acon. Bell. — Annal. II. 193. Merc. Chin. — Annal. II. 193. Coccul. Rhus. — Annal. II. 195. Bry. Bell. — Annal. IV. 262. Sulph. — H. Z. I. 164. Puls. — H. Z. III. 27. Lycop. — H. Z. V. 69. Bry. — H. Z. V. 167. Hyos. — H. Z. V. 225. Merc. — H. Z. V. 280. Nux. — H. Z. V. 323. Rhus. — H. Z. V. 313. Hyos. Bell. Coccul. — Rummel in Huf. 58. Bry. — Rummel in Huf. 60. Bell. — Th. I. 41. Bry.

nervöses, mit Torpor. Ar. I. 1. 93. Acid. phosph. — Ar. II. 1. 93. Stram. Coccul. Nux. — Ar. II. 2. 132. Nux. — Ar. V. 1. 79. Op. Acid. phosph. — Ar. VII. 2. 103. Acid. phosph. Op. Hyos. Nux. — Ar. IX. 3. 28. Hyos. Op. — Ar. XII. 2. 153. Hyos. — Ar. XII. 2. 162. Sulph. Phosph. — Ar. XV. 1. 102. Acid. mur. — Annal. II. 191. Op. — Annal. II. 194. Rhus. — Annal. III. 51. Bry. — Annal. III. 265. Hyos. Acid. phosph. — H. Z. II. 106. Acid. sulph. — H. Z. III. 27. Acid. phosph. — H. Z. IV. 266. Spirit. nitr. dulc. — H. Z. V. 167. Hyos.

nervöses, mit Torpor und intermittirendem Typus. Ar. XV. 1. 98. Acid. phosph. Bell. Op. Acid. mur.

nervöses, nach der Cholera. Ar. XI. 2. 126. Rhus. — Ar. XI. 2. 126. Rhus. Bry. — Ar. XII. 1. 161. Bry. Rhus. Hyos. Stram. Coccul. — Ar. XII. 2. 124. Bell. Hyos. Stram. Carb. veg. Op.

rheumatisches. Ar. XI. 2. 74. Acon. Bell. — Annal. I. 194. Acon. Nux. Bry. — Annal. II. 182. Dulcam. — Hyg. I. 39. Puls. Lycop. — Th. I. 55. Bry. Rhus.

rheumatisches, mit gastrischer Complication. H. Z. V. 69. Bry.

rheumatisches, mit Geschwulst der Nacken- und Halsdrüsen. Ar. XII. 3. 126. Acon. Bell.

mit Schlummersucht. Ar. XV. 1. 89. Op. — Annal. I. 197. Puls. — Annal. II. 186. Bry. Op. Acon. Bell. — Annal. II. 189. Bell. Op. — H. Z. I. 153. Op. Bell. — H. Z. V. 245. Puls. — Messerschmied in Hufel. 60. Cham.

typhöses. Ar. VI. 3. 106. Sulph. Rhus. Chin. — Ar. VI. 3. 108. Arsen. — Ar. XV. 1. 81. Laches. — H. Z. VI. 19. Stram.

typhöses, im Beginnen. Annal. IV. 289. Rhus.

typhöses, mit Hautwassersucht nach Scharlachfriesel. Annal. II. 241. Stram. Hyos. Verat. Carb. anim.

Flechsenverkürzung. Ar. XV. 1. 55. Laches. — Ar. XV. 1. 75. Laches.

in den Kniekehlen. Ar. XII. 3. 4. Natr. mur. — Ar. XII. 3. 36. Silic.

Flechten. Ar. I. 3. 170. Staphis. Clemat. Rhus. — Ar. II. 1. 118. Rhus. — Ar. V. 1. 82. Rhus. Dulcam. — Ar. V. 3. 44. Merc. — Ar. VIII. 1. 69. Arsen. — Ar. XI. 1. 9. Sep. — Ar. XII. 1. 113. Graph. Lycop. Sulph. — Ar. XII. 1. 115. Sulph. Graph. Lycop. — Ar. XII. 1. 117. Sulph. Lycop. — Ar. XII. 2. 170. Rhus. Clemat. — Ar. XII. 3. 2. Natr. carb. — Ar. XII. 3. 144. Con. — Annal. III. 302. Sulph. Sep. — Annal. III. 440. Dulcam. Graph. Sulph. — Annal. III. 441. Sulph. Rhus. Dulcam. — Annal. IV. 106. Sulph. Lycop. Graph. Dulcam. — H. Z. I. 127. Dulcam. — H. Z. I. 144. Merc. — H. Z. I. 176. Sulph. — H. Z. II. 69. Psorin. — H. Z. III. 27. Sulph. Merc. solub. — H. Z. III. 43. Sep. Petrol. Calc. — H. Z. III. 116. Sep. — H. Z. V. 308. Phosph. — H. Z. V. 323. Sep. — H. Z. VI. 19. Sulph. — Hyg. I. 49. Sulph. — Hyg. I. 50. Sulph. Graph. — Hyg. I. 91. Merc. sol.

— Hyg. I. 273. Sulph. Graph. — Hyg. II. 268. Sulph. — Hyg. II. 271. Sulph. — Th. II. 168. Psorin.

in den Achselhöhlen mit Furunkeln daselbst. H. Z. V. 196 Lycopod.

am Arme. Ar. VII. 1. 20. Con. — Ar. XII. 3. 144. Con. — Annal. IV. 104. Natr. carb. Bovist. Con. — H. Z. IV. 38. Anthrac. — H. Z. V. 154. Graph. Con. — P. M. III. 87. Graph.

an den Augenlidern. Rl. 85. Bry.

mit scrophulöser Augenliderentzündung. Th. II. 168. Psorin.

ähnlicher Ausschlag an der Eichel. Casp. U. 21. Carb. veg.

an den Gelenken. Annal. I. 368. Dulcam.

an den Geschlechtstheilen. H. Z. I. 127. Dulcam.

im Gesichte. Ar. XV. 2. 135. Laches. — Annal. I. 175. Merc. sol. Led. — At. Br. I. 4. Sulph.

an den Händen. Ar. XII. 3. 29. Sep. — Ar. XII. 2. 93. Arsen. — Annal. I. 178. Graph. Calc. Sep. Silic. Bovist. — Annal. I. 179. Zinc. — H. Z. III. 116. Psorin.

am Hodensacke. H. Z. VI. 119. Autopsorin. — Hyg. I. 91. Hep. Arsen.

in den Kniekehlen mit Feigwarzen am Praeputium. At. Br. I. 4. Psorin.

an der Oberlippe schorfig. Annal. II. 348. Phosph. Graph.

an den Ohren. Ar. XII. 2. 27. Hep.

vor und hinter den Ohren. H. Z. IV. 36. Oleand.

in der Rachenhöhle. H. Z. VI. 24. Zinc. Acid. nitr.

am Rücken. Ar. VIII. 1. 70. Arsen.

an den Schläfen und Vorderarmen mit Weissfluss. Annal. I. 177. Calc. Sep. Lycop. Baryt. Phosph. Alumin.

an der Stirne. Ar. XIV. 2. 107. Sulph.

an den Unterschenkeln. Annal. I. 172. Lycop.

Folgen von mechanischen Einwirkungen: Fall, Stoss, Schlag, Quetschung. Ar. III. 2. 49. Bry. — Ar. III. 2. 127. Bry. — Ar. IV. 3. 48. Arnic. — Ar. V. 1. 69. Arnic. — Ar. V. 3. 23. Arnic. — Ar. VI. 1. 96. Arnic. — Ar. VI. 1. 110. Arnic. — Ar. VI. 1. 115. Arnic. — Ar. VI. 1. 116. Arnic. — Ar. VI. 2. 73. Arnic. — Ar. XIV. 3. 113. Arnic. — Annal. II. 350. Arnic. — Annal. II. 400. Arnic. — Annal. III. 271. Arnic. — Annal. IV. 71. Arnic. — Annal. IV. 78 Arnic. — Annal. IV. 78. Arnic. Acon. — Annal. IV. 253. Arnic. Sulph. — Annal. IV. 320. Arnic. Bry. — H. Z. III. 72. Rhus. — H. Z. III. 173. Secal. — H. Z. IV. 38. Arnic. — H. Z. IV. 272. Acon. Arnic. — H. Z. VI. 70. Arnic. — H. Z. VI. 72. Arnic. — H. Z. VI. 91. Arnic. — H. Z. VI. 106. Arnic. — Hyg. II. 32. Rut. — Th. I. 4. Rhus. Arsen. — Th. I. 5. Arnic. Rhus. — Th. I. 5. Rhus. Arsen. — Th. I. 198. Arnic. — Th. II. 167. Psorin. — Th. II. 168. Psorin. — P. M. I. 7. Arnic. — P. M. II. 18—19—20—21—190. Arnic. — Rummel 89. Arnic.

von Quetschung und Druck, während des Geburtsaktes. Ar. X. 2. 43. Arnic. — H. Z. V. 55. Arnic.

Friesel. Ar. VI. 3. 64. Hellebor.

nach Masern. Ar. XII. 2. 158. Bell. Sulph. — Ar. XII. 2. 165. Nux. — Ar. XII. 2. 165. Sulph. Phosph.

nach Masern, mit Wechselfieber. Ar. XII. 2. 166. Puls.

Fröschleingeschwulst. Annal. III. 167. Thuya. Acid. nitr. Ambr. Calc. — At. Br. I. 8. Mercur.

Frostbeulen. Ar. XI. 3. 75. Petrol. — Annal. IV. 261. Sulph.

Furunkeln. Ar. II. 1. 123. Arnic. — Ar. III. 1. 46. Arnic. — Ar. V. 3. 44. Arnic. — Ar. IX. 3. 59. Bell.

Sulph. — Ar. XIV. 1. 40. Acid. phosph. — Annal. I. 174. Lycop. — Hyg. I. 88 Sulph.
in den Achselhöhlen, mit Flechten daselbst. H. Z. V. 196. Lycop.
am Gesässe. Ar. XV. 2. 115. Sulph.
am rechten Oberschenkel. Annal. I. 182. Nux. Arnic.

Fussentzündung von mechanischer Ursache. Ar. XI. 1. 133. Arnic.

Fussgeschwulst, schmerzhafte, nach vertriebener Flechte. H. Z. III. 72. Rhus.
mit grosser Schwäche nach Ruhe. Th. I, 219. Sublim. Chin.
mit Gebärmutterblutfluss. Ar. II. 1. 115. Ferr. muriat.

Fusskälte, die öfters Blähungskoliken verursacht. H. Z. IV. 65. Lycop.

Fussschweisse. Ar. XI. 3. 36. Silic.

Gebärmutteranschwellung, krankhafte. Ar. XV. 2. 116. Bell.

Gebärmutterblutfluss. Ar. I. 1. 25. Ipec. — Ar. II. 1. 89. Croc. Platin. — Ar. II. 1. 112. Croc. Ipec. Nux. — Ar. III. 2. 127. Bry. — Ar. IV. 1. 116. Cham. — Ar. V. 1. 71. Croc. — Ar. V. 1. 97. Croc. — Ar. V. 1. 153 Sabin. — Ar. VII. 2. 106. Nux. — Ar. VIII. 3. 77. Bell. — Ar. VIII. 3. 77. Plat. — Ar. VIII. 3. 78. Croc. — Ar. X. 2. 39. Croc. Sabin. — Ar. XI. 2. 56. Bell. — Ar. XI. 2. 104. Ferr. Chin. — Ar. XV. 1. 125. Ipec. — Ar. XV. 2. 84. Secal. — Annal. I. 110. Cham. — Annal. I. 111. Bell. — Annal. IV. 77. Bry. — H. Z. V. 323. Sep. — H. Z. VI. 141. Chin. — Hyg. I. 82. Sabin. — Rau 183. Croc. — Rau 183. Ferr. — Rau 183. Puls. — Rau 183.

Sabin. — P. M. I. 21. Cham. Nux. — P. M. I. 21. Bell.

nach Abortus. Ar. VIII. 1. 103. Plat. — H. Z. II. 75. Croc. — H. Z. III. 173. Secal. — H. Z. V. 323. Sabin.

nach Abortus und Molenschwangerschaft. Ar. XV. 2. 84. Secal.

mit Auftreibung der Gebärmutter. Ar. XV. 1. 121. Secal.

nach Chamillen-Missbrauch. Ar. VIII. 3. 76. Puls.

nach der Entbindung. Ar. VIII. 3. 76. Cham. — Ar. VIII. 3. 79. Arnic. — Ar. IX. 1. 114. Acon. — Ar. X. 2. 44. Croc. Sabin. — Annal. III. 422. Magnetism. animal. — H. Z. III. 173. Secale. — Bigel. I. 181. Ferr.

nach der Entbindung, mit Nachgeburtsverhaltung. Annal. III. 22. Puls.

mit falschen Geburtsschmerzen. Annal. I. 107. Puls.

mit Krampfzufällen. Ar. VIII. 3. 78. Hyosc.

in öfteren Perioden wiederkehrend. Ar. IV. 1. 120. Croc. Coccul. — H. Z. III. 6. Carb. anim.

mit rheumatischen Leiden. Ar. XIV. 3. 112. Sabin.

bei einer Schwangeren. Annal. I. 271. Ipec. Chin.

bei Scirrhus der vorgefallenen Gebärmutter. P. M. I. 71. Bell.

nach Stoss auf den Leib einer Schwangeren. H. Z. III. 173. Secale.

Gebärmutterentzündung. Ar. XIV. 3. 123. Acon. Nux. — Th. II. 177. Acon. Bell.

im Kindbette. Ar. XV. 1. 110. Secal. Arsen. — H. Z. V. 278. Nux.

Gebärmutterfäulniss, bevorstehend. Ar. XV. 1. 109. Secal.

Gebärmutterkrebs. Ar. XI. 2. 54. Bell. — Annal. I. 284. Thuya. Bell. Merc. solub. Staphis. Acid. nitr.

Gebärmutterpolyp. Ar. XV. 2. 84. Secal.

Gebärmutterscirrhus. H. Z. I. 127. Mur. magnes.

mit Vorfall. Annal. IV. 339. Bell. Arsen.

Gebärmuttervorfall. Ar. VI. 1. 76. Nux. Aur. — Ar. VII. 1. 82. Nux. — Ar. X. 2. 62. Nux. — Ar. XI. 2. 54. Bell. Plat. Hep. — H. Z. I. 145. Bell.

Geburtsschmerzen, falsche, mit Blutabgang. Annal. I. 107. Puls. — Annal. II. 295. Bell. Bry.

krampfhafte. Ar. II. 3. 153. Coff. — Ar. X. 2. 38. Nux. — Annal. IV. 67. Bell. Coccul. Bry. — Annal. IV. 327. Puls. — H. Z. I. 147. Puls. — H. Z. III. 173. Secal. — H. Z. IV. 278. Puls. — P. M. I. 5. Coff.

vergehen, dafür betäubter Schlaf mit Zittern und Rucken. P. M. I. 6. Op.

Gedächtnissschwäche. Ar. II. 1. 154. Anacard. — Ar. XV. 1. 43. Crotal. — Annal. IV. 46. Sulph. Calc.

Gehörs- und **Gesichtstäuschungen.** Th. I. 56. Stram.

Geistes- und **Gemüthskrankheiten.** Ar. I. 2. 52. Hyos. — Ar. II. 1. 123. Oleand. — Ar III. 1. 169. Cupr. — Ar. IV. 1. 102. Hyos. Stram. Verat. — Ar. V. 1. 98. Bell. — Ar. IX. 1. 113. Bell. Puls. — Ar. IX. 3. 170. Stram. — Ar. XI. 2. 85. Bell. — Ar. XI. 2. 110. Acon. — Ar. XII. 3. 79. Bell. — Ar. XIV. 1. 7. Laches. — Ar. XV. 2. 133. Laches. — Annal. I. 48. Nux. Verat. Ferr. acet. Platin. — Annal. I. 50. Nux. — Annal. I. 63. Stram. Hyos. Puls. Verat. — Annal. I. 67. Verat. Acon. Helleb. Bell.

Stram. Nux. — Annal. I. 230. Hyos. Stram. — Annal. III. 270. Stram. — Annal. IV. 46. Sulph. Calc. — Annal. IV. 193. Bell. — Annal. IV. 312. Stram. Hyosc. Carb. veg. — Annal. IV. 330. Bell. — Annal. IV. 330. Verat. — Annal. IV. 332. Op. — Annal. IV. 334. Stram. — Annal. IV. 340. Bell. — H. Z. I. 147. Acon. — H. Z. VI. 209. Nux. Verat. Bell. Con. — H. Z. VI. 213. Bell. Nux. — Hyg. I. 276. Aur. Caust. Sep. Bell. Stram. Sulph. — Rau 191. Stram.

typisch erscheinend. H. Z. VI. 214. Verat. Stramon. Nux.

Geistesverwirrung bei Trunkenbolden. H. Z. II. 113. Stramon.

Gelbsucht. Ar. VI. 3. 70. Puls. Bell. Nux. Bry. — Ar. VI. 3. 74. Bell. — Ar. VI. 3. 74. Nux. — Ar. VIII. 1. 100. Digit. - - Ar. VIII. 3 67. Cham. — Ar. X. 2. 82. Carb. veg. — Ar. XV. 2. 146. Laches. — Annal. I. 151. Nux. Puls. Chin. — Annal. I. 153. Bell. Puls. Nux. — Annal. III. 202. Puls. Nux. — Annal. III. 203. Cham. Puls. Nux. — Annal. III. 204. Nux. Ignat. — H. Z. II. 150. Sulph. — H. Z. V. 161. Digit. — H. Z. VI. 308. Calc. — Hyg. I. 306. Nux. — Th. II. 203. Cham. Merc. solub. Sulph. — Rau 87. Acon. Chin. — Rummel 86. Acon.

nach der Cholera. H. Z. III. 141. Sulph.

mit Desorganisation der Leber. Ar. XV. 1. 100. Arsen.

der Neugeborenen. Ar. VIII. 3. 68. Chin. Merc. Sulph.

Gemüthsleiden und andere Beschwerden, als Folge erlittener Kränkungen. Ar. X. 3. 99. Puls. — Ar. X. 3. 104. Ignat.

Geruchsmangel. H. Z. IV. 277. Calcar.

Geschlechtstheile, innen periodisch sehr

schmerzhaft. Hyg. II. 168. Nux. Bell. Puls. Arsen. Sulph. Coccul. Calcar.

Geschlechtstriebsaufregung. Annal. I. 100. Chin. — P. M. II. 8. Puls.

Geschwülste an den Armen mit Abscessbildung. Annal. I. 298. Nux. Puls. Bry. Dulcam. Sulph. Sep. Silic.

lymphatische. Th. I. 26. Silic.

Geschwulst der Eichel bei einem Kinde. Hyg. I. 32. Sulph. Calcar. Lycopod.

Geschwüre. Ar. I. 1. 107. Arsen. — Ar. II. 1. 100. Arsen. — Ar. III. 2. 120. Dulcam. — Ar. VII. 2. 52. Lycopod. — Ar. VIII. 1. 109. Sulph. — Ar. XII. 2. 91. Psorin. — Ar. XV. 1. 177. Laches. — Annal. III. 36. Puls. Bell. Baryt. acet. Sulph. — H. Z. I. 34. Psorin. — H. Z. VI. 20. Sulph.

am After, mit teleangiektasischen Flecken. Hyg. I. 55. Sulph. Phosph.

an Armen und Händen. Ar. VII. 1. 21. Con. — Ar. IX. 3. 100. Silic. Calc. — Ar. XV. 2. 149. Laches. — H. Z. II. 64. Sulph.

durch den Biss eines Hundes verursacht. Ar. XV. 1. 34. Hydrophob. — Ar. XV. 1. 35. Hydrophob.

bösartig. Ar. XIII. 1. 91. Kohlraupentinctur. — H. Z. III. 117. Psorin. — Th. I. 6. Rhus. — Th. I. 172. Rhus.

brandig. H. Z. II. 59. Sulph. — H. Z. IV. 278. Arsen. — H. Z. V. 320. Silic.

an der (weiblichen) Brust. Ar. VIII. 1. 26. Silic. — Ar. VIII. 1. 29. Phosph. — H. Z. V. 308 Sulph. — Hyg. I. 316 Sulph.

an den untern Extremitäten. Ar. I. 3. 173. Clemat. — Ar. VII. 2. 47. Silic. — Ar. VIII. 1. 23. Silic. — Ar. VIII. 3. 58. Silic. Sulph. — Ar. XI. 2. 115. Sulph. — Ar. XIII. 1. 102. Silic. Laches. — Ar. XIV.

1. 40. Acid. phosph. — Ar. XIV. 2. 135. Laches. — Ar. XV. 1. 77. Laches. — Ar. XV. 2. 143. Laches. — Annal. I. 131. Sabin. Arsen. Bell. — Annal. I. 357. Acon. Bell. Graph. Calcar. — Annal. II. 364. Graph. Lycopod. — Annal. III. 195. Lycopod. — Annal. III. 196. Graph. Sep. — Annal. III. 197. Silic. Sep. Phosph. — Annal. IV. 26. Sulph. — H. Z. III. 42. Calc. Acid. nitr. Mezer. — H. Z. III. 165. Calcar. — H Z., II. 74. Graph. — H. Z. II. 192. Psorin. — H. Z. IV. 39. Anthracin. — H. Z. V. 195. Lycopod. — H. Z. V. 326. Silic. — Hyg. II. 263. Sulph. Silic. — Th. I. 29. Arsen. — At. Br. I. 4. Sulph. — Casp. U. 25. Carb. vegetab.

mit Feigwarzen und Weissfluss. H. Z. V. 148. Merc. viv. Thuy.

an den Fersen. Ar. XII. 3. 3. Natr. carb. — Ar. XII. 3. 29. Sep.

an den Fingern und Zehen. Ar. XII. 3. 22. Sep. — H. Z. III. 64. Graph. Bry.

fistulöse, am Halse und der Achsel. H. Z. IV. 36. Silic. Calc. Nux. Lycopod. Sulph. Carb. veget. Con. Acid. nitr.

fistulöse, an den Extremitäten. Ar. VIII. 1. 74. Calcar. — Ar. VIII. 1. 109. Sulph. Antimon. crud. — Th. I. 24. Silic.

im Gesichte. Ar. XIII. 2. 100. Silic. Psor. Sulph. Arsen. Sep. Calc. — Annal. I. 183. Bell.

am Halse. Ar. VII. 2. 55. Lycopod.

am Knie Th. I. 5. Rhus.

von Mercur-Missbrauch. Ar. XII. 2. 133. Aur. — Ar. XII. 1. 99. Sulph. Mercur. solub. Calc. Silic. — Annal. I. 243. Sulph. Op. Hep. — H. Z II. 75. Aur. — H. Z. IV. 281. Natr. mur.

im Munde. H. Z. I. 155. Staphis. Borax.

im Munde, mit Rheumatismus im Arme. Annal. IV. 181. Bell. Borax.

am Nacken. Ar. VIII. 1. 25. Silic.

am Nagelgliede. Ar. IX. 3. 96. Silic. — Ar. XII. 3. 148. Silic. — Ar. XV. 2. 143. Crotol. — Annal. II. 363. Sulph. — Annal. IV. 261. Sulph. — Annal. IV. 323. Sulph. — P. M. I. 19. Sulph.

am Oberkörper. Ar. I. 1. 101. Arsen. — Ar. I. 1. 105. Arsen. — Ar. II. 1. 101. Arsen.

syphilitische. Ar. XI. 1. 36. Thuya. Merc. solub. — Ar. XI. 1. 36. Thuya. — Ar. XI. 1. 42. Merc. solub. — Ar. XII. 3. 146. Merc. solub. — Ar. XV. 2. 77. Aur. muriat. — H. Z. I. 155. Merc. solub. — H. Z. V. 146. Merc. viv. — Hyg. I. 51. Merc. solub.

mit Krätze und Syphilis. Ar. XI. 2. 116. Sulph. Aur. Acid. nitr.

an der Unterlippe. Ar. IV. 2. 22. Nux. — Ar. VIII. 2. 70. Con. — Rummel 74. Arsen.

an der Unterlippe, mit scirrhöser Verhärtung. Annal. II. 354. Rhus. Sep. Petrol. Phosph. Sulph.

varikose. Annal. III. 200. Sulph. Silic. — Casparis U. 24. Carb. veget.

an der Vorhaut. Annal. III. 303. Acid. nitr.

Gesichtsabschuppung, chron. Hyg. I 32. Sulph. Calc. Lycop.

Gesichtsausschlag. Ar. III. 1. 61. Bell. Hep. Ign. — Ar. III. 1. 61. Hep. — Ar. III. 3. 79. Cicut. — Ar. VI. 2. 71. Bry. Baryt. acet. — Ar. VI. 2. 73. Cicut. — Ar. VIII. 1. 10. Rhus. — Ar. VIII. 1. 11. Calc. — Ar. VIII. 1. 68. Arsen. — Ar. XIV. 3. 121. Rhus. Calcar. — Ar. XIV. 3. 132. Psorin. — Annal. II. 346. Graph. — H. Z. III. 116. Sulph. — H. Z. III. 323. Sep. — H. Z. V. 163. Dulc. — H. Z. V. 194. Lycop.

Gesichts- und Kopfausschlag. H. Z. IV. 261. Sulph. — At. Br. I. 4. Psorin.

Gesichtskupfer. Ar. VIII. 3. 177. Arsen. — Hyg. II. 33. Ruta. Rhus. — Rau 198. Arsen.

Gesichts- und Gehörstäuschungen. Th. I. 56. Stramon.

Gesichtsschmerz, von Mercur-Missbrauch entstanden. Ar. VIII. 2. 70. Aur.

nervös. Ar. IV. 2. 84. Bell. Nux. Bry. — Ar. V. 1. 109. Bell. — Ar. V. 1 111. Bell. — Ar. VIII. 1. 20. Spigel. — Ar. XI. 2. 75. Bell. — Ar. X. 3. 94. Mezer. — Annal. III. 410. Phosph. — Annal. III. 411. Coloc. — H. Z. II. 69. Con. — H. Z. III. 116. Stann. — H Z. VI. 23. Caust. — Hyg. 28. Bell. Nux. — Hyg. 29. Bell. Stram. — Hyg. 29. Bell. Zinc. — Th. I. 187. Staphis. — Th. II. 5. Phosph. — Th. II. 5. Bell.

rheumatisch. Annal. IV. 56. Rhus. Sep. Graph. Silic. — Annal. IV. 191. Puls. — Annal. IV. 206. Lycopod. Bell. Baryt. — H. Z. VI. 23. Caust. — Hyg. I. 64. Acon. — Th. I. 6. Bell.

Gicht. Ar. II. 1. 102. Rhus. Bry. — Ar. III. 2. 39. Led. — Ar. III. 3. 177. Coccul. — Ar. IV. 2. 31. Aur. — Ar. IV. 2. 31. Bry. — Ar. IV. 2 31. Digit. — Ar. V. 3. 28. Mangan. acet. Led. — Ar. IX. 2. 144. Arsen. — Ar. IX. 2. 144. Mangan. carbon. — Ar. IX. 2. 144. Puls. Arnic. — Ar. IX. 2. 144. Sulph. — Ar. XI. 2. 73. Bell. — Ar. XI. 3. 44. Rhododendr. — Ar. XI. 3. 130. Acon. Puls. Rhus. Bell. — Ar. XI. 3. 133. Acon. Puls. Merc. metallic. Calc. Silic. — Ar. XIV. 1. 42. Acid. phosph. — Ar. XV. 1. 75 Laches. — Ar. XV. 2. 120. Sulph. — Annal. IV. 259. Sulph. — H. Z. II. 68. Sulph. — H. Z. II. 192. Rhus. Chin. — H. Z. III. 27. Merc. solub. — H. Z. IV. 278. Phosph. — H. Z. V. 169. Jod. — Hyg. I. 64. Acon. — At. Br. III. 25. Arnic. — Rau 192. Coccul.

im Ellbogengelenke. H. Z. V. 69. Bry. Merc. solub.

an den untern Extremitäten. Ar. III. 2. 37. Nux. Led. — Ar. III. 2. 40. Bry. Merc. solub. — Ar. XV. 1. 54. Laches. — H. Z. VI. 23. Caust. — Th. II. 168. Psorin.

im Finger. H. Z. I. 147. Sulph.

mit gastrischer Complication. H. Z. I. 147. Antimon. crud.

in den Gelenken, chronisch. Ar. IV. 1. 123. Merc. solub. Chin. Ferr. Coccul. Puls. Bell. Led. — Ar. IV. 2. 72. Arnic. Puls. Nux. — H. Z. III. 164. Caust. — H. Z. IV. 278. Lycop.

im Knie. H. Z. I. 150. Chin. — H. Z. I. 165. Bell.

knotige. Annal. IV. 94. Zinc. Sep. Phosph. Silic. Calc. Natr. Petrol.

mit Nesselausschlag. H. Z. VI. 248. Calcar.

in der grossen Zehe. H. Z. I. 154. Arnic. Sabin. — H. Z. VI. 109. Arnic. Sabin. — H. Z. VI. 140. Arnic. Sabin.

im Fussgelenke. Ar. XV. 1. 88. Laches. Nux. — Annal. I. 297. Bry. Nux. Calc. — Annal. IV. 178. Puls. Phosph. — H. Z. VI. 140. Arnic. Sab.

Grippe, H. Z. II. 115. Nux. — H. Z. II. 175. Merc. solub. — H. Z. III. 44. Merc. solub. — H. Z. III. 44. Acon. Bry. Rhus. Caust.

mit Gesichtsschmerz. H. Z. II. 115. Spigel.

mit feuchtem Husten. H. Z. II. 109. Bry. — H. Z. II. 157. Scill. — H. Z. II. 157. Stann.

mit trocknem Husten. H. Z. II. 109. Bell. — H. Z. II. 115. Acon.

mit Kitzel und Brennen im Rachen und Kehlkopfe. H. Z. III. 44. Seneg.

mit Congestionen nach dem Kopfe. Hyg. II. 158. Acon. Bell. Ignat. — H. Z. III. 44. Bell.

mit Kopfreissen und scharfem Schnupfenflusse. H. Z. II. 115. Arsen.

mit Pleuresie. H. Z. II. 157. Acon. Bry. Rhus.
mit rheumatischen Schmerzen, die durch Bewegung verschlimmert werden. H. Z. II. 115. Bry.

Haarausfallen nach Scharlach. Ar. XIV. 3. 100. Phosph. — Annal. IV. 21. Sulph. Calc. Graph.
Hämorrhoidalbeschwerden. Ar. III. 3. 60. Puls. Sulph. — Ar. III. 3. 81. Arsen. — Ar. VI. 1. 77. Aur. — Ar. VII. 2. 108. Nux. — Ar. XV. 1. 143. Nux. Sulph. Ignat. Sep. — Annal. I. 268. Acon. Sulph. — Annal. I. 368. Nux. Bry. — Annal. II. 290. Rhus. Sulph. — Annal. III. 415. Petrol. — Annal. III. 420. Carb. veg. — H. Z. V. 277. Nux. — Hyg. I. 15. Nux. Carb. veget.
Knoten. Ar. XV. 1. 70. Laches. — Annal. I. 163. Nux. — Annal. II. 287. Nux. Graph. Silic.
Hämorrhoiden, fliessende. Ar. XI. 2. 55. Bell. Hep. — Ar. XIV. 2. 40. Ammon. carb. — Bigel. II. 143. Puls. Verat. Trifol.
Schleim absondernde. Ar. XV. 1. 70. Laches. — Ar. VII. 2. 109. Nux.
unterdrückte, Folgen davon. H. Z. V. 83. Calc.
Halsanschwellung, äusserlich bei Scharlach. Ar. XIV. 3. 100. Merc. sol.
Halsbeschwerden: Knollengefühl beim Leerschlingen. Ar. XV. 1. 45. Laches. — Ar. XV. 1. 46. Laches.
Knollengefühl beim Trinken. Ar. XV. 1. 47. Laches.
Halsdrüsengeschwulst, äusserlich. Ar. VII. 3. 80. Cham. Dulcam. — Ar. VIII. 3. 80. Cham. Merc. solub. Dulcam. — Ar. XV. 2. 142. Laches. — H. Z. V. 165. Graph.
scrophulös. H. Z. V. 324. Silic.

Halsentzündung. Ar. I. 3. 150. Bell. — Ar. II. 1. 123. Bell. — Ar. III. 1. 47. Bell. — Ar. IV. 3. 120. Sabad. — Ar. V. 1. 99. Bell. — Ar. V. 3. 18. Bell. — Ar. VI. 3. 64. Bell. — Ar. VIII. 1. 90. Bell. — Ar. VIII. 1. 99. Cham. — Ar. VIII. 3. 79. Cham. — Ar. IX. 3. 45. Bell. — Annal. I. 17. Bell. — Annal. I. 220. Bell. — Annal. II. 204. Bell. — Annal. II. 205. Merc. solub. — Annal. II. 209. Bell. — Annal. II. 210. Ign. — Annal. III. 152. Bell. — Annal. III. 153. Bell. — Annal. III. 154. Bell. — Annal. III. 155. Bell. — Annal. III. 156. Nux. — Annal. IV. 20. Baryt. carbon. — Annal. IV. 20. Acid. nitr. — Annal. IV. 165. Merc. solub. — Annal. IV. 171. Bell. — H. Z. II. 56. Bell. — H. Z. II. 113. Ignat. — H. Z. IV. 278. Baryt. carb. — H. Z. V. 65. Bell. — H. Z. V. 65. Merc. solub. — H. Z. V. 145. Bell. Merc. solub. — Hyg. I. 267. Bell. Merc. solub. — Th. II. 169. Puls. — P. M. III. 4. Puls.

mit Brustaffection. Annal. III. 268. Bell. Bry.

mit bevorstehender Eiterung. H. Z. V. 146. Acon.

mit Geschwüren im Halse. Annal. II. 249. Bell. Sep. Petrol. Carb. anim.

mit Geschwüren gangränösen Charakters. Ar. VII. 1. 61. Bell. Arsen. Cham. Chin.

Nachts exacerbirend. P. M. II. 3. Merc. solub. — P. M. III. 4. Puls.

mit Ohren- und Gesichtsreissen. Hyg. I. 40. Bellad.

Scharlach vikarirend. H. Z. I. 155. Acon. Ignat. Puls.

chronisch recidivirend. Ar. III. 1. 50. Bell. Dulcam. — Annal. II. 207. Ignat. Puls. Argent. — Annal. II. 208. Puls. Mangan. acet. — H. Z. III. 26. Sep. — H. Z. III. 155. Sabad. — H. Z. VI. 115. Dulcam.

katarrhalisch. Ar. VIII. 3. 79 Chamom. — H. Z. III. 26. Bell. Merc. solub. — H. Z. III. 26. Dulcam. — H. Z. V. 274. Nux.

Halsverkrümmung. Ar. XIII. 1. 91. Calcar.

Halsverschleimung des Nachts, Erstickungsanfall verursachend. Th. II. 148. Puls.

Hals, Wundheitsgefühl und Kratzen darin, nach der Grippe. H. Z. II. 109. Agaric.

Harnabgang unwillkührlich. Ar. II. 3. 146. Cicut. — Ar. V. 1. 100. Rhus. — Ar. XI. 2. 79. Bell. Cina. — Ar. XI. 2. 79. Bell. Magnes. austral.

Harnbeschwerden von Harngries oder Sand. H. Z. III. 73. Lycopod. — Hyg. I. 32. Sassap. Petrol. Calc. Phosph. Lycopod.

Harnblasenentzündung mit Nierenentzündung. Ar. XV. 1. 143. Cannab. Acon. Canthar. — Th. II. 185. Canthar.

Harnblasenlähmung. Ar. V. 1. 100. Rhus.

Harnblasenpolyp. Ar. VIII. 1. 75. Calc.

Harnblasenschmerz, bei Blasenhämorrhoiden. Ar. XV. 2. 107. Laches.

Harndrang. Annal. IV. 13. Cantharid.

mit langsamem und geringem Abgange. H. Z. I. 84. Dulcam. Kali. Phosph.

nächtlich. Ar. III. 2. 36. Nux. Cannab.

Harnen, mühsam, während langer Reisen zu Wasser. Ar. VII. 1. 85. Magnes. arctic.

schmerzhaft. Ar. II. 1. 24. Petrosel. — Ar. II. 2. 104. Magnes. arct. — Hyg. II. 32. Acid. phosph.

nach Biergenuss. H. Z. II. 59. Nux. — H. E. 70. Nux.

schmerzhaft und blutig. Ar. II. 2. 81. Cantharid. Caps. — Ar. III. 2. 37. Cannab.

Harnfistel. H. Z. II. 59. Sulph.

Harnruhr. Ar. I. 1. 41. Ammon. sulph. — Hyg. I. 313. Bell. — Hyg. II. 32. Acid. phosph.

Harnverhaltung. Ar. VI. 1. 72. Aur. Nux. — Ar. VII. 2. 48. Staphis. — H. Z. I. 165. Cannab. — Hyg. II. 33. Arnic.

bei einem Kinde. Annal. I. 100. Puls.

mit vielem Drange. Hyg. II. 42. Cantharid. Puls.

Hautjucken und Brennen, Nachts. Rummel in Huf. 71. Sulph.

Hautwassersucht. Ar. III. 3. 175 Bell. Ferr. Puls. — Annal. I. 160. Chin. Paris. Helleb. Ignat. Nux. Chamom. — Annal. II. 335. Puls. Bry. Lycopod. Sep. Sulph. Calc. Silic.

mit Bauchwassersucht. Ar. XI. 2. 105. Digital.

mit Brustkrampf. Th. I. 204. Helleb. Arsen. Sulph.

mit täglichem Fieberanfalle. Th. I. 175. Arsen. Natr. muriatic.

nach Purpurfriesel. Ar. XIII. 1. 82. Rhus. — Ar. XIV. 2. 98. Indigo. — Annal. I. 44. Hellebor. — Annal. I. 163. Hellebor. — Annal. IV. 13 Digit. — H. Z. IV. 266. Hellebor. Arsen.

nach Purpurfriesel mit typhosem Fieber. Annal. II. 241. Stram. Hyos. Verat. Carb. anim.

mit Verdauungsbeschwerden nach unterdrücktem Wechselfieber. Th. I. 176. Arsen. Antim. crud. Kali.

Heiserkeit. Ar. VII. 1. 65. Droser. — Ar. XII. 3. 13. Petrol. — Ar. XV. 1. 48 Carb. veget. — Ar. XV. 1. 51. Dulcam. — Annal. I. 284. Puls Bry. — Annal. III. 292. Sulph. — Hyg. I. 36. Spong. Merc. sol. — Hyg. I. 40. Spong. — Hyg. II. 34. Droser. — P. M. I. 88. Kali. Droser. Trifol.

nach Masern. Ar. XII. 2. 160. Sulph. — Annal. II. 303. Bell. Bry.

Heisshunger. Ar. I. 2. 52. Verat. — Annal. II. 254. Silic. Graph.

Hernia. Ar. III. 1. 93. Nux. Coccul. Aur. — Ar. VI. 1. 121. Aur. — Ar. VI. 1. 121. Chin. — Ar. VIII. 2. 69. Aur. — Ar. VIII. 2. 82. Nux. Coccul. Aur. — Ar. X. 2. 71. Verat. Nux. — Ar. XI. 2. 62. Bell. — Ar. XIV. 2. 137. Psorin. — Ar. XV. 2. 79. Bell. — Ar. XV. 2. 119. Sulph. Cham. — Ar. XV. 2. 162. Acon. Sulph. — Annal. II. 282. Nux. — H. Z. II. 107. Op. — H. Z. V. 87. Coccul. — H. Z. VI. 359. Coccul. Nux. Bell. Rhus.

cruralis (eingeklemmt). Th. I. 9. Nux. Rhus.

im Hodensacke. Annal. IV. 328. Nux.

im Hodensacke, nebst Verwachsung mit dem Hoden. H. Z. III. 7. Magnes. carbon.

in der Leiste eingeklemmt. Annal. I. 264. Nux. — Annal. I. 266. Nux. — Annal. III. 288. Nux. — Annal. IV. 292. Coccul. — H. Z. IV. 261. Nux. — H. Z. VI. 222. Nux. — Hyg. II. 172. Nux. — Hyg. II. 196. Coccul. — Th. I. 8. Rhus. Chin. — Th. I. 207. Nux. — At. Br. I. 8. Nux. — At. Br. III. 25. Nux.

mit Verrenkung im Schultergelenke, nach mechanischer Einwirkung. Annal. I. 142. Arnic. Nux. Rhus. Staphis. Asar.

Herzentzündung. Ar. XIV. 3. 122. Acon. Puls. Cannab. — P. M. II. 1. Bry.

Herzklopfen. Ar. II. 3. 81. Acon. — Ar. VII. 2. 115. Acon. Sulph. — Ar.. XII. 2. 29. Phosph. — H. Z. IV. 224. Sep. — H. Z. V. 35. Aur. — P. M. I. 13. Lauroceras.

bei Unterleibsanschopfungen. Annal. I. 337. Phosph.

Herzleiden. Ar. X. 1. 159. Calc. Hyosc. Spigel. — Ar. XIV. 2. 108. Sambüc. Arsen. — Ar. XV. 1. 74.

Laches. — Ar. XV. 2. 78. Aur. — Annal. I. 127. Puls. Acon. — Wolf in Huf. Acon. Aur.

mit Brustkrämpfen. H. Z. III. 110. Spigel. — Hyg. I. 37. Acon. Puls. Sulph.

Hirnentzündung. Ar. III. 1. 16. Bell. Cham. — Ar. III. 1. 14—15. Bell. — Ar. III. 1. 25. Bell. — Ar. III. 2. 84. Bell. — Ar. IV. 1. 147. Bell. Bry. — Ar. VII. 1. 72. Hyosc. — Ar. VIII. 1. 90. Bell. — Ar. VIII. 2. 80. Bry. — Ar. IX. 3. 53. Bell. — Ar. XII. 2. 86. Bell. Tart. emet. — Ar. XV. 2. 24. Bell. Bry. Helleb. Sulph. — Ar. XV. 2. 130. Bell. — Annal. I. 12. Bell. — Annal. III. 167. Bell. Puls. — Annal. III. 409. Bell. — H. Z. I. 145. Bell. — H. Z. I. 155. Arnic. — Hyg. I. 85. Bell. — Rau 167. Bell.

nach vertriebenem Ohrenfluss. Annal. IV. 298. Sulph.

Hirnerschütterung. Ar. XII. 1. 101. Arnic. — Ar. XII. 3. 78. Arnic. — Annal. III. 161. Ignat. Arnic. Nux. Bell. Bry. Lauroceras. Sulph. — Annal. III. 271. Arnic. — H. Z. I. 154. Merc. solub.

Hoden, in der Scheidenhaut Wasseransammlung mit Anschwellung der Samenvenen. Hyg. I. 89. Arnic. Con. Sulph.

Hodenanschwellung und Verhärtung. Ar. VII. 3. 30. Aur. — Ar. VIII. 1. 95. Puls. — H. Z. IV. 323. Spong. Clemat. Aur. — H. Z. VI. 17. Spong.

Hodenentzündung. Ar. VII. 1. 179. Clemat. — Ar. XIV. 2. 137. Puls. — Annal. I. 41. Nux. — Annal. I. 214. Puls. — Annal. II. 293. Arnic. — Th. II. 170. Acon. Arnic. Spong.

Hodengeschwulst nach unterdrücktem Tripper. Ar. VIII. 1. 94. Puls.

Hodensackgeschwulst mit Brennschmerz. Th. I. 180. Arsen.

Hodenschmerz. Annal. II. 291. Zinc. Calc. Lycop.

Hodenverhärtung mit Impotenz. Th. I. 190. Lycop. Graph. Sulph.

Hordeolum. H. Z. V. 310. Puls.

bei Scropheln. Ar. XII. 3. 141. Aur.

Hornhautentzündung. H. Z. III. 25. Euphras.

Hornhautgeschwüre. Ar. XIII. 2. 96. Arsen. — P. M. II. 3. Bell. Ign.

bei rheumatischer Augenentzündung. H. Z. V. 230. Merc.

mit Kopfgrind. Annal. I. 78. Hep.

Hornhautverdunkelung. Ar. VIII. 3. 156. Calcar. — Ar. XV. 1. 64. Laches. — H. Z. I. 40. Euphras. Cannab. — H. Z. I. 40. Euphras. — H. Z. I. 119. Cannab. — H. Z. I. 162. Euphras. — H. Z. III. 25. Euphras. — H. Z. VI. 21. Sulph.

nach Fussgicht. H. Z. V. 163. Euphras.

nach Vaccination entstanden. H. Z. III. 149. Vaccinin.

Hühneraugen. H. Z. III. 7. Arnic.

Husten, in einzelnen Anfällen bei einem Kinde. Ar. XIII. 1. 85. Ipec.

in einzelnen Anfällen mit Fieber bei einem Kinde. Annal. III. 25. Acon. Bell.

mit häufigem Auswurfe. Ar. XV. 2. 151. Puls.

mit häufigem Auswurfe und Abmagerung. H. Z. V. 311. Puls.

nach der häutigen Bräune. Hyg. I. 19. Ipec. Bell.

chronisch. Ar. I. 1. 119. Droser. — Ar. I. 2. 127. Puls. — Ar. III. 176 Merc. solub. — Ar. XV. 1. 57. Laches. — Ar. XV. 2. 127. Ipec. Chin. Nux. Sulph. — Annal. III. 23. Sulph. Puls. Ignat. — Annal. IV. 207. Sulph. — Annal. IV. 342. Stann. — H. Z. I. 34. Psorin. — H. Z. I. 162. Phosph. — H. Z. II. 123. Acon. — H. Z. V. 323. Scill. — Hyg. II. 228 Nux moschat. — Rummel 94. Spong. Stann. Chin.

mit Erbrechen. Annal. II. 305. Nux. — Annal. II. 305. Hyosc. — H. Z. II. 109. Con. — H. Z. III. 64. Sulph. Ipec.

Erstickung drohend. Ar. V. 1. 78. Ipec.

nach Gehen, und des Morgens mit Kopfschwere. Annal. II. 305. Bry.

mit gichtischem Leiden in den Knieen. Annal. I. 130. Cham Cin. Sep. Rhus.

katarrhalisch. Ar. XI. 2. 65. Bell. — Ar. XII. 3. 109. Bell. Puls. — Annal. III. 190. Nux. — Annal. III. 191. Acon. Nux. — H. Z. IV. 56. Acon. — Hyg. II. 217. Arsen. Ammon. carb.

katarrhalisch, mit vielem Auswurfe. H. Z. II. 108. Bry. — H. Z. II. 108. Puls.

katarrhalisch, Abends und Nachts schlimmer, bei Kindern. H. Z. IV. 279. Acid. nitr. Con. — H Z. IV. 279. Verbasc.

zu Ende des Keuchhustens. Th. I. 15. Puls.

mit Kitzel im Kehlkopfe. P. M. I. 16. Nux. — H. Z. V. 193. Ipec.

krampfartig, nach Essen. H. Z. II. 109. Ferr. acet. — P. M. III. 9. Bry. — P. M. III 10. Bry.

krampfartig, mit Dispnö. Ar. V. 1. 96. Ipec. — Ar. VI. 2. 52. Chin. Arsen. — Ar. XIV. 3. 108. Bell. — H. Z. II. 108. Con. — H. Z. II. 109. Hyosc. — Hyg. I. 304. Hyosc. — Hyg I. 338. Phosph.

krampfartig, nächtlich. H. Z. V. 310. Puls. Hep. — Hyg. I. 19. Bell.

des Morgens. Ar. XII. 2. 100. Ipec. — Ar. XIV. 1. 40. Acid. phosph. — Ar. XV. 2. 127. Chin. — Annal. II. 305. Bry. — H. Z. II. 108. Euphr. — P. M. II. 72. Puls.

des Morgens und Abends. Casp. Erf. 187. Cham.

periodisch. Ar. VI. 2. 53. Arsen. Chin.

nach Schlafen. Ar. XV. 2. 139. Laches.

mit Schnurcheln unter dem Brustbeine wie von vielem Schleime. H. Z. II. 109. Chin.
von warmen Speisen. P. M. III. 11. Puls.
mit tiefem rauhem Tone. P. M. I. 11. Verbasc.
nach Weinen bei Kindern. P. M. III. 26. Arnic.
mit Zerschlagenheitsschmerz unter den kurzen Rippen. H. Z. II. 109. Bry.
nach überstandener Lungenentzündung. Annal. IV. 460. Sulph. — Hyg. I. 267. Sulph.

Hydrocele. Annal. I. 270. Puls. Digit. — H. Z. I. 119. Rhododendr.

Hypochondrie. Ar. II. 1. 123. Mosch. — Ar. XII. 2. 175. Bry. Antim. crud. — Ar. XIV. 1. 39. Acid. phosph. — Ar. XIV. 1. 40. Acid. phosph. — Ar. XIV. 3. 113. Sulph. Sep. — Ar. XV. 2. 132. Nux. Sulph. Lycop. Calc. — Annal. I. 51. Nux. Verat. Aur. Puls. Bell. — Annal. I. 58. Bell. Cin. Hyosc. Helleb. Verat. — Annal. I. 62. Puls. — Annal. I. 89. Rhus. Baryt. acet. — Annal. II. 272. Calc. Lycopod. Graph. Sep. Silic. Con. Sulph. Phosph. — H. Z. I. 162. Gratiol. — H. Z. VI. 169. Nux. — Hyg. I. 26. Nux. Phosph. Anacard.

Hysterie. Ar. III. 3. 179. Asa. — Ar. V. 1. 92. Ign. — Annal. I. 88. Puls. Nux. Coccul. — Annal. III. 442. Cham. Silic. Sep. — Annal. IV. 178. Nux. — H. Z. V. 326. Silic. — Hyg. I. 44. Nux. Puls. Verat. Graph. — Hyg. II. 3. Caust. — Hyg. II. 13. Nux. Ignat. Caust. — Hyg. II. 148. Asar. — Rau 186. Asar.
mit Hang zum Weinen. H. Z. I. 162. Viol. odor.

Impfung, Verhütung der Nachkrankheiten. H. Z. III. 100. Sulph.

Impotenz, männliche. Ar. IV. 1. 120. Cannab. Merc. solub. — Ar. XIV. 2. 94. Calad. — Ar. XIV.

2. 96. Natr. mur. — Annal. III. 181. Ignat. Capsic. Cannab.

von Hodenverhärtung. Th. I. 190. Lycop. Graph. Sulph.

männliche, nach Schwächung der Geschlechtstheile. P. M. II. 87. Camph. Acid. muriat. Chin.

Influenza. Ar. VI. 1. 66. Nux. — Ar. VII. 2. 103. Nux. — Ar. XI. 1. 95. Caust. Camph. — Ar. 2. 100. Sabadill. — Ar. XIII. 2. 88. Merc. solub. Phosph. Acon. Bry. — Ar. XIII. 2. 89. Bell. Ignat. — Annal. III. 145. Nux. — Annal. III. 146. Camph. — H. Z. I. 154. Arsen. — H. Z. I. 154. Caust. Camph. — H. Z. II. 48. Merc. solub. — H. Z. II. 109. Nux. Arsen. Camph. Caust. — H. Z. III. 155. Acon. Nux. Arsen. — H. Z. V. 71. Camph. Nux. — H. Z. VI. 117. Sabadill. Nux. — Hyg. I. 17. Acon. — Th. I. 57. Mercur. solub. — Th. I. 171. Mercur. solub. — At. Br. I. 4. Nux.

mit Fieber und Bluthusten. Th. I. 172. Acon. Jod.

mit heftigen Halsbeschwerden. At. Br. I. 4. Hep. Sulph. Calc.

mit Hirnreizung. Annal. IV. 281. Acon. Arnic. Stramon.

mit heftigem Würgen beim Husten. Th. I. 171. Ipec.

schias nervosa. Ar. VIII. 1. 95. Nux. — H. Z. V. 150. Chamom.

Katalepsie. Ar. IV. 2. 64. Stramon. Puls.

Kehlkopfentzündung, chronisch. Ar. XV. 1. 73. Laches. — P. M. I. 10. Acon. Chin. Droser.

Kehlkopfschwindsucht. Annal. I. 147. Bell. Hep. Droser. Spong.

Keuchhusten. Ar. I. 1. 25. Ipec. — Ar. I. 2. 78. Hep. — Ar. III. 1. 61. Bell. — Ar. V. 2. 146. Droser. — Ar. VI. 3. 63. Cin. Droser. — Ar. VIII. 3. 84. Pulsat Dulcam. Bell. — Ar. X. 1. 70. Droser. — Ar. XI 2. 64. Bell. — Ar. XV. 1. 122. Secal. — Ar. XV. 1. 122. Tart. emet. — H. Z. I. 146. Acon. — H. Z. I. 146. Cupr. — H. Z. I. 146. Cham. — H. Z. I. 146. Sep. — H. Z II. 100 Nux. — H. Z. III. 147. Nux. — H. Z. V. 160. Droser. — H. Z. V. 162. Droser. Cin. — Annal. IV. 291. Sep. — Hyg. I. 20. Acon. Hep. Cin. — Hyg. I. 20. Bell. Cin. Con. — Hyg. II. 216. Cin — Hyg. II. 226. Droser. — Th. I. 14. Acon. — Th. I. 14. Bell. — Th. I. 14. Cin. — Th. I. 15. Droser. — Th. I. 21. Verat. Droser. — Casp. Erf. 178. Bell.

mit Bluten aus Mund und Nase. Annal. IV. 290. Ipec. Droser. — H. Z. III. 176. Droser. — H. Z. V. 19. Acon. Droser.

mit Diarrhoe. H. Z. II. 101. Cham.

mit sehr häufigem Erbrechen. H. Z. I. 145. Nux. Puls. — H. Z. V. 311. Puls. Droser. — Th. I. 16. Lactuc.

mit sehr häufigem Erbrechen nach Masern. Th. II. 42. Droser.

mit Erbrechen der Speisen des Nachts. H. Z. V. 183. Tart. emet. Nux.

mit Gehirnaffection. H. Z. I. 145. Bell.

im katarrhalischen Stadium. Ar. VIII. 1. 96. Nux. — Annal. IV. 289. Acon. — Th. I. 15. Nux.

locker, mit Brechübelkeit. Annal. IV. 291. Puls.

Nachts schlimmer. H. Z. I. 155. Con.

mit Wurmleiden. H. Z. I. 145. Cin.

Kindbettfieber. Ar. I. 1. 65. Bell. — Ar. II. 2. 84. Bell. — Ar. V. 1. 104. Nux. — Ar. V. 2. 42. Cham. Nux. — Ar. VII. 1. 67. Bell. — Ar. VII. 2. 134.

Hyosc. — Ar. VIII. 1. 100. Cham. — Ar. VIII. 3. 73. Cham. — Ar. X. 2. 40. Hyosc. — Ar. XV. 1. 129. Bell. Bry. Rhus. Arnic. Puls. — Annal. I. 41. Bell. — Annal. I. 211. Bell. Bry. – Annal. II. 180. Acon. Bry. — H. Z. I. 145. Cham. Rhus. — H. Z. III. 40. Bell. — H. Z. III. 163. Bell. — Hyg. II. 194. Acon. — Bigel. II. 107. Cham. — At. Br. I 8. Coloc.

Kinnbackenkrampf. Ar VI. 1. 107. Cicut. — Ar. VII. 1. 89. Angustur. — Ar. VIII. 3. 145. Bell. — Ar. XI. 2. 58. Bell. — Annal. I. 214. Bell.

mit Starrkrampf. Ar. XIV. 3. 102. Camph. Sulph. Phosph.

Knieanschwellung. Ar. VIII. 1. 27. Silic. — Ar. XI. 2. 114. Arnic. Calc. — Annal. II. 312. Sulph. Natr. mur. — H. Z. V. 169. Jod. — Hyg. I. 59. Calcar. — Hyg. I. 95. Staphis. Silic. Calc.

Knieentzündung. Annal. I. 300. Merc. solub. Puls. Led. — H. Z. I. 128. Sulph. Chin. — H. Z. V. 169. Jod.

nach Verletzung. H. Z. V. 169. Jod.

Kniegelenkwassersucht. H. Z. V. 158. Jod.

Knochenauftreibungen. H. Z. V. 309. Phosph. — H. Z. VI. 119. Bell.

scrophulöse. Th. I. 169. Lycop. Silic. Mezer.

syphilitische. H. Z. V. 148. Aur. Puls. Silic.

von Mercur-Missbrauch. Ar. VIII. 2. 44. Asa.

Knochenerweichung. Annal. IV. 138. Calc.

Kochsalzmissbrauch, Folgen davon. Th. I. 152. Spirit. nitr. dulc.

Kolik. Ar. II. 2. 119. Coloc. — Ar. III. 1. 73. Bell. Thuya. — Ar. V. 1. 72. Nux. — Ar. VII. 2. 119. Coloc. — Ar. VIII. 1. 100. Cham. — Ar. XV. 1. 121. Secal. — Annal. II. 265. Coloc. — Annal. II. 267. Coloc. — Annal. II. 268. Coloc. — Annal. II. 269. Coloc. — Annal. II. 270. Coloc. — Annal. III. 14.

Nux. Rhus. — Annal. III. 419. Coloc. — Annal. IV. 201. Bell. — H. Z. II. 105. Arsen. — H. Z. II. 106. Arsen. — H. Z. III. 92. Calc. — H. Z. VI. 118. Coff. — Casp. U. 16. Carb. veg.

von Blähungsanhäufung. Ar. XI. 2. 62 Bell. — Annal. I. 97. Cham. — Annal. I. 263. Verat. — Annal. I. 263. Cocc. — H. Z. V. 243. Cham.

mit Durchfall. H Z. IV. 247. Chin. — H. Z. V. 248. Arsen.

mit Durchfall, nach jedem Speisegenuss. H. Z. IV. 37. Coloc.

mit Erbrechen der genossenen Speisen. Annal. II. 271. Coloc.

von Hämorrhoiden. Ar. XI. 2. 63. Bell. — Ar. XV. 1. 70. Laches.

krampfhaft. Annal. II. 213. Ignat.

nach Speise und Getränk erneuert, mit Durchfall. H. Z. IV. 277. Rhus. Acon.

mit Stuhlverhaltung. Ar. V. 3. 26. Coloc. — H. Z. IV. 59. Nux. Arsen. Merc. Sulph. — H. Z. IV. 247. Op. Sulph. — H. Z. IV. 247. Verat. Lycop.

mit Stuhlverhaltung im ursächlichen Zusammenhange mit einer Hernia inguinalis. Annal. III. 17. Nux. Op.

mit wulstähnlichen Auftreibungen am Unterleibe. H. Z. I. 165. Bell.

nach heftigem Zorn. Ar. XII. 2. 33. Cham.

Kopfgrind. Ar. II. 1. 123. Oleand. — Ar. II. 2. 75. Sulph. — Ar. VIII. 2. 76. Oleand. — Annal. I. 174. Sulph. — Annal. I. 173. Rhus. — Annal. I. 356. Staphis. — Annal. II. 136. Carb. veg. — Annal. II. 200. Sulph. Graph. — Annal. II. 203. Sep. Sulph. — Annal. III. 35. Calc. — Annal. IV. 21. Calc. Sulph. — Annal. IV. 21. Rhus. Hep. — Annal. IV. 341. Rhus. — H. Z. III. 116. Sep. — H. Z. III. 179. Phosph. —

H. Z. IV. 37. Lycop. Hep. — H. Z. IV. 39. Tinein. — H. Z. V. 35. Baryt. acet. — H. Z. V. 81. Calcar. — H. Z. V. 193. Lycop. — H. Z. V. 284. Tinein. — H. Z. VI. 18. Staphis. — H. Z. VI. 20. Sulph. Rhus. — Th. II. 166. Psor. — P. M. I. 77. Rhus.

mit Augenentzündung. Annal. III. 166. Rhus. Calc. Silic.

mit Ausschlag hinter den Ohren und im Gesichte. Ar. XIV. 3. 138. Vinca minor.

mit Geschwüren an den Schenkeln. At. Br. I. 4. Lycop.

am Hinterkopfe der Kinder. H. Z. V. 33. Arsen. — H. Z. V. 84. Hep.

mit Hornhautgeschwüren. Annal. I. 78. Hep.

mit Krätze. Ar. XI. 2. 119. Sulph.

bei Säuglingen. H. Z. V. 321. Rhus.

mit Schanker. Annal. I. 178. Calc. Merc.

Kopfwassersucht bei Kindern (acut). Ar. III. 1. 14. Bell. — Annal. I. 15. Bell. Bry. Op.

chronische. Ar. XV. 2. 29. Helleb. Sulph. Arsen. Acon.

chronische, mit Rückenmarkswassersucht. Ar. XI. 1. 144. Calcar. Ipec. Silic. Hep.

Kopfweh. Ar. I. 2. 43. Bell. — Ar. III. 2. 117. Puls. — Ar. VI. 3. 87. Bell. — Ar. VIII. 3. 126. Petrol. Phosph. Calc. — Ar. XI. 2. 76. Bell. — Ar. XII. 3. 148. Platin. — Annal. I. 74. Calcar. — Annal. I. 234. Acon. — Annal. I. 234. Dulcam. — Annal. III. 3. Calc. Phosph. — Annal. III. 274. Nux. Phosph. — H. Z. VI. 323. Nux. — Hyg. I. 356. Sep. — Hyg. II. 261. Nux. Bell. — Th. II. 5. Calcar. — Th. II. 186. Puls. Nux. Sep. — Rau 194. Bell.

mit asthmatischen Anfällen, wechselnd. Th. II. 9. Coloc.

nur im Gehen und Stehen. P. M. II. 14. Taraxac.

mit Gesichtsreissen. H. Z. III. 173. Nux. Bell. Carb. veget.

halbseitig. Ar. II. 1. 148. Nux. — Ar. V. 1. 94. Puls. — Ar. VIII. 1. 71. Cham. — Ar. XII. 3. 113. Chin. Bell. Arsen. — Ar. XIV. 3. 79. Nux. — Ar. XIV. 3. 111. Calcar. — Annal. I. 162. Nux. Puls. Ferr. Bry. Ignat. Arsen. Puls. Cham. Valer. Merc. Bell. — Annal. I. 85. Puls. Nux. — H. Z. I. 154. Caust. Verat. — Hyg. I. 349. Sep. — Hyg. I. 350. Sep. — Hyg. I. 354. Sep. — Hyg. I. 355. Bell. Nux. Sep. — Hyg. I. 359. Sep. — Th. I. 142. Nux. Sabadill. Sep. Phosph — Th. I. 184. Nux. Bell.

im Hinterhaupt äusserlich, mit Empfindlichkeit der Haare. P. M. II. 35. Chin.

katarrhalisch. H. Z. V. 274. Nux.

im Kindbette. H. Z. III. 109. Puls.

complicirt. Annal. I. 236. Acon. Nux. Calc. — Annal. I. 237. Nux. Bry. Puls. — Ar. V. 1. 94. Puls.

nervös. Ar. II. 3. 151. Coff. — Ar. II. 2. 135. Puls. — Ar. I. 1. 25. Bry. — Ar. XII. 2. 175. Sulph. Sep. Phosph. Natr. muriat. — H. Z. V. 65. Bell. — H. Z. V. 151. Rhus. — H. Z. V. 274. Nux. — Th. I. 142. Nux. Sabadill. Sep. Phosph. — Th. I. 154. Nux. Calc. Sep. Bell. Lycop. — Th. II. 10. Sep. — Hyg. I. 29. Sulph. Sep. Bell. Phosph. Zinc.

periodisch. Ar. II. 2. 137. Puls. — Ar. II. 1. 148. Nux. — Ar. III. 1. 87. Bell. Puls. — Ar. V. 1. 88. Nux. Magnes. sulphuric. — Ar. V. 3. 32. Nux. — Ar. XI. 2. 114. Asar. Coloc. — Ar. XI. 3. 44. Spigel. — Annal. I. 73. Puls. — Annal. I. 321. Lycopod. — Annal. II. 246. Sep. Calcar. — Annal. III. 4. Nux. — Annal. III. 271. Sulph. — H. Z. V. 274. Nux. — Hyg. I. 34. Bell. — Th. I. 212. Carb. veg. Sep. Phosph. Acid. nitr. — Bigel. I. 231. Nux. — Bigel. I. 323. Rhus.

periodisch, mit Unterleibsleiden. Hyg. I. 37. Lycopod. Nux.

bei der Regel. P. M. III. 86. Magnes. Lycop. — Hyg. I. 34. Bell.

Stiche in der Stirne und in den Augen. At. Br. I. 4. Coloc.

mit Stuhlverhaltung. Ar. XV. 2. 134. Crotal.

mit Uebelkeit und Frost. Ar XV. 2. 134. Laches.

nach Verkältung. Annal. IV. 200. Dulcam.

mit Zahnschmerz. Ar. XV. 2. 135. Laches. — Annal. I. 75. Nux. — Annal. I. 235. Bry. Mercur. sol. — Annal. III. 4. Bell. Silic.

Kopfzittern, convulsivisch. Ar. XI. 2. 59. Bell. Coccul. Aur.

Krämpfe. Ar. I. 1. 96. Stramon. Arsen. — Ar. I. 3. 27. Agaric. — Ar. II. 1. 87. Stram. — Ar. II. 2. 118. Hyosc. Bell. — Ar. VII. 3. 99. Hyosc. Bell. — Ar. VIII. 1. 10. Platin. — Ar. IX. 1. 17. Acon. — Ar. XII. 2. 84. Cupr. Caust. — Ar. XII. 2. 171. Nux. — Annal. I. 135. Ipec. — Annal. I. 302. Bell. — Annal. I. 303. Cham. — Annal. I. 303. Bell. Stram. Tart. emet. — Annal. II. 314. Ignat. — Annal. IV. 296. Moschus. — H. Z. I. 147. Stram. — H. Z. VI. 186. Cupr. — Hyg. I. 308. Ignat. — Th. I. 188. Bell. Ignat. Sulph. — P. M. II. 14. Nux.

im After. H. Z. V. 277. Nux.

der Athmungswerkzeuge. Ar. III. 3. 83. Hyosc. — Ar. XII. 2. 177. Bry. Puls. — Annal. III. 293. Ipec. — Annal. III. 297. Nux. Hep. — At. Br. III. 26. Ipec.

der Athmungswerkzeuge mit Herzleiden. H. Z. III. 110. Spigel.

der Athmungswerkzeuge bei Kindern. H. Z. V. 89. Cupr.

nach Biss von einem Hunde. Ar. XII. 2. 171. Ignat.

mit Delirien. Annal. I. 200. Nux. Bell.
mit Durchfall. Annal. IV. 464. Verat. Sulph.
in den obern Extremitäten. Ar. X. 2. 94. Sulph. Calc. Lycop.
in den untern Extremitäten. Ar. III. 3. 82. Hyosc. Ignat.
durch ein Fingergeschwür verursacht. Annal. I. 310. Coccul.
im Fusse. H. Z. V. 55. Cannab.
in der Gebärmutter. Ar. V. 1. 92. Ignat.
in den Gliedern. Hyg. I. 308. Ignat.
nach Hirnerschütterung. Ar. XIV. 3. 17. Arnic.
hysterisch. Ar. I. 1. 1. Bry. — Ar. XI. 2. 113. Ipec. — Ar. XV. 2. 77. Aur. — H. Z. IV. 266. Verat. — Rau 186. Aur. — Rau 186. Ignat.
im Kehlkopfe. Bigel I. 308. Nux.
der Kinder. Ar. I. 1. 98. Bell. — Ar. I. 1. 104. Cham. — Ar. XII. 3. 142. Cham. — Ar. XIII. 2. 94. Tart. emet. Solan. Secal. Cantharid. — Ar. XIII. 3. 125. Ignat. — Ar. XIII. 3. 129. Op. — Ar. XIV. 3. 97. Caust. — Ar. XIV. 3. 108. Bell. Stram. — Ar. XIV. 3. 109. Bell. — Ar. XV. 2. 119. Nux. — Ar. XV. 2. 150. Laches. — Annal. III. 34. Nux. — H. Z. III. 27. Ignat. — H. Z. IV. 200. Coff. Puls. Chamom. — H. Z. V. 200. Coff. Puls. Chamom. — Bigel I. 243. Chamom.
in der Luftröhre. H. Z. III. 98. Bell.
im Schlunde. Ar. XI. 2. 58. Bell. — H. Z. II. 73. Bell.
von Schreck entstanden. Ar. XIV. 1. 136. Ignat.
von Stechapfelsamen-Genuss. Annal. I. 311. Citronensaft.
tonisch. Ar. XI. 2. 112. Puls. — Ar. XIV. 1. 135. Nux. — Annal. I. 305. Acon. Bell. Hyosc. Op. Stram. Sulph. Mosch. — Annal. I. 309. Acon. Stram.

typisch. H. Z. IV. 328. Arsen. Ignat.
typisch bei einem Kinde. Ar. XV. 2. 147. Laches.
im Unterleibe. Ar. I. 1. 93. Puls. — Ar. IV. 1. 122. Nux. — Ar. V. 1. 72. Nux. — Ar. VII. 2. 111. Nux. — Ar. VIII. 3. 85. Cham. — Ar. XI. 2. 62. Bell. Merc. — Annal. III. 275. Sep. Bry. — Hyg. II. 14. Nux. Ignat. Caust. — Hyg. II. 160. Ignat. Puls. — Hyg. II. 262. Cham. — Hyg. II. 262. Bell. — H. Z. II. 26. Cham. — H. Z. II. 106. Carb. anim. — H. Z. III. 64. Bell. — P. M. I. 79. Stannum. — Rummel in Huf. 67. Ignat. — Rummel in Huf. 81. Nux.
in den Waden. Ar. III. 3. 83. Hyosc. — H. Z. II. 63. Cham.

Krampfhaftes Werfen mit den Schenkeln. H. Z. VI. 108. Trifol.

Krätzartiger Ausschlag. Ar. V. 3. 42. Merc. acet. — Ar. V. 3. 43. Tart. emet. — Ar. V. 3. 44. Puls. Cham. — Ar. VI. 2. 73. Caust. — Ar. VIII. 1. 66. Arsen. Rhus. — Ar. VIII. 1. 94. Sulph. — Ar. XI. 1. 45. Sulph. — Ar. XI. 2. 119. Sulph. — Ar. XII. 2. 28. Hep. Dulcam. Rhus. Carb. veget. Lycop. — Ar. XII. 2. 81. Sulph. — Ar. XII. 2. 92. Psorin. — Ar. XII. 2. 94. Sulph. Caust. — Ar. XII. 2. 95. Sulph. — Ar. XII. 2. 96. Psorin. — Ar. XIII. 1. 48. Psorin. — Ar. XIII. 3. 32. Psorin. — Ar. XIV. 3. 131. Psorin. — Ar. XV. 1. 53. Laches. — Ar. XV. 1. 118. Psorin. — Ar. XV. 2. 149. Laches. — Annal. II. 344. Spirit. sulph. — Annal. II. 344. Spirit. sulph. Sep. — Annal. II. 345. Sep. — Annal. III. 183. Sulph. Sep. Calc. — Annal. III. 192. Sulph. — Annal. III. 201. Rhus. Sulph. Sep. — Annal. III. 302. Carb. veget. Zinc. — Annal. IV. 104. Carb. veget. — Annal. IV. 105. Carb. veget. Sulph. — Annal. IV. 105. Sep. — H. Z. I. 34. Psorin. — H. Z. I. 35. Psorin. Sulph. — H. Z. I. 35. Sulph. Caust. — H. Z. I. 145. Sulph.

— H. Z. I. 145. Sulph. Rhus. Arsen. — H. Z. I. 145. Rhus. Staphis. — H. Z. I. 188. Sulph. Sep. — H. Z. II. 192. Psorin. — H. Z. III. 4. Sulph. — H. Z. III. 105. Sulph. — H. Z. IV. 69. Psorin. — H. Z. VI. 19. Sulph. — Hyg. I. 32. Acid. nitr. Aur. Acid. phosph. — Hyg. I. 272 Psorin. — Hyg. II. 272. Psorin. — Rau 196. Sulph. — Rau 197. Merc. dulc. — Rau 197. Verat. — Casp. Erf. 148. Sulph. — Bigel I. 302. Merc. solub.

durch Ansteckung von einer syphilitischen Amme entstanden. Bigel II. 208. Merc. solub.

am Arme. Ar. V. 3. 42. Sulph. — Annal. II. 349. Sep. Ammon. Graph. — Th. II. 166. Psorin.

am Arme und an der Brust. At. Br. I. 4. Psorin.

am Bauche. Ar. XII. 3. 3. Natr. carbon.

um die Brustwarzen. H. Z. IV. 70. Psorin. Carb. veget.

an den Handgelenken, mit Gliederreissen. Th. II. 167. Psorin.

während des Verlaufes des Keuchhustens entstanden. Th. I. 16. Sulph. Con. Sep.

nach Scharlach. Hyg. I. 439. Sulph.

mit Schwefelsiechthum. Ar. XV. 1. 129. Sulph. — H. Z. V. 232. Merc. solub.

mit ungemeiner Reizbarkeit der Haut. Hyg. I. 409. Rhus. Bell. Merc. solub.

am Unterkörper. Annal. I. 175. Caust. Sulph. Merc. solub. Verat.

an den Unterschenkeln. Annal. I. 173. Sulph.

der Wollarbeiter. Ar. I. 1. 41. Sulph.

Kreuz- und Rückenschmerz bei geringer Bewegung. H. Z. III. 176. Lycop.

Kreuzschmerz im Gehen mit Stechen im Brustbeine. Hyg. I. 388. Psor.

mit Lähmigkeitsgefühl der untern Gliedmassen. Annal. IV. 456. Sulph.

Kriebelkrankheit. Ar. XI. 1. 93. Solan. nigr. — Ar. XI. 2. 70. Bell. — Ar. XI. 3. 41. Solan. nigr. — H. Z. II. 74. Solan. nigr. — H. Z. I. 24. Solan. nigr. — H. Z. III. 48. Solan. nigr.

Kropf. Ar. XII. 2. 30. Natr. carb. — Ar. XII. 2. 30. Calc. — Ar. XII. 3. 4. Natr. muriat. Calc. Jod. — H. Z. III. 179. Staphis. Lycopod.

Kummer, anhaltender, Beschwerden davon. Ar. X. 2. 60. Ignat. — H. Z. I. 160. Acid. phosph.

Kummer und **Schreck,** in Folgedessen Brustkrämpfe. Hyg. II. 165. Ignat.

in Folge dessen Erbrechen, Diarrhö und krampfhafte Beschwerden. Ar. XIV. 3. 19. Ignat.

Lähmung. Ar. IV. 3. 93. Oleand. Coccul. Chin. Arnic. — Ar. XIV. 2. 111. Caust. Nux. — Ar. XV. 1. 42. Laches. — Ar. XV. 1. 78. Laches. — H. Z. I. 161. Caust. Kali. — H. Z. I. 162. Laches. — Hyg. I. 304. Rhus. — Rau 187. Bry. Rhus.

des obern Augenlides. H. Z. I. 146. Cham. Verat. Stram. Caust. — H. Z. V. 197. Verat. Spig. Sep. Zinc.

nach Canthariden-Missbrauch. Th. I. 157. Camph. Arnic. Nux. Rhus. Oleand.

des Armes. Ar. IV. 1. 117. Nux. — Hyg. II. 158. Coccul. — Rau 189. Rhus.

der obern Extremitäten (Paresis). Ar. XII. 2. 28. Zinc. — H. Z. V. 152. Rhus. — H. Z. V. 154. Rhus. Silic. Baryt. carbon.

der untern Extremitäten. Ar I. 87. Nux. — Ar. IV. 2. 82 Nux. — Ar. XII. 3. 36. Silic. — H. Z. I.

155. Nux. Sulph. — Hyg. II. 228. Sulph. — H. E. 124. Nux.

der untern Extremitäten, mit unwillkührlichem Stuhl- und Urinabgang. H. Z. I. 155. Sulph. Natr. muriat.

einer Gesichtsseite. H. Z. III. 188. Rhus. Caust.

mit Gliederschmerzen (Paresis). Ar. XIV. 3. 96. Rhus. Bry. — Annal. I. 320. Sulph. Carb. veget. Graph.

der Gliedmassen. Annal. III. 296. Arnic. Nux. Sulph. — H. Z. I. 127. Dulcam. — Hyg. II. 159. Coccul.

der Harnblase. Ar. V. 1. 106. Rhus.

rheumatische, des Fuss- und Handwurzelgelenkes. Hyg. II. 32. Ruta.

rheumatische des Hüftgelenkes. Hyg. II. 32. Led.

rheumatische des Schultergelenkes. Hyg. II. 32. Ferr. mur.

des Schliessmuskels des Afters. Ar. XIII. 2. 102. Hyosc.

der einen Seite. Ar. I. 1. 81. Coccul. — Ar. IV. 3. 97. Coccul. — Ar. VII. 1. 23. Coccul. — Ar. VII. 1. 24. Hyosc. Coccul. Rhus. — Annal. I. 143. Coccul. Puls. Ipec. Rhus. Op. Nux. — Annal. I. 145. Coccul. Rhus. — Annal. IV. 49. Coccul. — Annal. IV. 342. Stram. Bell. Stann. — H. Z. V. 154. Caust. Stann. — Hyg. I. 413. Nux. Coccul. — Hyg. II. 135. Coccul.

der einen Seite, mit Zuckungen. Hyg. II. 140. Stramon Oleand.

der Zunge. Ar. II. 2. 116. Bell. Hyosc. — Ar. XIII. 2. 95. Baryt. carbon. — H. Z. I. 127. Dulcam.

der Zunge und der rechten Seite. Ar. XV. 2. 77. Aur. Coloc.

Laufen, spätes, der Kinder. Ar. XI. 2. 79. Bellad. — H. Z. III. 64. Pinus. — H. Z. III. 127. Caust

Lippen, geschwollen, rissig und blutend. H. Z. III. 116. Bry.

Lippenkrebs. Ar. VIII. 1. 70. Con.

Lippenverhärtung. Ar. VIII. 2. 77. Bell.

Lochienmangel nach der Entbindung. Ar. XV. 1. 108. Bell.

Luftröhrenentzündung. Ar. I. 1. 24. Nux. — Ar. V. 3. 35. Sambuc. Bell. — Ar. X. 2. 83. Arnic. Arsen. — H. Z. V. 84. Hep. — H. Z. V. 129. Acon. Spong. — Schrön K. K. III. 148. Bell.

chronische. Ar. XIV. 3. 140. Acon. Ipec. Bry. Seneg. Hep. Kali c. Hep. calc. — Ar. XV. 1. 73. Laches. — H. Z. VI. 17. Spong. — P. M. I. 10. Acon. Chin. Droser.

Luftröhrenschwindsucht. Ar. I. 1. 24. Nux. — Ar. I. 1. 119. Droser. — Ar. XII. 2. 18. Arsen. — Annal. II. 304. Calc. — Annal. II. 333. Carb. veget. Caust. Phosph. Calc. Kali.

Lungeneitersack berstet. Ar. XIV. 1. 5. Kali.

Lungenentzündung. Ar. I. 2. 47. Bry. — Ar. III. 1. 81. Acon. — Ar. V. 2. 78. Acon. — Ar. VII. 1. 69. Hyosc. Arnic. — Ar. VII. 1. 74. Arnic. — Ar. VIII. 2. 62. Acon. Bry. — Ar. VIII. 2. 165. Acon. — Ar. XI. 1. 130. Acon. Bry. — Ar. XIV. 3. 120. Acon. — Ar. XIV. 3. 109. Acon. Sulph. — Ar. XV. 2. 131. Lycop. — Annal. I. 12. Acon. Bry. — Annal. I. 21. Acon. Bry. — Annal. I. 20. Bry. — Annal. I. 25. Acon. Nux. — Annal. I. 25. Acon. — Annal. I. 26. Acon. — Annal. I. 27. Acon. — Annal. I. 33. Acon. Sulph. — Annal. II. 225. Acon. — Annal. IV. 212. Acon. Bell. Nux. — Annal. IV. 460. Phosph. — H. Z. I. 154. Acon. — H. Z. II. 115. Acon. — H. Z. II. 123. Lycop. — H. Z. II. 124. Acon. — H. Z. III. 92. Puls. — H. Z. IV. 58. Acon. — H. Z. III. 24. Acon. Bry. — Hyg. I. 266. Acon. — Hyg. I. 339.

Acon. Bry. — Hyg. II. 242. Scill. — Th. I. 47. Acon. Bry. — Th. I. 196. Acon. Bry. Arnic. — Th. II. 147. Acon. Bry. — Th. II. 173. Acon Bry. Arnic. — Th. II. 183. Acon. Bry. — Th. II. 198. Acon. Bell. Nux. — Th. II. 199. Acon. Bry. Nux. — Rau 162. Acon. — Rau 164. Bry. — At. Br. III. 25. Acon.

mit vielem Auswurfe. Ar. III. 1. 10. Bry.

chronisch. Ar. XV. 1. 73. Laches. — Annal. III. 261. Sulph. — Annal. IV. 296. Phosph. Sulph.

nach unterdrücktem Friesel. Annal. I. 289. Acon. Puls.

nervös. Ar. I. 1. 85. Puls. — Ar. I. 2. 48. Nux. — Ar. VI. 2. 24. Bry. Arnic. — Ar. IX. 1. 102. Rhus. — Ar. XI. 2. 107. Acon. Bry. — Ar. XII. 2. 177. Acon. Bry. Nux. Rhus. — Ar. XII. 3. 129. Acon. Puls. Bry. Nux. — Annal. I. 36. Acon. Bell. Bry. — Annal. I. 225. Bell. Hyosc. — Annal. IV. 208. Bell. — Ar. I. 3. 166. Bry. Rhus. — Ar. VIII. 2. 37. Sulph. — H. Z. III. 147. Scill. Nux. — H. Z. VI. 140. Acon. Bry. Nux. — Th. II. 171. Acon. Bell. Nux. — Rau 158. Bry. Arnic. — Rummel 83. Acon. Bry. Arnic. — H. E. 34. Chin.

nervös mit Gelbsucht und Friesel. Ar. V. 3. 90. Nux. Acon. Bell.

tuberkulös. H. Z. VI. 308. Sulph.

Lungenlähmung. Annal. IV. 21. Phosph. — H. Z. II. 124. Phosph. — H. Z. V. 198. Phosph. Acon. Seneg.

Lungensucht. Ar. I. 1. 119. Stann. — Ar. II. 2. 86. Stann. — Ar. III. 1. 74. Merc. solub. — Ar. III. 1. 95. Stann. — Ar. IV. 1. 156. Puls. — Ar. IV. 2. 84. Bell. — Ar. VIII. 2. 46 Bry. Calc. — Ar. X. 2. 96. Carb. veg. Nux. Silic. Sulph. Kali. Natr. muriat. — Ar. XII. 2. 48. Cortex samb. intern. — Ar. XII. 2. 154. Cortex samb. intern. — Ar. XIV. 1. 7. Cortex samb. intern. — Ar. XIV. 3. 137. Psoric. Sulph. Cortex samb. intern. — Ar. XV. 1. 104. Kali. — Annal. I. 150. Stann. — Annal. IV. 82. Sulph. Lycopod. — Annal. IV. 83. Phosph. Petrol. Sep. Sulph. — Wolf in Huf. 32. Puls. — H. Z. I. 165. Chin. Silic. — H. Z. III. 7. Cortex samb. intern. — Th. I. 111. Stann. — Th. II. 205. Stann. Ammon. carbon. — Th. II. 206. Stann. Kali.

nach Blutsturz. P. M. I. 6. Chin.

eiterig. Ar. IV. 1. 159. Stann. — Ar. XI. 2. 111. Sulph. — Annal. I. 340. Phosph. — Annal. II. 334. Stann. Arsen. — Annal. IV. 303. Puls. Phosph. Sep. — H. Z. V. 85. Carb. veg. — H. Z. V. 107. Psorin. — H. Z. VI. 115. Hep. Merc. — Th. I. 91. Lycop. Sulph. Kali. — Th. I. 94. Sulph. Sep. Phosph. Acid. nitr. — Th. I. 96. Calc. Lycopod. — Th. I. 98. Sulph. Kali. — Th. I. 99. Sulph. Lycop. Sep. Phosph. Arsen. Kali. — Th. I. 102. Lycop. Kali. Sep. — Th. I. 109. Calc. — Th. I. 120. Stann.

im Entstehen. Ar. XII. 3. 143. Calc. — Annal. I. 345. Hyosc. Chin. — Hyg. II. 356. Psor. — Hyg. II. 357. Psor. Sulph. — Hyg. II. 358. Psor. Sulph.

gallopirend. H. Z. I. 162. Lauroceras. — P. M. I. 11. Lauroceras. — P. M. I. 87. Stann. Arsen. — P. M. II. 40. Acid. phosph.

mit Leberleiden. Th. II. 204. Chin. Sep. Anacard. Lycop.

knotig. Ar. XI. 2. 81. Bell. — Ar. XV. 1. 102. Lycop. — Annal. I. 343 Calc. — Hyg. II. 350. Psor. Sulph Acon. — Hyg. II. 355. Sulph. — Hyg. II. 153. Tart. emet. Con. — H. Z. VI. 275. Merc. Hep.

schleimige. Annal. I. 149. Stann. — Annal. IV. 334. Stann. — H. Z. III. 7. Kali. Acid. nitr. — H. Z. VI.

320. Sep. — Th. I. 106. Stann. Phosph. — Th. II. 195. Cortex samb. nigr. — P. M. I. 56. Stann.
der Steinhauer. Hyg. I. 61. Calcar. Silic.

Magendrücken. Annal. II. 311. Nux.
nach Essen. Ar. II. 2. 122. Nux. Merc. solub. — Annal. IV. 254. Sulph. — Hartm. Erf. 84. Cham. — Hartm. Erf. 84. Chin. — Rummel in H. 67. Puls.
nach Essen, als Folge übermässigen Geschlechtsgenusses. H. Z. III. 114. Chin.

Magenentzündung. H. Z. V. 149. Arsen. Coloc.
chronisch, mit Neigung zur Verhärtung. H. Z. V. 34. Arsen. — Schron K. R. Murias magnes. Phosph.

Magenerweichung. Hyg. I. 405. Creos.

Magenkrampf. Ar. I. 1. 26. Bismuth. — Ar. II. 2. 61. Nux. Bry. — Ar. IV. 2. 69. Nux. — Ar. X. 1. 139. Graph. Carb. veg. Baryt. acet. — Ar. XI. 2. 60. Bell. — Ar. VII. 2. 110. Nux. — Ar. VIII. 1. 18. Carb. veg. Nux. — Ar. VIII. 1. 70. Carb. veg. — Ar. VIII. 3. 82. Cham. — Ar. XI. 2. 60. Cham. Nux. — Ar. XII. 2. 27. Bismuth. nitr. — Ar. XII. 3. 146. Nux. — Ar. XIV. 3. 117. Nux. Sulph. — Annal. I. 252. Nux. — Annal. I. 254. Ignat. — Annal. I. 254. Nux. Stann. Silic. — Annal. I. 257. Nux. Sulph. Calc. — Annal. II. 281. Nux. — Annal. III. 12. Graph. Carb. veg. — Annal. III. 171. Lycopod. — Annal. III. 413. Nux. Stann. Sulph. Lycop. — Annal. III. 414. Bell. Sep. — Annal. III. 415. Petrol. — Annal. IV. 342. Stann. — H. Z. II. 106. Carb. animal. — H. Z. III. 92. Nux. — H. Z. V. 83. Calc. — H. Z. V. 276. Nux. — Hyg. I. 93. Ipec. — Hyg. II. 195. Nux. — Th. II. 157. Con. — H. E. 84. Chin. — H. E. 84. Cham. — H. E. 87. Nux. — H. E. 88. Nux.

— Rummel in Huf. 67. Puls. — Bigel II. 74. Puls. Nux. — Casp. Erf. 170. Puls.

mit Brustkrampf. H. Z. II. 56. Nux. Coccul.

mit Erbrechen der genossenen Speisen. H. Z. IV. 36. Arsen. Bry. — Th. II. 197. Nux. Calc.

mit Erbrechen der genossenen Speisen nach unterdrückter Flechte. Ar. XII. 3. 142. Nux. Baryt. acet. Sulph. Con.

mit Erbrechen der genossenen Speisen und Unterleibsleiden. Th. II. 196. Nux. Gratiol. Carb. vegetab.

mit säuerlichem Erbrechen. H. Z. V. 148. Phosph.

mit säuerlichem Erbrechen, besonders nüchtern. Hyg. I. 92. Nux.

mit Selbstentleibungssucht. Ar. X. 2. 83. Acon. Bry. Aur.

mit Unterleibs- und Kopfleiden. Th. II. 197. Bell. Gratiol.

mit ängstlichen Delirien. Th. I. 57. Stram.

mit grünem Durchfalle und starker Abmattung. Th. II. 38. Phosph. Arsen.

mit Hirnreizung. H. Z. IV. 68. Bell. Merc. solub. — Th. II. 38. Bell.

mit trocknem Husten und Erbrechen. H. Z. II. 69. Phosph.

mit Kopf-, Ohren- und Halsleiden. Ar. XII. 2. 161. Bell. Sulph. — Allg. Anz. d. D. 1824. 93. Bell.

mit Krämpfen und Heiserkeit. Ar. XII. 2. 160. Bell.

Präservativ. Ar. VIII. 1. 86. Acon. — Ar. X. 1. 76. Puls. — H. Z. I. 130. Sulph. — H. Z. V. 54. Morbilin.

mit erhöhter Reizbarkeit des Nervensystems. H. Z. IV. 68. Bell. Ignat. Coff. Hyosc.

mit Unterleibs-Affection. H. Z. IV. 68. Chin.

Vorboten. Th. II. 38. Acon.

zurückgetreten. Ar. XII. 2. 158. Bell. Sulph. — Allg. Anz. d. D. 1824. 93. Bry. Rhus.

zurücktretend mit Heiserkeit. H. Z. I. 154. Puls.

zurücktretend mit Congestionen nach dem Kopfe. Annal. I. 11. Bell.

mit nachfolgendem Erbrechen und Diarrhöe. Ar. XII. 2. 165. Sulph.

mit nachfolgendem Friesel. Ar. XII. 2. 165. Nux. — Ar. XII. 2. 165. Phosph. — Ar. XII. 2. 158. Bell. Sulph.

mit nachfolgendem Friesel und Wechselfieber. Ar. XII. 2. 166. Puls.

mit nachfolgendem Husten. H. Z. IV. 68. Spong. Cham. Puls. Hyosc. — Casp. Erf. 186. Hyosc. Euphorb.

Magenkrebs. H. Z. I. 146. Lycopod.

Magenverhärtung. H. Z. II. 63. Phosph.

Mania fugitiva mit Stuhlverhaltung. P. M. I. 46. Op.

furiosa. P. M. I. 43. Bell.

mit Geilheit. H. Z. II. 113. Verat.

im Kindbette. Ar. XI. 2. 86. Platin. — H. Z. II. 114. Stram.

timida. H. Z. II. 114. Stram.

Markschwamm im Auge. Ar. VII. 1. 54. Nux.

Masern. Ar. IV. 3. 65. Acon. Bry. Puls. — Ar. VI. 3. 65. Puls. Acon. — Ar. VII. 1. 64. Acon. — Ar. VIII. 1. 86 Acon. — Ar. VIII. 3. 144. Puls. — Ar. X. 1. 77. Acon. Puls. — Annal. II. 232. Acon. Nux. — Annal. II. 233. Acon. — Annal. II. 233. Acon. — H. Z. I. 160 Sulph. — H. Z. II. 181. Acon. Puls. — H. Z. II. 182. Morbilin. — H. Z. III. 26. Acon. Puls. — H. Z. V. 54. Morbilin. — Allg. Anz. d. D. 1824. 93. Acon. Puls.

mit heftiger Augenentzündung und Fieber bei Stuhlverhaltung. Th. II. 38. Acon. Bry.
Ausbruch kann befördert werden. H. Z. II. 69. Puls. — Th. II. 38. Sulph.
mit entzündlicher Brustaffection. Ar. XII. 2. 159. Sulph. — Ar. XII. 2. 159. Bry. — Ar. XII. 2. 160. Sulph. — Ar. XII. 2. 161. Puls. — H. Z. IV. 68. Acon. Spong. — Th. II. 38. Bell. — Th. II. 38. Bry.
mit entzündlicher Brust- und Halsaffection. Ar. XII. 2. 159. Bell. Sulph.
mit croupartigen Zufällen. Th. II. 38. Acon. Spong. Hep.
mit nachfolgendem Husten und Heiserkeit. Ar. VII. 1. 65. Droser.

Mastdarmschmerz. Annal. III. 291. Sulph.

Mastdarmvorfall. Annal. I. 99. Ignat. Merc. solub. — H. Z. IV. 26. Ignat. — H. Z. V. 168. Ignat.
nach Diarrhö. Hyg. I. 444. Bry.

Melancholie. Ar. I. 1. 124. Platin. — Ar. I. 1. 25. Verat. — Ar. I. 2. 134. Aur. — Ar. IV. 2. 53. Bell. Hyosc. Nux. Verat. — Ar. VIII. 2. 73. Platin. — Ar. IX. 2. 142. Verat. — Ar. XI. 2. 84. Bell. — Ar. XV. 1. 81. Laches. — Annal. I. 64. Arsen. — Annal. III. 156. Sulph. — H. Z. V. 306. Petrol. — Th. I. 208. Bell. Verat. Nux. Sulph. — Th. II. 151. Bell.
im Kindbette. Ar. XV. 1. 128. Nux. Bell. Verat. Con. — Annal. IV. 44. Bell. Sulph. Lycop. Nitr. acid.
religiös. Ar. XII. 3. 141. Aur. — H. Z. II. 113. Verat.
religiös, während des Verlaufes einer nervösen Brustfellentzündung. Ar. IX. 2. 142. Verat.
religiös, mit epileptischen Anfällen. Th. II. 168. Psorin.

nach Schreck und Angst. Th. II. 146. Ignat.
mit stätem Schweigen. Ar. XV. 2. 83. Vanill. — Ar. XV. 2. 122. Aur. — Annal. IV. 45. Lycop. — Rau 191. Helleb.
typisch. Th. I. 186. Ignat. — Th. II. 145. Arsen.

Menstrual - Beschwerden: Halsweh nebst Verhärtung im Unterleibe. H. Z. III. 41. Puls. Sulph. Sep. Con.
Congestionen nach Brust und Kopf. Ar. XII. 3. 143. Bell. Puls.
Kopfleiden. Ar. XV. 2. 117. Calc. — Hyg. I. 34. Bell. — Hyg. I. 358. Nux. Sep.
Krämpfe im Unterleibe. Ar. XV. 1. 121. Secal. — Annal. I. 102. Puls. Nux. — Annal. I. 103. Nux. — H. Z. V. 154. Puls.
Krämpfe im Unterleibe und in der Brust. Hyg. II. 193. Puls. — H. II. 262. Sabin.
Kreuz-, Bauch- und Hüftweh. Ar. XV. 2. 138. Laches.
Leibweh und Durchfall. Ar. XV. 1. 72. Laches.
Leibweh und Erbrechen. H. Z. III. 41. Phosph.
Stuhldrang. H. Z. I. 158. Sulph.
acutes Unterleibsleiden. Ar. XV. 2. 118. Cham.
Unterleibsleiden und Herzklopfen. Annal. I. 155. Calcar. Graph. Lycop.
Zahn- auch Kopfweh. Annal. II. 246. Nux. Coff. Calc. Sep. Cham. Sulph. Graph.

Menstruation zu früh. H. Z. V. 168. Ignat. — Th. II. 147. Platin. — H. E. 63. Nux.
zu früh und zu schwach mit Weissfluss-, Kopf- und Unterleibsleiden. Annal. II. 300. Nux.
zu schwach. Ar. XV. 1. 72. Laches. — Annal. IV. 256. Sulph.
zu schwach und zu spät, mit Kopfbeschwerden. Annal. II. 300. Graph. Lyc. — H. Z. V. 165. Graph.

zu stark. Ar. II. 1. 90. Platin. — Ar. IV. 1. 121. Croc. — Ar. XI. 2. 56. Bell. — Ar. XV. 2. 85. Secal. — Annal. IV. 324. Bell. — Annal. IV. 324. Cham. — H. Z. V. 310. Plat. — H. Z. V. 320. Sep. — Hyg. II. 170. Secal. Calc.

zu stark mit Unterleibskrämpfen. Hyg. II. 262. Sabin.

Menstruations-Mangel. Ar. XIV. 1. 7. Urtic. urens. — Ar. XIV. 2. 106. Graph. — Ar. XIV. 3. 17. Nux moschat. — Ar. XV. 1. 125. Sulph. — Annal. II. 299. Puls. — Annal. III. 18. Calc. — Annal. III. 156. Calc. — Annal. III. 184. Sulph. — Annal. III. 291. Graph. Sep. Puls. — Annal. IV. 75. Sulph. — Hyg. I. 165. Nux. — H. Z. I. 8. Sabin. — H. Z. I. 154. Op. — H. Z. V. 310. Puls. — H. Z. V. 323. Sep. — H. Z. VI. 22. Sulph.

mit Abzehrung. Annal. I. 347. Puls. Graph. Calc. Sulph. Silic.

mit Congestionen nach verschiedenen Organen. Annal. II. 298. Puls.

mit Kopf- und Unterleibsleiden. Annal. II. 298. Puls. — Annal. III. 18. Calc. — Annal. III. 19. Acon. Calc. Coloc. Sep. Graph.

mit Krampfzufällen. Ar. VIII. 2. 62. Coccul. — Ar. VIII. 2. 79. Puls.

mit Stuhlverhaltung. Ar. XI. 1. 47. Op. Sulph.

mit Unterleibs- und Harnbeschwerden. Annal. I. 105. Puls. Bry. Platin. Nux. Capsic.

mit Zahn- und Kopfleiden, auch Krämpfen. Ar. XII. 2. 174. Nux.

Mercurial-Krankheit. Ar. II. 2. 95. Aur. — Ar. II. 2. 133. Aur. — Ar. VIII. 2. 70. Aur. — Ar. XIV. 1. 138. Chin. Hep. Aur. Sep. Acid. nitr. Sulph. Calc. Graph. — Ar. XIV. 2. 51. Aur. Chin. Arsen. Ozaen. — Ar. XI. 2. 82. Bell. — Annal. I. 164. Aur. — P.

M. II. 71. Hep. Acid. nitr. Carb. veget. Staphis. — Hyg. II. 403. Bell. — Hyg. II. 228. Rhododendr.
mit Syphilis. Ar. XV. 1. 49. Laches.

Mercurial-Vergiftung. Ar. VII. 1. 61. Arsen. Bell. Cham. Chin.

Milchfieber mit Phantasie. Ar. X. 2. 47. Bell. Bry. Rhus. — H. Z. IV. 263. Acon.

Milchfluss. Ar. X. 2. 47. Calcar.

Milchmangel bei einer Säugenden. H. Z. III. 163. Caust.

Milchschorf. Ar. III. 3. 177. Arsen. Sassap. — Ar. VI. 2. 71. Baryt. acet. Bry. — Ar. IV. 3. 49. Sulph. — H. Z. III. 116. Sulph. — Rau 197. Arsen. — Rau 197. Sassap. — Rummel in Huf. 71. Sassap. (Siehe auch Gesichtsausschlag.)
mit Augenentzündung. P. M. I. 19. Merc. solub.

Milchversetzung mit Unterleibsabscess. Ar. XII. 1. 105. Lycop. Calc. Sulph.

Milz- und **Leberanschwellung** mit Blutерbrechen. Ar. XIII. 3. 155. Sulph.

Milzphyskonie. Hyg. I. 390. Jod.
bei einem Wechselfieber. Th. II. 54. Carb. veg. Natr. mur.

Milzstechen. Ar. XI. 2. 108. Chin.

Milzverhärtung. Ar. XIV. 2. 91. Psorin. — Ar. XIV. 2. 97. Citronensäure.

Molenschwangerschaft. Ar. XII. 3. 1. Natr. carb.

Mundfäule. Annal. I. 80. Nux. — Annal. I. 245. Mercur. solub. — Hyg. I. 93. Chin. Arsen. — Hyg. II. 205. Helleb. — Hyg. II. 214. Sublim. (Holzsäure äusserlich.) — Hyg. II. 199. Borax.

Nachgeburtsverhaltung. Ar. VII. 1. 65. Acon. Bell. Puls. — Ar. XV. 2. 84. Secale. — Annal. III. 22. Puls. — H. Z. VI. 105. Secal.

Nachtblindheit. Annal. IV. 337. Bell. — P. M. I. 72. Bell. — P. M. I. 81. Puls. — P. M. II. 66. Bell. Merc. solub. Digit. Hyosc. Stram.
mit nächtlicher Diarrhö. P. M. II. 66. Verat.

Nachtwandelsucht. Ar. VIII. 1. 105. Bry. Phosph.

Nachwehen. Ar. II. 3. 153. Coff. — Ar. VII. 2. 107. Nux. — Ar. VIII. 1. 100. Cham. — Ar. VIII. 3. 79. Cham. Puls. Bell. Coff. — Ar. X. 2. 44. Coff. — H. Z. III. 173. Arnic.

Nase, deren kleienartige Abschuppung. Rau 198. Arsen.

Nase, Geschwüre darin. Ar. XII. 3. 36. Silic.

Nase, Geschwürkrusten darin. Ar. XII. 3. 141. Aur. — Ar. XV. 2. 135. Laches.

Nasenausfluss mit Brennen und Schorf an der Oberlippe. H. Z. V. 82. Calc. — P. M. II. 89. Arsen.

Nasenbluten. Ar. IV. 1. 116. Cham. Croc. — Ar. V. 1. 63. Croc. — Ar. V. 1. 101. Croc. — Ar. XI. 2. 55. Bell. — Ar. XV. 2. 85. Secal. — Annal. II. 302. Rhus. — Annal. III. 185. Croc. — Annal. III. 187. Croc. — H. Z. I. 147. Arnic. Puls. Chin. — H. Z. II. 75. Croc. — Th. I. 171. Ambr. — Th. I. 171. Sep.
nach unterdrückter Menstruation. Annal. IV. 341. Bry. — P. M. I. 77. Bry.
bei Scharlachfriesel. Ar. III. 1. 34. Acon.

Nasenentzündung. Annal. I. 202. Bell. — H. Z. III. 64. Aur.

Nasengeschwulst, scrophulös mit Verstopfung derselben. H. Z. V. 82. Calc.

Nasenkrebs. Ar. XI. 1. 96. Sulph. Sep. Calc. Aur. — Hyg. I. 51. Bell.
mit Nasenpolyp. H. Z. III. 10. Ozaenin.

hysterische. Ar. I. 3. 33. Nux moschat.
nächtliche. Th. I. 56. Mosch.

Ohrenentzündung. Ar. II. 1. 104. Puls. — Ar. V. 2. 69. Bry. — Ar. VII. 2. 116. Bell. Merc. Puls. — Ar. IX. 3. 55. Bell. Puls. — Annal. II. 203. Acon. Puls. — Annal. IV. 35. Bry. Bell. Puls. — H. Z. III. 14. Bell. — H. Z. V. 310. Puls. — Th. II. 180. Acon. Nux. Sulph.
mit Ausfluss. H. Z. III. 14. Puls.
mit nervösen Erscheinungen. Ar. II. 1. 104. Puls. — Ar. V. 2. 71. Puls.

Ohrenfluss. Ar. VIII. 3. 144. Puls. — Ar. XI. 2. 80. Bell. — Annal. III. 301. Acid. nitr. — H. Z. III. 14. Aur. — H. Z. V. 231. Merc. solub. — Hyg. II. 263. Bell. — Hyg. II. 263. Sulph. Bell. — Bigel. II. 166. Merc. solub.
mit Asthma, bei einem Kinde. Annal. I. 291. Sulph.
nach Masern, mit Kopfgrind. Th. II. 42. Calc.
nach Scharlachfriesel. Annal. III. 270. **Puls.**
mit Schwerhörigkeit. Annal. III. 301. Acid. nitr. — H. Z. III. 14. Asa. — H. Z. III. 14. Lycopod.
mit heftigem Stechen im Ohre. H. Z. III. 14. Lycopod.

Ohrensausen. Annal. IV. 200. Petrol.
mit Schmerz und Eiterauslaufen. Ar. XIV. 3. 13. Bell. Puls. — Annal. II. 244. Bell. Bry.

Ohrenschmerz, periodisch. H. Z. I. 153. Nux. Puls. Cham. Bell. Rhus. — Hyg. I. 346. Ignat. Sep.

Ohrenzwang, nach Verkältung. Annal. IV. 190. Nux. — H. Z. I. 127. Dulcam. — H. Z. I. 153. Cham. Bell. Rhus.

Ohrenspeicheldrüsenanschwellung, scrophulös. H. Z. V. 324. Silic.

Ohrenspeicheldrüsenentzündung, nach Masern. Th. II. 41. Bell. Nux.

von Mercur-Missbrauch. P. M. II. 70. Acid. nitr. — Annal. II. 203. Bell. Sep.

idiopathisch. H. Z. I. 155. Kali. — H. Z. I. 155. Rhus. — H. Z. V. 230. Merc. solub. — Th. I. 146. Merc. solub.

nach Scharlach. H. Z. V. 322. Rhus. — H. Z. V. 322. Merc. solub.

Opium - Missbrauch, dessen Folgen. Ar. XI. 2. 83. Bell. — Annal. III. 211. Ipec. Coff. Cham. Bell. Chin. — H. Z. II. 26. Ignat. Cicut. — Hyg. II. 164. Coff. Bell. Nux.

Orgasmus des Blutes mit Angstgefühl. Annal. III. 52. Puls. Chin. Nux. Bry. Sep.

Ozena narium. Ar. I. 2. 127. Puls. — Ar. VIII. 2. 69. Aur. — H. Z. V. 35. Aur. — H. Z. V. 82. Calc. — H. Z. V. 197. Magnes. muriat. — Th. II. 11. Aur. muriat.

Pemphigus, chronisch. Ar. III. 2. 119. Dulcam. — H. Z. V. 321. Rhus.

Petechialfieber mit Varioloiden. H. Z. II. 115. Arsen.

Pollutionen, zu häufig. H. Z. I. 161. Con. — Ar. VII. 2. 109. Nux.

nach Schwächung der Geschlechtsorgane. Ar. I. 1. 25. Chin. — Ar. XII. 2. 23. Acid. phosph. — Annal. IV. 81. Puls. — P. M. I. 9. Sep. Chin.

Polyp in der Harnblase. H. Z. II. 61. Calc.

im Ohre. H. Z. II. 61. Calc.

Psoasmuskelsentzündung. Ar. XII. 2. 172. Coloc. — Annal. I. 292. Acon. Coloc. — H. Z. IV. 263. Acon. Bry. — Th. I. 189. Sep.

Rhachitis. Ar. III. 1. 58. A-a. Bell. Merc. Sulph. — Annal. IV. 133. Calc. — H. Z. I. 144. Nux. Bell. Sulph. Calc.

Rheumatismus. Ar. IV. 2. 10. Antimon. crud. — Ar. IV. 2. 27. Antim. crud. — Ar. IV. 2. 81. Puls. — Ar. V. 2. 74. Bry. — Ar. V. 2. 76. Puls. — Ar. VII. 1. 15. Acon. Nux. — Ar. IX. 2. 96. Cham. — Ar. XV. 1. 42. Crotal. — Ar. XV. 1. 75. Laches. — Ar. XV. 2. 82. Artischocken. — Annal. III. 30. Phosph. — Annal. III. 31. Lycopod. — Annal. III. 294. Sulph. — Annal III. 428. Phosph. — Annal. III. 429. Rhus. — Annal. IV. 199. Bry. — Annal. IV. 321. Bry. Arnic. — H. Z. III. 27. Merc. solub. — H. Z. V. 279. Nux. — Hyg. I. 63. Acon. — Hyg. I. 306. Acon. Bry. Nux. Chin. — Rummel 95. Bell.

im Arme. Ar. III. 1. 115. Ignat. — Ar. IV. 1. 114. Ignat. — Ar. IV. 2. 27. Antim. crud. — Ar. VII. 1. 31. Tart. emet. Ignat. — Ar. XV. 2. 142. Laches. — Annal. I. 296. Thuya. — H. Z. IV. 37. Acon. Bry. — P. M. I. 15. Bry. Arnic. — Bigel II. 164. Puls. Arnic.

in beiden Armen. P. M. III. 6. Verat. — P. M. III. 8. Dulcam. — Rummel 96. Bell.

am Arme mit Geschwulst und andern Beschwerdan. H. Z. VI. 141. Calc. Nux. Sulph.

der linken Brustmuskeln und des linken Armes. Annal. II. 307. Rhus.

in den Extremitäten. Ar. VI. 1. 61. Rhus. — Ar. VI. 1. 58. Caust. — Ar. VI. 2. 59. Bry. — Annal. I. 228. Nux. — P. M. I. 15. Dulcam. Chin. — P. M. II. 33. Bry.

mit gastrischen Beschwerden. Annal. IV. 186. Chin.

der Gliedmassen. Ar. II. 1. 107. Bry. Rhus. — Ar. VI. 1. 64. Bry. — Ar. VI. 1. 64. Rhus. — Ar. VI.

1. 94. Caust. — Annal. I. 294. Puls. Ars. — Annal. II. 308. Bry. — Annal. IV. 278. Arnic. Antim. crud. — Annal. IV. 321. Dulcam. Chin.

der untern Gliedmassen. Ar. III. 2. 43. Bry. Merc. solub. — Ar. IX. 2. 144. Arsen. — Ar. XII. 2. 23. Puls. — Ar. XII. 2. 176. Colocynth. — Annal. I. 227. Acon. Rhus. Nux. — Annal. IV. 275. Arnic. — Annal. IV. 322. Bry. Led. — Bigel I. 318. Rhus. — Bigel II. 160. Mezer. Coccul. — Bigel I. 313. Bry. — P. M. I. 99. Cham. — Rummel in Huf. 72. Arnic. — Rummel in Huf. 73. Nux.

in der Hüfte. Ar. XIV. 3. 109. Acon. — Annal. I. 19. Sulph. Calc. — Annal. II. 309. Bell.

im Knie. P. M. I. 16. Merc. Bry. Led.

im Kopfe. Ar. XII. 2. 26. Rhus.

des Nachts besonders exacerbirend. H. Z. V. 150. Chamom.

im Rücken und rechten Hypochonder. Annal. II. 309. Dulcam.

im Rücken und Kreuze. Ar. II. 2. 129. Arsen. — Annal. IV. 180. Arsen. Puls. Nux. — P. M. II. 36. Bry. — H. E. 67. Nux.

in Folge einer Verkältung nach Scharlach, Rheumatismus in den untern Gliedmassen. Th. I. 220. Acon. Bell.

in der Schulter. Annal. I. 296. Thuya. — P. M. II. 34. Rhus.

in der Schulter und im Nacken. Annal. IV. 93. Sep.

Rothlauf. Ar. II. 1. 123. Bell. — Ar. II. 2. 71. Rhus. — Ar. VI. 2. 73. Bell. — Rau 182. Acid. phosph.

im Gesichte. Ar. III. 1. 41. Hep. — Ar. III. 1. 42. Bell. — Ar. III. 1. [illegible]4. Bell. — Ar. V. 2. 63. Rhus. — Ar. XII. 2. 17. Bell. Acon. — Ar. XV. 2. 135. Crotal. — Ar. XV. 2. 135. Laches. — Annal. III. 148.

Hep. — Annal. III. 149. Nux. Hep. — Annal. III. 149. Nux. Hep. Bry. — Annal. III. 150. Acon. Hep. — Annal. III. 259. Sulph. — Annal. III. 267. Acon. Rhus. — Annal. III. 269. Merc. — Annal. IV. 28. Graph. — Annal. IV. 51. Rhus. — H. Z. I. 144. Bell. Rhus. — H. Z. III. 64. Rhus. — H. Z. IV. 278. Acon. Rhus. — H. Z. V. 84. Bell. Hep. — H. Z. V. 321. Rhus. — Hyg. I. 86. Bell. — Hyg. I. 87. Rhus. — Hyg. I. 268. Bell. Rhus. Graph. — Hyg. I. 343. Rhus. — Hyg. I. 344. Acon. Rhus. Bell. Nux. — Th. I. 149. Rhus. Bell. — Th. I. 213. Hep. Graph. — Th. I. 215. Acon. Rhus. Hep. Bry. — Bigel II. 104. Cham. — Rau 165. Bell.

der obern Extremitäten. Ar. XII. 2. 94. Rhus. — Th. I. 25. Silic.

der untern Extremitäten. Ar. XII. 2. 94. Rhus. — Annal. II. 232. Rhus. Sulph. — Casp. Erf. 171. Puls. — H. Z. III. 64. Graph. Rhus. — Hyg. II. 192. Bell.

der Brüste bei Wöchnerinnen. Ar. X. 2. 56. Bell. Bry. Carb. anim. Phosph. Silic. Fliedermuss-Pflaster.

Rötheln. H. Z. I. 147. Acon. Bell.

Rückenmarks - Erschütterung. Ar. XII. 1. 131. Rhus.

Rückenschmerz, periodisch. Ar. II. 2. 129. Arsen. — H. E. 67. Nux.

Rückgrads - Verkrümmung. Ar. III. 1. 60. Bell. Ruta. — Ar. VII. 2. 49. Sulph. Staphisag. Cicut. — Ar. VIII. 3. 71. Sulph. — Annal. I. 366. Pulsat.

Säuferwahnsinn. Ar. VII. 2. 114. Op. Nux. — Ar. IX. 3. 129. Chin. Op. — Ar. XII. 1. 119. Nux. — Ar. XIV. 2. 107. Calc. — Ar. XIV. 2. 107. Bell.

— Ar. XIV. 2. 107. Stramon. — Annal. I. 318. Bell. Nux. — Annal. IV. 454. Nux. — H. Z. III. 164. Nux. Stramon. — H. Z. V. 288. Nux. — H. Z. VI. 71. Acon. Bell. Coff. Op. — Th. I. 54. Stram. — Th. I. 55. Hyosc.

in öfteren Anfällen bei Mercurial-Siechthum. Annal. I. 331. Nux. Puls. Sep. Sulph.

Schaamjucken. Ar. IX. 2. 156. Copaiv. — Annal. III. 439. Acon. Sep.

Schaamlippengeschwulst, durch festes Schnüren um das Becken. H. Z. I. 153. Bell. Merc.

Schanker. Ar. V. 3. 21. Merc. solub. — Annal. II. 372. Merc. solub. — Annal. III. 213. Merc. viv. — Annal. IV. 203. Sep. — Hyg. I. 16. Merc. viv. — Hyg. I. 84. Sublim. — Hyg. I. 382. Merc. solub. — Hyg. I. 382. Sulph. — Hyg. I. 383. Merc. solub. — Hyg. I. 387. Sublim.

mit Mercurial-Siechthum. Hyg. I. 379. Acid. nitr.

mit Tripper, Feigwarzen und Bubo. Annal. II. 368. Merc. solub. Acid. nitr.

mit Feigwarzen. Hyg. I. 381. Thuya. Acid. nitr.

Scharlach. Ar. II. 1 123. Bell. — Ar. II. 3. 83. Bell. — Ar. III. 1. 27. Bell. — Ar. III. 1. 32. Bell. — Ar. III. 3. 175. Bell. — Ar. VI. 2. 25. Bell. — Ar. VII. 1. 76. Bell. — Ar. IX. 3. 55. Bell. — Ar. XV. 2. 82. Ammon. carbon. — Annal. II. 242. Bell. — H. Z. III. 137. Sulph. — Rau 182. Acid. phosph. — Rau 182. Bell.

bosartig mit Neigung zurückzutreten. Ar. XIV. 3. 99. Phosph. Coff. Acon. — Ar. XIV. 3. 100. Bell. Sulph. — Ar. XIV. 3. 100. Sulph. Coff. Acon.

mit Bläschen. Th. I. 6. Rhus.

mit gastrischen Beschwerden. Annal. IV. 169. Bell. Nux.

unterdrückt mit Hirnentzündung. Ar. XIV. 3. 124. Camph. Acon. Bell.

Scharlachfriesel. Ar. I. 1. 24. Acon. — Ar. II. 1. 123. Acon. — Ar. II. 3. 83. Acon. — Ar. III. 1. 33. Acon. — Ar. III. 3. 175. Acon. — Ar. VI. 3. 64. Acon. — Ar. VII. 1. 160. Acon. — Ar. VIII. 3. 138. Acon. — Ar. V. 1. 100. Bell. — Ar. XIII. 1. 82. Dulcam. — Annal. I. 44. Acon. Coff. — Hyg. I. 434. Acon. Merc. solub. — Hyg I. 438. Acon. — Hyg. I. 439. Acon. Bell. Merc. solub.

unterdrückt, in Folge dessen Entzündungsfieber und tetanische Zufälle. Annal. II. 235. Acon. Bell. Puls.

im Ausbruche zögernd. Annal. IV. 19. Ipec. Cham.

mit Hirnentzündung. Hyg. I. 443. Bell.

Scharlach - Präservativ. Annal. I. 47. Bell. — Annal. I. 48. Bell.

Scharlachfriesel - Präservativ. Hyg. I. 450. Acon.

Scheintod bei einem neugebornen Kinde. H. Z. III. 72. Tart. emet.

Schenkelgeschwulst (weisse), Phlegmasia alba dolens. Annal. III. 435. Bell. — Annal. III. 437. Acon. Rhus. Nux. Bell. Arsen. Puls.

Schläfrigkeit am Tage. Ar. XI. 2. 82. Bell.

Schlaflosigkeit. Ar. II. 3. 153. Coff. — Ar. XI. 2. 82. Bell. — Annal. III. 441. Silic. — H. Z. V. 168. Hyosc. — Hyg. II. 262. Puls.

der Kinder aus Ueberreiztheit. Ar. X. 2. 71. Coff.

Schlagfluss. Ar. III. 1. 47. Bell. — Ar. III. 1. 62. Arnic. — Ar. III. 1. 44. Camph. — Ar. V. 1. 166. Bell. — Ar. V. 3. 104. Arnic. Ipec. — Ar. V. 3. 123 Arnic. Bell. Ipec. Nux. — Ar. V. 2. 32. Bell. — Ar. XIV. 1. 133. Bell. — Ar. XIV. 3. 128. Arnic. Nux.

— Ar. XIV. 3. 129. Bell. Rhus. Coccul. — Ar. XV. 1. 103. Baryt. carbon. — Ar. XV. 1. 140. Laches. — Annal. IV. 47. Coccul. — H. Z. V. 305. Op. — Hyg. I. 413. Nux. Coccul. — Bigel II. 97. Bell. — Messerschmied in Huf. 63. Baryt. acet.

blutiger. Ar. XI. 2. 71. Bell. — Ar. V. 3. 104. Arnic. Bell. Ipec. Hyosc. Stram. Merc. solub. — Ar. XV. 1. 63. Laches.

nervoser. Ar. XI. 2. 72. Bell.

seröser. Ar. XI. 2. 72. Bell.

dessen Vorboten. H. Z. II. 68. Sulph.

Schlangenbiss. Ar. XIII. 3. 1. Nux.

Schleimüberzug beim Stuhle. Ar. XII. 3. 121. Natr. mur.

Schleimschwindsucht. Ar. II. 2. 86. Stann. — Ar. III. 1. 95. Stann. — H. Z. II. 108. Stann. — Hyg. I. 22. Arsen. Calc. Stann. — Th. II. 195. Cortex samb. int.

Schlingbeschwerden, chronisch. Ar. VIII. 1. 108. Cantharid. Phosph. — Annal. II. 251. Calc. Acid. nitr. Magnes. Sep.

Schluchzen. Ar. VI. 3. 104. Bry. — Ar. X. 2. 102. Puls. — Ar. XI. 2. 65. Bell. — Ar. XI. 2. 65. Bell. Hyosc. Stramon. — Th. I. 189. Sulph. — P. M. II. 12. Nux.

Schlummersucht. Ar. I. 2. 19. Op. — Ar. VI. 2. 73. Op. — Ar. IX. 2. 140. Op. — Ar. XII. 2. 78. Bell. — Hyg. II. 140. Op.

mit Zuckungen bei einer Puerpera. Annal. I. 321. Op.

bei einem Melancholiker. Hyg. I. 34. Op. Aur.

fieberhaft. Annal. I. 197. Puls. — Annal. II. 186. Bry. Op. Acon. Bell. — Annal. II. 189. Op. Bell. — H. Z. I. 153. Op. Bell. — H. Z. V. 245. Puls. — Messerschmied in Huf. 60. Cham.

Schnupfen, fliessend. Annal. IV. 31. Puls.
stockend. Ar. I. 2. 129. Puls. — Annal. IV. 31. Nux.
bald fliessend, bald stockend. H. Z. II. 208. Silic.
bei nervösen Individuen. H. Z. III. 27. Ignat.
veraltet. Ar. IV. 3. 46. Ipec.

Schreck, dessen Folgen: schmerzhafte Unbeweglichkeit der Glieder. Ar. XV. 1. 144. Bry. Dulcam.

Schreien der Kinder. Ar. X. 2. 71. Jalapp. — Ar. XII. 2. 27. Jalapp. — Annal. II. 402. Sulph. — H. Z. V. 86. Cham. — H. Z. III. 127. Jalapp.
mit Durchfall. Hyg. II. 164. Senna.
nächtlich beim Zahndurchbruch. P. M. II. 3. Rheum. — Casp. Erf. 184. Rheum.

Schwäche und andere Beschwerden nach Blutverlust. H. Z. II. 75. Chin. — H. Z. V. 87. Chin. — Hyg. I. 309. Chin. — Th. II. 181. Sep. Phosph. Calc. Lycopod.

Schwächegefühl, allgemeines. Annal. III. 53. Baryt. acet. Chin. — Hyg. I. 305. Chin.
mit Kopf- und Verdauungsbeschwerden. Annal. II. 327. Chin. — Annal. II. 328. Sulph. Silic.

Schwämmchen, bei Kindern. Ar. XII. 2. 77. Borax. — Ar. XII. 2. 83. Borax. — Annal. I. 77. Nux. — Annal. I. 245. Merc. solub. Sulph. — Annal. II. 200. Merc. solub. — Annal. II. 401. Sulph. — Ar. VIII. 1. 90. Bell. Merc. solub. — Ar. X. 2. 72. Acid. sulphur. Merc. solub. — H. Z. II. 63. Borax. — H. Z. III. 116. Borax. — H. Z. III. 116. Sulph. — H. Z. IV. 233. Borax. — H. Z. IV. 233. Merc. solub. — H. Z. V. 228. Merc. solub. — H. Z. V. 228. Borax. — Hyg. I. 49. Merc. solub. — Hyg. II. 33. Helleb — Hyg. II. 205. Helleb. — Rau Acid. muriat.

Schwangerschafts-Beschwerden: Brechübelkeit. Ar. XII. 2. 26. Ipec. — Annal. III. 173. Bry. — Hyg. II. 423. Magnes. carb. — Hyg. II. 423. Arsen.

Brechübelkeit, Erbrechen und Speichelfluss. Hyg. II. 157. Nux.

Erbrechen. Ar. III. 3. 177. Ipec. Nux. — Ar. VII. 2. 107. Nux. — Annal. I. 82. Puls. — Annal. I. 250. Acon. — Annal. III. 174. Puls. — Hyg. I. 35. Ipec. — Hyg. II. 423. Ferr. Phosph. — Hyg. II. 424. Castor. — H. Z. V. 193. Ipec. — Rau 195. Ipec. — Rau 196. Nux. — Rummel 92. Nux. — P. M. I. 18. Ipec.

Erbrechen mit Speichelfluss. Hyg. II. 157. Nux.

Harndrang. Annal. II. 294. Cham. Bell. Nux. — Annal. III. 172. Coccul. — Rummel in Huf. 69. Puls. — P. M. I. 6. Puls.

Harnen, schmerzhaft. Hyg. II. 32. Acid. phosph.

Hartleibigkeit mit Erbrechen. Hyg. II. 150. Bry.

Hypochonder-Schmerzen. P. M. I. 16. Puls. — Rummel in Huf. 69. Puls.

Krämpfe. Annal. I. 309. Hyosc. — Annal. III. 173. Bry.

Melancholie. Ar. IX. 1. 114. Puls. — Ar. XI. 2. 84. Bell.

Magenkrampf und Erbrechen, auch Harndrang. H. Z. V. 68. Bell.

Mutterblutfluss. Annal. I. 271. Ipec.

Stuhlverhaltung. H. Z. V. 305. Opium.

Todesbefürchtung und nach der Entbindung Convulsionen. Ar. IX. 1. 117. Acon.

Unterleibskrämpfe. Ar. XI. 2. 63. Bell. — Annal. II. 294. Cham. Bell. Nux. — Rummel in Huf. 69. Puls.

Unterleibsleiden. Annal. I. 82. Nux. Puls. Verat. — Annal. I. 87. Bry. — Annal. III. 172. Cham. Bell. — Annal. III. 173. Sep.

Unterleibsleiden mit Harndrang. Annal. II. 294. Cham. Bell. Nux. — Kummel in Huf. 69. Puls.

Unterleibs- und Brustleiden. Annal. III. 175. Nux. Sep.

Waden- und Fusssohlenkrampf, Nachts. Ar. XV. 1. 129. Secal.

Wehen im Kreuze, gegen die Schenkel herabziehend. Annal. I. 262. Acon. Moschus.

werden im Gehen gebessert. P. M. I. 16. Puls.

Zahnweh. Ar. XII. 3. 142. Bell. — H. Z. IV. 273. Puls. — H. Z. IV. 274. Sep.

Schwefel-Missbrauch. Ar. XII. 1. 126. Puls.

mit Krätze. Ar. XV. 1. 129. Sulph.

Schweisse des Morgens. H. Z. III. 155. Arsen.

des Nachts. Ar. V. 1. 78. Acid. phosph.

des Nachts nach Abstillen. Annal. IV. 169. Chin.

Schwerhörigkeit. Ar. XIV. 2. 43. Led. — Annal. II. 244. Silic. Petrol. — Annal. III. 166. Calc. Petrol. — Annal. III. 272. Calc. — H. Z. III. 13. Acid. phosph. — H. Z. III. 14. Sulph. — H. Z. III. 14. Silic. — H. Z. III. 14. Merc. solub. — H. Z. III. 14. Mangan. acet. — H. Z. III. 14. Lycop. — H. Z. III. 14. Calc. — H. Z. III. 14. Aur.

nach öfterem Haarschneiden. P. M. II. 91. Led. Puls. Bell.

nach Knallen im Ohre gebessert. H. Z. III. 14. Silic.

mit Kopfgrind. H. Z. III. 14. Lycop.

mit Mandelgeschwulst. H. Z. III. 14. Merc. sol. — H. Z. III. 14. Aur.

mit Mandelgeschwulst und Mercurial-Missbrauch. H. Z. III. 13. Acid. nitr. — H. Z. III. 14. Staphis.

nach Masern. Ar. XII. 2. 158. Sulph.

nach zurückgetretenen Masern. Ar. VIII. 3. 144. Puls.
durch mechanische Einflüsse entstanden. H. Z. III. 14. Arnic.
mit Ohrenfluss. Annal. III. 301. Acid. nitr. — H. Z. III. 14. Lycop.
mit Ohrenfluss und Mercur-Missbrauch. H. Z. III. 13. Asa.
mit Ohrenlauten. H. Z. III. 14. Calc.
mit Ohrensausen. Annal. IV. 257. Sulph. — Annal. IV. 303. Puls.
mit Ohrensausen, bei schmerzhafter Menstruation. H. Z. III. 14. Croc.
mit Ohrensausen und Stichen durch den Kopf. H. Z. III. 13. Arnic.
mit vielem verdorbenem Ohrschmalze. H. Z. III. 14. Con.
mit Ohren-Verstopftheitsgefühl. H. Z. III. 14. Mangan acetic.
durch Schneutzen gebessert. H. Z. III. 14. Mangan. acetic. — H. Z. III. 14. Merc. solub. — H. Z. III. 14. Silic.
bei Vollmond schlimmer. H. Z. III. 14. Silic.
nach Verkältung, mit Ohrrauschen. H. Z. III. 14. Merc. solub. — H. Z. III. 14. Nux.
nach unterdrücktem Wechselfieber. Ar. VIII. 3. 60. Calc.
bei schlechtem Wetter schlimmer, mit Knallen im Ohre beim Schneutzen und Schlingen. H. Z. III. 14. Mangan. acet.

Schwermuth mit höchstem Lebensüberdruss. Hyg. II. 33. Nux.

Schwindel. Ar. V. 1. 62. Bell. — Ar. XI. 2. 76. Bell. — Annal. IV. 188. Nux. — H. Z. I. 162. Petrol. — H. Z. V. 324. Silic. — Hyg. I. 310. Nux.

bei Amenorrhö. Ar. XI. 2. 112. Puls.
mit Erbrechen. Annal. I. 223. Bell. Con. Lycop.
bei sparsamer Menstruation. Annal. IV. 259. Sulph.
nach Schreck. Annal. I. 72. Acon. Op.

Sehkraft mannigfach gestört. Ar. V. 2. 66. Bell. — Ar. VII. 2. 56. Bell. — Ar. VIII. 1. 72. Bell. — Ar. VIII. 3. 155. Bell. — Ar. IX. 2. 118. Bell. — Ar. IX. 3. 49. Bell. — Annal. IV. 167. Bell.

Skirrhöse Verhärtungen. Ar. XI. 2. 81. Bell.
der Brust. Ar. IV. 2. 22. Con.
der Oberlippe. Ar. VIII. 2. 78. Bell. — Annal. I. 359. Con. Mezer. Calc. Lycop. Graph. Silic. Zinc. — H. Z. II. 69. Silic.
der Unterlippe. Ar. IV. 2. 24. Con. — H. Z. I. 164. Sep.

Skorbut. Ar. VII. 1. 87. Staphis. — Rau 37. Acid. muriat.

Skropheln. Ar. VIII. 3. 71. Sulph. — Ar. XI. 2. 79. Bell. — Ar. XII. 3. 143. Sulph. Calc. — Annal. IV. 21. Chin. Bell. Calc. Silic. Hep. — Annal. IV. 139. Calcar. — Th. II. 159. Calc. Sep. Lycop. Silic. — Casp. Erf. 180. Staphis.

Skrophulöse Disposition. Ar. XI. 2. 79. Bell. — Annal. II. 348. Con. Sep.

Skrophulös entartete Gekrösdrüsen. Ar. III. 1. 56. Arsen. — Ar. III. 1. 56. Bell. — Ar. XV. 1. 101. Calcar. — Hyg. I. 94. Arsen. Bell.

Skrophulöses Nasen- und Augenleiden. Annal. I. 141. Aur.
Nasen- und Oberlippenleiden. Hyg. I. 36. Aur. muriat.

Sodbrennen. Ar. XIV. 2. 49. Sep. — Annal. II. 255. Calc. — H. Z. V. 146. Sulph.

Sommersprossen. Ar. XII. 3. 3. Natr. carb.

Speichelfluss von Mercur-Missbrauch. Ar. XIV. 3. 117. Acid. nitr. Sulph.
von Mercur-Missbrauch mit Mundgeschwüren. H. Z. IV. 281. Natr. muriat.
Sprachlosigkeit mit lähmiger Schwäche des Armes nach Verkältung. H. Z. III. 142. Caust.
Staar, grauer. Ar. III. 3. 70. Cannab. Puls. Op. — Ar. VII. 1. 29. Euphorb. — Ar. XII. 2. 178. Spigel. Bell. Stramon. — Ar. XV. 2. 124. Puls. Cannab. — H. Z. I. 155. Sulph. Caust. — H. Z. V. 149. Magnes. carb. Cannab. — Casp. u. Allg. Anz. d. D. 1824. 39. Puls.
grauer, im Entstehen. Ar. III. 3. 70. Cannab. — Annal. IV. 256. Sulph.
grauer, mit Amaurose. Ar. XIV. 3. 105. Sulph.
grauer, durch Stoss auf's Auge veranlasst. Ar. IV. 2. 10. Con.
Staar, schwarzer. Ar. XII. 2. 11. Nux. — Annal. III. 8. Calc. Silic. Acid. nitr. Phosph. Caust. — H. Z. I. 127. Dulcam. — H. Z. I. 154. Rhus.
schwarzer, im Entstehen. Ar. III. 3. 75. Chin. — Ar. V. 1. 114. Merc. solub. Euphr. — Ar. V. 2. 67. Bell. Puls. — Ar. VII. 1. 30. Puls. Euphr. — Annal. I. 79. Phosph. — Annal. I. 80. Sulph. — H. Z. I. 155. Sulph. Phosph. — P. M. I. 58. Bell. Nux. — P. M. III. 24. Rut.
schwarzer, mit grauem. Ar. XIV. 3. 105. Sulph.
Starrkrampf. Ar. VII. 1. 89. Angustur. — Ar. VII. 2. 48. Cicut. — Ar. VII. 3. 102. Bell. Hyosc. Puls. — Ar. VIII. 3. 145. Bell. — Ar. XI. 2. 112. Puls. — Ar. XIV. 3. 102. Camph. Sulph. Phosph. — H. Z. I. 147. Acon. — Rau 187. Cicut. — Bigel II. 223. Ignat.
Steifigkeit im Armgelenke. Ar. XII. 1. 88. Colocynth.

Stimmlosigkeit. Annal. I. 246. Phosph. — Annal. I. 368. Nux. Puls. Droser. — Annal. III. 10. Bell. — P. M. I. 88. Droser. Kali. Trifol.
nach Masern. Th. II. 41. Carb. veg.
bei eiternden Pocken. H. Z. I. 145. Sulph.

Stirnhöhlenentzündung bei Stockschnupfen nach Erkältung. Th. II. 179. Acon. Nux.

Stottern. Th. I. 51. Bell.

Stuhlabgang unwillkührlich. Annal. I. 11. Arnic.

Stuhlverhaltung. Ar. I. 1. 87. Nux. — Ar. XII. 2. 87. Sep. — Ar. XV. 1. 70. Laches. — Ar. XV. 1. 124. Bry. Nux. Sulph. — Ar. XV. 3. 42. Stann. — Annal. IV. 327. Plumb. acet. — H. Z. I. 165. Cannab. — H. Z. VI. 23. Sulph. — H. Z. VI. 117. Sassap. — H. Z. VI. 307. Sulph. — Hyg. II. 150. Nux. — P. M. I. 17. Op. — H. E. 56. Nux. — Rummel in Huf. Nux.
mit Hämorrhoiden. Ar. XIV. 3. 128. Bry.
bei Kaffeetrinkern. H. Z. V. 276. Nux.
mit Kopfweh. Hyg. I. 82. Nux.
der Säuglinge. Ar. X. 2. 70. Bry. Lycop. Op. Nux. Sulph. — H. Z. III. 127. Alumin.
mit Unterleibskrämpfen. P. M. I. 37. Plumb. acetic.
bei Wöchnerinnen. Ar. X. 2. 45. Bry. Nux. Op.

Stuhlzwang. Ar. II. 2. 109. Magnes. arctic.

Süchtige Haut bei starkem aufgetriebenem Leibe. Ar. XII. 3. 108. Petrol. Silic.

Syphilis. Ar. I. 1. 41. Merc. solub. — Ar. V. 3. 21. Merc. solub. — Ar. VI. 2. 73. Merc. solub. — Ar. VIII. 3. 55. Merc. solub. — Ar. VII. 3. 3. Aur. — Ar. VIII. 2. 13. Aur. — Ar. VIII. 3. 84. Aur. Hep. Rhus. — Ar. XI. 2. 118. Merc. solub. — Ar. XI. 1. 42. Merc. viv. Merc. solub. Merc. praecipitat. — H.

Z. V. 225. Merc. solub. — Th. II. 159. Acid. nitr. — Hyg. I. 84. Sublim.

mit Feigwarzen. Ar. XI. 2. 119. Merc. solub. Thuy. — Annal. II. 368. Merc. solub. Acid. nitr.

mit Mercurial-Krankheit. Ar. XV. 1. 49. Laches. — H. Z. V. 232. Sulph. — Hyg. I. 384. Merc. sol. Hep.

mit Mercurial-Krankheit und Psora. Annal. II. 376. Acid. nitr. Hep. Sulph. Aur. Asa. Rhus. Sassap. Chin. Arsen. Lycop. Silic. Sep. Carb. veget. Merc solub. Sulph. — H. Z. VI. 232. Lycop. Acid. nitr.

verborgen. Ar. XIV. 3. 146. Laches.

Syphilitische Schoossbeulen. Annal. III. 303. Merc. viv.

Teleangiektasie. Ar. X. 2. 108. Sulph.

bei Kindern. H. Z. V. 86. Carb. veg.

Teleangiektasische Flecken mit Geschwüren am After. Hyg. I. 54. Sulph. Phosph.

Todtenfieber. Ar. IV. 1. 111. Op.

Tonsillenverhärtung und Anschwellung. Annal. III. 12. Bell. Sulph. Sep. Aur.

Träume, sehr geil, mit Unterleibsleiden. Annal. IV. 65. Silic. Petrol.

Tripper, im ersten Stadium. Ar. II. 1. 24. Petrosel. — Ar. VI. 2. 145. Thuya. — Ar. VIII. 3. 83. Petrosel. Copaiv. — Ar. XI. 2. 119. Petrosel. Copaiv. — Ar. XII. 2. 26. Cannab. — Ar. XII. 3. 82. Petrosel. — Annal. I. 189. Nux. Thuya. Puls. Cannab. — Annal. I. 370. Cannab. — Annal. I. 371. Cannab. — Annal. I. 371. Cannab. Puls. Merc. solub. — Annal. III. 214. Cannab. — Annal. III. 303. Petrosel. — H. Z. I. 146. Mercur. — H. Z. V. 85. Cannab.

im zweiten Stadium. Ar. IV. 2. 77. Petrosel. — Ar. IV. 3. 76. Petrosel. — Ar. XV. 2. 85. Secal. — Annal. I. 371. Petrosel. Merc. solub. — Annal. I. 371. Sep. — Annal. I. 372. Silic. — Annal. I. 372. Thuya. — Annal. III. 214. Thuya. Capsic. — Annal. III. 214. Cannab. — Annal. III. 215. Thuya. Cannab. — Annal. IV. 28. Acid. nitr. — H. Z. I. 120. Cantharid. — H. Z. I. 153. Acid. nitr. Sep. — H. Z. I. 153. Lycopod. — H. Z. I. 153. Sulph. — H. Z. I. 154. Sulph. — H. Z. II. 65. Cantharid. Dulcam. Acid. nitr. Petrol. Lycopod. — H. Z. III. 181. Mezer. — H. Z. III. 181. Digital. — H. Z. V. 147. Petrol.

der Eichel. P. M. I. 9. Merc. solub. — H. E. 70. Nux. Cinnab.

mit Feigwarzen. Annal. I. 186. Thuya.

nach unterdrücktem Hämorrhoidalfluss. H. Z. V. 278. Nux.

Trommelsucht mit periodischer Kolik. Ar. V. 3. 27. Coloc.

Uebelkeit des Morgens mit Kreuzweh, nach zurückgetretener Krätze. Ar. XIV. 3. 111. Psorin. Nux.

mit Erbrechen. Ar. III. 2. 125. Nux.

mit Erbrechen und Brustbeschwerden. Hyg. I. 30. Sulph. Ipec. Arsen. Con.

mit Erbrechen und Durchfall. Ar. IX. 2. 98. Digital.

mit Schwächegefühl. Hyg. I. 91. Nux.

Ueberbein. H. Z. II. 62. Graph. — H. Z. VI. 288. Silic.

Unfruchtbarkeit. Ar. IV. 1. 120. Cannab. Merc. solub. — Annal. III. 183. Sulph. Sep. Calcar. — H. Z. III. 42. Phosph. — H. Z. III. 42. Mercur. solub. Ferr. Cannab. — Th. I. 171. Calcar.

Unterkieferdrüsengeschwulst. Ar. VIII. 1. 99. Cham. — Ar. VIII. 3. 80. Cham. Dulcam. — Ar. XII. 2. 81. Calcar. — Casp. Erf. 172. Merc. solub.

Unterleibsleiden, chronisch. Ar. I. 1. 25. Bry. — Ar. I. 2. 46. Bry. — Ar. I. 3. 164. Nux. — Ar. II. 2. 126. Arsen. — Ar. II. 2. 139. Nux. Sep. Op. Pulsat. Sulph. — Ar. II. 3. 145. Cicut. — Ar. II. 3. 153. Coff. — Ar. III. 1. 71. Bell. Thuya. — Ar. III. 1. 89. Nux. — Ar. III. 2. 125. Bry. Nux. — Ar. IV. 1. 121. Nux. — Ar. IV. 3. 54. Ignat. — Ar. VI. 1. 35. Bry. — Ar. VI. 1. 49. Nux. — Ar. VI. 1. 58. Nux. — Ar. VI. 3. 97. Carb. veget. — Ar. VII. 1. 33. Bry. — Ar. VII. 1. 40. Verat. — Ar. VIII. 3. 124. Calc. Petrol. Phosph. — Ar. IX. 1. 105. Acid. nitr. — Ar. IX. 1. 107. Lycop. Sulph. — Ar. IX. 2. 101. Cham. — Ar. X. 1. 128. Calc. Lycop. Magnes. mur. Sulph. — Ar. X. 1. 139. Calc. Phosph. Sep. — Ar. X. 2. 84. Carb. veget. — Ar. XII. 1. 133. Phosph. — Ar. XII. 2. 90. Psorin. — Ar. XV. 1. 55. Laches. — Ar. XV. 1. 59. Laches. Arsen. Nux. Platin. — Ar. XV. 1. 121. Secal. — Ar. XV. 2. 113. Sep. — Ar. XV. 2. 121. Bell. — Annal. I. 88. Puls Nux. Coccul. — Annal. I. 91. Nux. Con. Asa. Coccul. — Annal. I. 94. Nux. Mercur. solub. Puls. Bry. — Annal. I. 96. Bry. — Annal. I. 162. Nux. Puls. Ferr. Bry. Arsen. Ignat. Chamom. Valerian. Merc. solub. Bell. — Annal. II. 260. Bry. Calcar. — Annal. II. 261. Phosph. — Annal. II. 261. Magnes. mur. Calcar. — Annal. II. 263. Bry. Calcar. Arsen. Sep. Lycopod. — Annal. II. 264. Coloc. Bry. Ipec. — Annal. III. 14. Nux. Calcar. Lycopod. Natr. muriat. — Annal. III. 176. Nux. Sulph. Silic. — Annal. III. 177. Nux. Zinc. Sulph. Silic. — Annal. IV. 318. Calcar. — H. Z. VI. 158. Nux. Puls. Mercur. solub. Sulph. — Hyg. I. 30. Sulph. Nux. Coloc. Phosph. — Hyg. I. 74. Sulph. Carb. veget. —

Hyg. I. 312. Puls. — Hyg. II. 8. Nux. Caust. — Th. I. 30. Arsen. — Th. II. 192. Sulph. Nux. Gratiol. — Bigel I. 188. Nux. — Bigel. I. 240. Nux. — Messerschmied in Huf. 40. Nux.

mit Anschopfungen, Hämorrhoidalknoten und nervöser Ueberreiztheit. Annal. I. 337. Nux. Graph. Calc. Sep.

mit Regelwidrigkeit des Geschlechtstriebes. Annal. IV. 65. Silic. Petrol.

mit chronischem Kopfschmerz. Annal. IV. 53. Sulph. Calcar. Lycopod. Bell. Nux.

mit bedeutender Physkonie der Leber. H. Z. V. 152. Coccul. — Th. II. 194. Nux. Coccul. Ignat. Kali. Lycopod. Calcar.

nach Stoss, Verheben entstanden. Ar. III. 2. 49. Bry. — Ar. III. 2. 127. Bry.

mit intermittirendem Typus. Hyg. I. 906. Arsen.

Unterleibsleiden, entzündlich, in der Tiefe der linken Bauchseite. H. Z. IV. 56. Coloc.

Urin, milchähnlich mit Blut. Ar. XIV. 1. 41. Acid. phosph.

trübe, sehr übelriechend. Hyg. II. 42. Calcar.

Varices. Ar. XIV. 3. 20. Croc. Calcar. — Ar. XV. 1. 77. Laches. — Ar. XV. 2. 78. Electricitas. — Annal. I. 173. Lycopod.

am Samenstrange, mit Harnröhrenschleimfluss. Messerschmied in Huf. 70. Puls.

Variolen. H. Z. II. 150. Variolin. — H. Z. IV. 56. Vaccinin. — H. Z. IV. 193. Vaccinin. — H. Z. VI. 306. Variolin. — Th. II. 59. Variolin. — Th. II. 61. Variolin.

bösartig. H. Z. V. 178. Vaccinin. — At. Br. III. 25. Variolin.

mit Durchfall. H. Z. II. 74. Arsen. — H. Z. II. 74. Chin.
während der Eiterungsperiode. H. Z. I. 155. Mercur. solub.
mit heftigen Halsbeschwerden. H. Z. II. 74. Arsen.
mit Hirnentzündung. H. Z. IV. 265. Bell.
mit hydropischer Bauchanschwellung. H. Z. IV. 265. Bry.
mit Congestionen nach Kopf und Hals. H. Z. III. 184. Acon. Bell.
mit Schlaflosigkeit, Erbrechen und Kopfweh. H. Z. IV. 264. Coff.
Präservativ. Annal. IV. 304. Sulph. — H. Z. V. 178. Vaccinin.

Veitstanz. Ar. I. 1. 42. Cupr. — Ar. I. 3. 109. Puls. Ignat. — Ar. II. 1. 87. Stramon. — Ar. II. 2. 117. Hyosc. Bell. — Ar. IV. 1. 151. Bell. Ignat. — Ar. VII. 2. 73. Stramon. — Ar. VII. 2. 76. Stramon. Chin. — Ar. VIII. 1. 46. Calcar. Sulph. — Ar. VIII. 1. 71. Asa. Bell. Ignat. Stramon. — Ar. X. 1. 73. Croc. — Ar. XI. 2. 70. Bell. Stramon. Hyosc. Ignat. Rhus. — Ar. XI. 2. 70. Nux. Puls. Coff. Ignat. Ipec. — Ar. XII. 2. 84. Cupr. — Ar. XIV. 1. 135. Nux. — Annal. I. 141. Asa. Stramon. Chamom. Hyosc. — Annal. I. 315. Cupr. acet. Chin. — Annal. II. 321. Nux. Calcar. Lycopod. Silic. Phosph. Caust. Sulph. — Annal. III. 438. Stramon. Nux. — Hyg. I. 64. Zinc. sulphur. — Hyg. I. 74. Bell. — H. Z. II. 114. Stramon. — H. Z. II. 114. Cupr. — H. Z. III. 5. Stramon. Sulph. — H. Z. III. 142. Caust. Ignat. — H. Z. III. 142. Caust. — Th. I. 50. Coccul. — Th. I. 52. Ignat. — Th. I. 211. Calcar. — P. M. I. 84. Ignat. Cupr. acet.

Verbrennung. Ar. XV. 1. 127. Sapo domestic. — At. Br. III. 26. Sapo domestic.

Verdauungsbeschwerden. Ar. IX. 2. 96. Chamom. — Ar. IX. 2. 97. Chamom. Mercur. — Ar. IX. 2. 98. Digit. — Ar. IX. 2. 100. Puls. — Ar. IX. 2. 101. Digit. — Annal. I. 258. Acon. Bry. Chin. — Annal. I. 259. Nux. — Annal. II. 259. Puls. Bry. — Annal. II. 260. Sulph. Calcar. Lycopod. Sep. — Annal. III. 214. Nux. Carb. veget. — Annal. III. 412. Nux. — Annal. IV. 181. Acid. nitr. Phosph. — Annal. IV. 187. Ipec. Nux. Puls. Tart. emet. — Annal. IV. 191. Ipec. — Annal. IV. 197. Calcar. Lycopod. Sep. — Annal. IV. 214. Nux. Sulph. Phosph. — Annal. IV. 462. Phosph. — H. Z. II. 113. Nux. Phosph. Calcar. — H. Z. III. 176. Sulph. — H. Z. VI. 22. Sulph. — Hyg. I. 15. Nux. Bry. — Hyg. I. 307. Ignat. — Hyg. II. 33. Arnic. — Th. I. 30. Sep.

mit sehr häufigen Blähungsbeschwerden. H. Z. V. 194. Lycopod.

nach Unterdrückung eines chronischen Exanthems entstanden. Ar. IX. 2. 96. Bell.

mit heftigem Husten. Hyg. I. 81. Chamom. Puls. Bry. Ipec.

der Kinder mit Durchfall und Säure. H. Z. IV. 281. Rhus. Magnes. Chamom.

complicirt mit andern Leiden. Annal. IV. 65. Silic. Petrol.

mit periodischem Kopfschmerze. Annal. IV. 53. Nux. Sulph. Calcar. Lycopod. Silic.

nach zurückgetretenem Schnupfen entstanden. H. Z. I. 126. Nux. Tart. emet. Puls. Ipec.

Verhärtete Stellen im Gesichte. H. Z. II. 61. Silic.

Verkältlichkeit mit Neigung zur Diarrhö. Ar. XII. 3. 108. Acid. nitr. Sulph.

mit Neigung zu Rheumatismen und Heiserkeit. Casp. Unt. 23. Carb. veget.

Verkeichen der Kinder. Ar. XII. 2. 85. Cupr. — Th. II. 162. Chamom.

Verrenkung, Verstauchung. H. Z. I. 136. Rhus.

im Fussgelenke. Annal. I. 134. Arnic. Rhus. — Annal. III. 295. Acon. Arnic. — Bigel I. 230. Arnic.

des dritten und vierten Halswirbels. Ar. XIV. 3. 113. Arnic.

Vorsteherdrüsenentzündung. P. M. II. 38. Puls. Thuya.

Vorsteherdrüsensaftsausfluss. P. M. I. 9. Bell.

Warzen. Ar. II. 3. 118. Dulcam. Rhus. — Ar. VI. 2. 22. Rhus. — Ar. XIV. 2. 108. Caust. — Ar. XIV. 2. 107. Thuya. — Ar. XV. 1. 143. Thuya. Acid. nitr. Sulph. — H. Z. I. 176. Sep. — H. Z. V. 83. Calcar. — H. Z. V. 163. Dulcam. — H. Z. V. 321. Rhus.

Wassersucht, allgemeine. Ar. VI. 2. 102. Led. Bry. Arsen. — Ar. XIV. 3. 133. Enul. Sulph. Heder. Caust. — Ar. XIV. 3. 136. Cortex sambuc. intern. — Ar. XV. 1. 126. Convolv. — Ar. XV. 1. 126. Lycopod. Bry. — Ar. XV. 1. 126. Bry. Calcar. Lycopod. — H. Z. I. 162. Prun. spinos. — H. Z. I. 164. Lactuc. — H. Z. I. 156. Helleb. — H. Z. I. 166. Digit. Arsen. — H. Z. V. 106. Camph. — Rau 190. Helleb. — Rau 180. Helleb.

nach acuten Krankheiten. Hyg. II. 178. Chin.

von Leberleiden abhängig. H. Z. V. 232. Mercur. solub.

nach Missbrauch von Bilsenkraut. H. Z. V. 106. Camph.

nach Scharlach. Annal. IV. 22. Helleb. Digit. Rhus. — H. Z. V. 165. Helleb. — H. Z. V. 232. Mercur. solub. — H. Z. V. 322. Rhus.

nach Wechselfieber. Annal. I. 353. Dulcam. — Th. I. 176. Arsen. Kali. Antimon. crud. — Th. I. 177. Arsen. Sep. — Th. I. 178. Arsen. Solan.

Wasserscheu. Ar. XV. 1. 66. Laches.

nach Halsentzündung, die durch Belladonna geheilt wurde. H. Z. I. 156. Coff.

Wechselfieber. Ar. I. 1. 25. Chin. Ipec. — Ar. IV. 1. 117. Flammul. Jovis. — Ar. V. 2. 78. Nux. — Ar. VII. 2. 101. Chin. — Ar. VIII. 1. 34. Sulph. — Ar. IX. 3. 37. Bell. — Ar. X. 1. 71. Sulph. Carb. veget. Natr. muriat. Calcar. — Ar. XI. 3. 44. Arnic. Natr. sulphur. Aranea. — Ar. XII. 2. 47. Ipec. Nux. — Ar. XII. 2. 147. Ipec. Nux. — Ar. XII. 2. 150. Natr. Nux. Puls. — Ar. XIII. 1. 145. Ipec. Nux. — Ar. XIII. 2. 87. Bry. — Ar. XIII. 2. 88. Sabadill. — Ar. XV. 1. 99. Op. — Ar. XV. 1. 99. Puls. Ipec. — Ar. XV. 1. 102. Pulv. Dover. Sep. — H. Z. I. 146. Acon. — H. Z. I. 154. Nux. — H. Z. I. 154. Cina. — H. Z. I. 154. Bell. — H. Z. I. 155. Ignat. — H. Z. I. 164. Ignat. — H. Z. I. 164. Millepedes. — H. Z. II. 76. Ipec. Nux. — H. Z. V. 162. Droser. — H. Z. V. 279. Nux. — H. Z. V. 310. Puls. — H. Z. VI. 118. Ignat. — Hyg. I. 79. Acon. — Hyg. II. 184. Ignat. Acon. — Hyg. II. 188. Puls. — At. Br. I. 4. Ipec. Nux. — P. M. II. 68. Nux. Droser. Ignat. Cina. Arnic. Arsen. Staphis. Valerian. — Bigel II. 227. Chin. — Rummel in Huf. 63. Chin. — Rummel in Huf. 63. Ipec.

atypisch. Annal. IV. 262. Sulph.

mit Chinasiechthum. H. Z. VI. 90. Sep. Chin.

mit Gelbsucht. H. Z. I. 155. Nux.

mit starkem erschöpfendem Schweisse. Ar. V. 1. 90. Sambuc.

täglich. Ar. VI. 2. 84. Nux. Arsen. — Ar. VII. 2. 52. Cina. — Ar. VII. 3. 51. Rhus. — Ar. XV. 2. 150. Laches. — Ar. XV. 2. 152. Laches. — Annal. I. 354.

Chin. — Annal. I. 355. Verat. — Annal. I. 355. Chin. — Annal. II. 338. Natr. mur. — Annal. II. 339. Natr. mur. — Annal. II. 340 Natr. mur. Carb. veget. — Annal. II. 341. Natr. mur. — Annal. II. 341. Natr. mur. Chin. — Annal. II. 343. Nux. — Annal. IV. 179. Ignat. — Annal. IV. 262. Sulph. — H. Z. I. 107. Arsen. — H. Z. I. 107. Op. — H. Z. I. 107. Ignat. — H. Z. V. 87. Chin. — H. Z. V. 160. Bry. — Hyg. I. 382. Nux. — Hyg. II. 161. Ipec. Nux. — Hyg. II. 163. Kali. Arsen. — Hyg. II. 164. Sabadill. — Hyg. II. 182. Ignat. — Hyg. II. 182. Acon. — Hyg. II. 183. Nux. Arsen. — Th. I. 40 Nux. — Th. I. 42. Puls. — Th. I. 45. Puls. — Th. I. 46. Puls. — Th. I. 47. Puls. — Th. I. 175. Arsen. Natr. muriat. — Th. I. 180. Arsen. Puls. Natr. mur. Sulph. — Th. II. 46. Puls. — Th. II. 48. Puls. — Th. II. 51. Puls.

täglich doppelt. Th. II. 55. Puls. Nux.

dreitägig. Ar. V. 2. 77. Nux. — Ar. VII. 2. 103. Nux. — Ar. VII. 3. 49. Puls. — Ar. VII. 3. 51. Antimon. crud. Spong. — Ar. VII. 3. 52. Chamom. — Ar. VII. 3. 52. Verat. — Ar. XII. 2. 35. Puls. Nux. Carb. veget. Bry. — Ar. XII. 3. 121. Ignat. Chin. Carb. veget. — Ar. XV. 2. 151. Laches. — Annal. I. 169. Ignat. — Annal. I. 203. Merc. solub. — Annal. II. 340. Natr. mur. Carb. veget. — Annal. II. 342. Natr. mur. — Annal. II. 343. Nux. Puls. — Annal. II. 397. Rhus. — Annal. II. 397. Staphis. — Annal. III. 42. Ipec. Bry. — Annal. III. 44. Ipec. Puls. — Annal. III. 45. Puls. Bry. — Annal. III. 406. Ignat. — Annal. IV. 179. Carb. veget. — Annal. IV. 204. Natr. mur. Nux. — Annal. IV. 262. Sulph. — H. Z. I. 106. Nux. Arsen. — H. Z. I. 106. Sabadill. Arsen. — H. Z. I. 107. Sep. — H. Z. I. 107. Arsen. — H. Z. I. 155. Bell. — H. Z. I. 165. Ipec. — H. Z. II. 69. Arsen. — H. Z. V. 87. Chin. — H. Z. V. 273.

Mezer. — Hyg. II. 184. Chin. — Hyg. II. 184. Ignat. — Hyg. II. 185. Arsen. Nux. — Hyg. II. 186. Puls. Arsen. Nux. — Hyg. II. 187. Nux. Puls. — Hyg. II. 187. Ignat. — Th. I 38. Bry. — Th. I. 39. Puls. — Th. I. 179. Ipec. Ignat. — Th. I. 181. Puls. Natr. muriat. — Th. I. 182. Acon. Bry. — Th. II. 46. Puls. — Th. II. 55. Nux. Puls. — Th. II. 57. Puls.

dreitägig doppelt. Annal. I. 165. Rhus. — H. Z. I. 155. Arsen. Carb. veget.

mit besonderer Affection der Harnorgane. H. Z. I. 155. Cantharid.

mit bedeutender Milzanschwellung. Th. II. 54. Carb. veget. Natr. muriat.

viertägig. Ar. IV. 1. 111. Sabadill. — Ar. IV. 1. 117. Hyosc. — Ar. XV. 2. 151. Laches. — Ar. XV. 2. 152. Laches. Puls. — Annal. I. 165. Chin. — Annal. I. 171. Arsen. — Annal. II. 393. Puls. — Annal. III. 46. Arsen. — Annal. III. 48. Arsen. — Annal. III. 49. Arsen. — H. Z. I. 107. Arsen. — H. Z. I. 165. Cina. — H. Z. II. 112. Aranea. — Hyg. I. 79. Nux. — Hyg. I. 80. Acon. — Th. I. 43. Ipec. Natr. mur. Carb. veget. — Th. I. 179. Arnic. Natr. mur. — Th. I. 180. Calcar. — Th. I. 181. Verat. Carb. veget. — Th. I. 182. Ipec. Cin. — Th. II. 47. Arsen. — Th. II. 51. Natr. mur.

viertägig, mit Halsdrüsengeschwulst. Hyg. I. 79. Bell.

jeden sechsten oder siebenten Tag. Annal. II. 343. Ipec.

Weichselzopf. Ar. XI. 3. 140. Vinca minor. — H. Z. III. 163. Carb. veget. Vinca minor.

Weissfluss. Ar. IV. 1. 121. Coccul. — Ar. XI. 2. 114. Arnic. Calcar. — Ar. XII. 3. 37. Silic. — Ar. XII. 3. 143. Calcar. — Ar. XIV. 2. 113. Jod. — Ar. XV. 2. 85. Secal. — Ar. XV. 2. 124. Cannab. — Annal. I. 178. Alumin. — Annal. II. 179. Puls. Nux. — Annal. III. 34. Sep. — H. Z. I. 146. Acon. — H. Z. I. 160. Copaiv. — H. Z. III. 127. Bovist. — H. Z III. 176. Puls. Lycopod. — H. Z. IV. 39. Leucorrhin. — H. Z. V. 83. Calcar. — H. Z. V. 273. Natr. mur. — H. Z. V. 324. Sep. — Hyg. II. 159. Merc. solub. — P. M. I. 79. Stann. — Bigel I. 311. Chin.

mit Fussgeschwüren. Annal I. 131. Sabin. Arsen. Bell.

bei einem Kinde. Annal. IV. 256. Sulph.

scharf, mit andern Beschwerden. Ar. VI. 3. 83. Chin. — Annal. I. 327. Puls. Nux. Merc. solub.

in der Schwangerschaft. H. Z. I. 147. Puls.

unterdrückt. Ar. XV. 2. 124. Cannab.

mit Unterleibsschmerz. Annal. IV. 78. Lycopod. Sulph. Silic.

Wurmbeschwerden. Ar. I. 1. 26. Cina. — Ar. VIII. 1. 71. Cina. — Ar. XII. 2. 158. Cina. — Ar. XII. 3. 143. Cina. — Annal. I. 354. Puls. Nux. — Annal. II. 192. Coloc. — Annal. III. 407. Cina. — Annal. III. 408. Bell. Op. Cina. Hyosc. — H. Z. I. 162. Ferr. Acon. — H. Z. I. 176. Ferr. acet. — H. Z. II. 61. Calcar. — H. Z. IV. 233. Acon. — H. Z. IV. 280. Cina. — H. Z. V. 164. Ferr. — Hyg. II. 415. Cina. — P. M. III. 5. Spigel.

Weitsichtigkeit. Ar. III. 3. 70. Droser. Hyosc.

Wildfleisch. Ar. XV. 2. 143. Laches. — Annal. I. 300. Silic.

Wundheit zwischen den Beinen der kleinen Kinder. Annal. II. 402. Sulph.

in den Falten der Haut, am Ohre, Halse, den Gelenkbeugen. Annal. III. 427. Sep. — H. Z. VI. 20. Sulph.

am Hodensacke und den Oberschenkeln. Casp. Erf. 184. Sulph.

Zähne, gelb. Ar. XIV. 1. 40. Acid. phosph.

Zähneknirschen, Nachts, Leibweh des Morgens. Annal. IV. 179. Ignat.

Zahn-, Zahnfleisch- und Zungenleiden zur Katamenialzeit. Ar. XII. 2. 85. Mercur. solub. Arsen.

Zahnen, krankhaftes. Ar. XV. 1. 121. Secal. — Annal. IV. 139. Calcar. — H. Z. I. 161. Calcar. — Hyg. I. 19. Acon. Chamom. Bell.
zu langsames. Ar. XV. 1. 126. Calcar. — Annal. IV. 138. Calcar.

Zahnfleisch- und Backen-Aftergebilde. Annal. I. 81. Staphis.

Zahnfleischabscess. H. Z. I. 21. Sulph.

Zahnfleischentzündung. Ar. III. 1. 83. Bell. Puls.

Zahnfleisch wund und blutend, nach Mercurial-Missbrauch. Casp. Unt. 20. Carb. veget.
zurückgezogen, blass, leichtblutend. H. Z. V. 86. Carb. veget.

Zahnweh. Ar. II. 2. 61. Rhus. — Ar. IV. 2. 17. Hyosc. Nux. — Ar. IV. 2. 25. Nux. — Ar. IV. 3. 104. Hyosc. — Ar. IV. 3. 123. Hyosc. — Ar. V. 1. 93. Magnes. arctic. — Ar. VI. 2. 51. Mezer. — Ar. VI. 3. 74. Bry. Nux. — Ar. VIII. 1. 71. Chamom. — Ar. VIII. 1. 95. Nux. — Ar. XI. 2. 74. Bell. — Ar. XI. 2. 128. Chamom. — Ar. XI. 2. 129. Chamom. — Ar. XI. 2. 130. Bell. — Ar. XI. 2. 131. Nux. — Ar. XI. 2. 132. Merc. solub. — Ar. XI. 2. 133. Puls. — Ar. XI. 2. 133. Staphis. — Ar. XI. 2. 134. Mezer. — Annal. I. 240. Baryt. — Annal. I. 240. Merc. solub. — Annal. IV. 184. Mezer. — Annal. IV. 259. Sulph. — H. Z. I. 146. Nux. — H. Z. III. 27. Merc. solub. — H. Z. V. 168. Hyosc. — H. Z. V. 231. Mercur.

solub. — H. Z. V. 275. Nux. — H. Z. V. 310. Puls. — H. Z. VI. 17. Spigel. — H. Z. VI. 18. Staphis. — H. Z. VI. 118. Mezer. — Hyg. I. 64. Acon. — Hyg. I. 336. Graph. — Hyg. I. 337. Acon. — Hyg. II. 33. Puls. — Hyg. II. 227. Merc. solub.

mit Abscessbildung. H. Z. VI. 108. Euphorb.

mit Asthma und Zuckungen. Annal. II. 248. Puls.

mit heftiger Backengeschwulst. Annal. II. 245. Silic.

mit Gesichtsschmerz. Ar. IX. 3. 110. Puls. Natr. — Annal. IV. 205. Bell.

in hohlen Zähnen, durch Kälte verschlimmert. H. Z. V. 82. Calcar.

der Kaffeetrinker. Ar. XV. 2. 9. Acon. Chamom. Ignat. Nux. Puls.

klopfend. Ar. XV. 2. 1—22. Acon. Caust Chamom. Chin. Coff. Magnes. arctic. Acid. nitr. Platin. Puls. Sabin. Sep. Silic. Spigel. Hyosc. Verat.

mit Kopfschmerz. Ar. XV. 2. 135. Laches. — Annal. I. 75. Nux. — Annal. I. 235. Bry. Merc. solub. — Th. I. 7. Coff. Rhus.

mit Krampf im Kiefergelenke. H. Z. I. 147. Merc. solub. Bell.

bei Vorhandenseyn eines rothen Knötchens am Backen. H. Z. III. 72. Bell.

periodisch, mit Kopfschmerz. Annal. II. 246. Nux. Coff. Sep. Calcar. Chamom. Sulph. Graph.

rheumatisch. Ar. XII. 2. 23. Puls. — Ar. XII. 2. 52. Magnes. — Th. I. 188. Merc. viv. — At. Br. I. 4. Nux.

mit Speichelfluss. H. Z. I. 165. Merc. solub.

Zehrfieber. Ar. XIII. 1. 87. Bell. Ipec. — Annal. IV. 454. Sulph. — H. Z. III. 22. Sulph. Silic.

Zittern, convulsivisch des Kopfes. Ar. XI. 2. 59. Bell. Coccul. Aur.

Zona. Ar. XII. 3. 128. Rhus. — H. Z. I. 160. Puls.
Zunge, mit Bläschen und Brenngefühl daselbst. Hyg. II. 160. Merc. solub.
Zungenentzündung. H. Z. V. 231. Merc. solub.
Zungengeschwüre. H. Z. V. 231. Merc. solub.
Zungenverhärtung. Ar. XIV. 1. 138. Aur.

Zweiter Abschnitt.

Acidum muriaticum.

Fieber, nervös mit Torpor. Ar. XV. 1. 102.
nervös mit Torpor und intermittirendem Typus. Ar. XV. 1. 95. Acid. phosph. Bell. Op.

Impotenz, männliche, nach übermässigem Geschlechtsgenusse. P. M. II. 87. Camph. Chin.

Schwämmchen bei Kindern. Rau 187.

Skorbut. Rau 37.

Acidum nitricum.

Augenentzündung scrophuloser Art. Annal. II. 199. Sulph. Graph.

Beinfrass. Ar. IX. 3. 93. Silic. Asa. Mezer. Calc. Sulph. — Annal. I. 184. Sulph. Asa. Acid. phosph. — Annal. II. 365. Sep. — H. Z. III. 13.

Bleichsucht. Annal. I. 329. Mezer. Calc. Jod. Ferr. Stann.

Cholerine, chronisch. Ar. XII. 2. 120. Merc. Dulcam. Chin. Tart. emetic.

Diarrhö, nächtliche. Annal. III. 179.

Feigwarzenartige Excrescenz bei der Nase. Hyg. I. 384.

Feigwarzen. Ar. VIII. 3. 82. — Ar. X. 1. 85. — Ar. X. 1. 93. Thuya. Zinc. — Ar. XV. 1. 142. Euphras.

Thuya. — Annal. I. 369. Thuya. — Annal. IV. 111. — H. Z. V. 97. Thuya. Sulph.
bartnäckige. Annal. I. 188. Thuya.
mit Syphilis. Annal. II. 368. Mercur. — Hyg. I. 381. Thuya.
mit Syphilis und Mercurial-Krankheit. Annal. I. 187. Hepar. Mercur.

Flechten in der Mundhöhle. H. Z. VI. 24.

Fröschleingeschwulst. Annal. III. 167. Thuya. Ambra. Calcar.

Gebärmutterkrebs. Annal. I. 284. Bell. Merc. Thuya. Staphis.

Geschwüre an den untern Extremitäten mit Knochenauftreibung. H Z. III. 42. Calc. Mezer.
fistulöse am Halse und der Achsel. H. Z. IV. 26. Silic. Calcar. Nux. Lycopod. Sulph. Carb. veg. Con.
syphilitische mit Krätze. Ar. XI. 2. 116. Sulph. Aur.
an der Vorhaut (nicht syphilitische). Annal. III. 303.

Halsentzündung. Annal. IV. 20.

Husten der Kinder, Abends und Nachts schlimmer, trocken. H. Z. IV. 279. Acid. nitr.

Kopfweh, periodisch. Th. I. 212. Carb. veg. Sep. Phosph.

Kratzartiger Ausschlag. Hyg. I. 32. Aur. Acid. phosph.
mit Neigung zum Zurücktreten. Annal. I. 90. Mercur. Lycopod.

Lepra. Ar. XII. 3. 6.

Lungensucht, eiterige. Th. I. 94. Sulph. Sep. Phosph.
schleimige. H. Z. III. 7. Kali.

Melancholie im Kindbette. Annal. IV. 44. Bell. Sulph. Lycopod.

Mercurial-Siechthum. Ar. XIV. 1. 138. Chin. Hep. Aur.

Sep. Acid. nitric. Sulph. Calcar. Graph. — P. M. II 71. Hep. Carb. veg. Staphis.

Ohrenfluss mit Schwerhörigkeit. Annal. III. 301.

Ohrspeicheldrüsenentzündung von Mercur-Missbrauch. P. M. II. 70.

Schanker mit Bubo, Tripper und Feigwarzen. Annal. II. 368. Mercur.
mit Feigwarzen. Hyg. I. 381. Thuya.
zugleich Mercur-Missbrauch. Hyg. I. 379.

Schlingbeschwerden, chronische. Annal. II. 251. Calcar. Magnes. Sep.

Schwerhorigkeit mit Ohrenfluss. Annal. III. 301.
mit Mandelgeschwulst von Mercur-Missbrauch. H. Z. III. 13.

Speichelfluss von Mercur-Missbrauch. Ar. XIV. 3. 117.

Staar, schwarzer. Annal. III. 8. Calcar. Silic. Phosph. Caustic.

Syphilis. Th. II. 159.
mit Feigwarzen. Annal. II. 368. Mercur.
mit Mercurialkrankheit und Krätze. Annal. II. 376. Hep. Sulph. Aur. Asa. Rhus. Sassap. Chin. Arsen. Silic. Sep. Lycopod. Carb. veg. Mercur. — H. Z. VI. 232. Lycopod.

Tripper im zweiten Stadium. Annal. IV. 28. — H. Z. I. 153. Sep. — H. Z. II. 165. Cantharid. Dulcam. Petrol. Lycopod.

Unterleibsleiden, chronische. Ar. IX. 1. 105. Lycopod.

Verdauungsbeschwerden. Annal. IV. 181. Phosph.

Verkältlichkeit mit Neigung zur Diarrhö. Ar. XII. 3. 108. Sulph.

Warzen. Ar. XV. 1. 143. Thuya. Sulph.

Zahnweh, klopfend. Ar. XV. 2 12.

Acidum phosphoricum.

Beinfrass. Annal. I. 184. Sulph. Asa. Acid. nitr.

Bluthusten. Hyg. I. 23. Bry. Nux.

Cholera. H. Z. I. 10. Verat. — H. Z. II. 128. Camph.
dysenterica. Ar. XII. 1. 164. Phosph.

Cholerine. Ar. XI. 2. 126. — Ar. XI. 3. 53. — Ar. XII. 2. 82. Calcar. Ferr. muriat.

Erfrorne Fusszehen. Ar. V. 2. 25. Nux.

Fieber, nervös mit Stupor. Ar. I. 1. 93. — Ar. V. 1. 79. — Annal. III. 265. Hyosc. — H. Z. III. 27.
nervös mit Stupor und intermittirendem Typus. Ar. XV. 1. 98. Bell. Op. Acid. muriat.

Furunkel. Ar. XIV. 1. 40.

Geschwüre an den untern Extremitäten. Ar. XIV. 1. 40.

Gicht. Ar. XIV. 1. 42.

Harnruhr. Hyg. II. 32.

Harnen, schmerzhaft. Hyg. II. 32.

Husten des Morgens. Ar. XIV. 1. 40.

Hypochondrie. Ar. XIV. 1. 39. — Ar. XIV. 1. 40.

Krätzartiger Ausschlag. Hyg. I. 32. Acid. nitr. Aur.

Kummer, anhaltender, Beschwerden. H. Z. I. 163.

Lungensucht, gallopirende. P. M. II. 40.

Pollutionen nach Schwächung der Geschlechtsorgane. Ar. XII. 2. 23.

Rothlauf. Rau 182.

Scharlach. Rau 182.

Schwangerschaftsbeschwerden, Harnen schmerzhaft. Hyg. II. 32.

Schweisse Nachts. Ar. V. 1. 78.

Schwerhörigkeit. H. Z. III. 13.

Urin milchähnlich mit Blut. Ar. XIV. 1. 41.

Zähne, gelb. Ar. XIV. 1. 40.

Acidum sulphuricum.

Aufgeriltenseyn. Ar. XII. 1. 149. Arnic.
Fieber, nervös mit Stupor. H. Z. II. 106.
Schwämmchen bei Kindern. Ar. X. 2. 72. Mercur.

Aconit.

Abzehrung mit Engbrüstigkeit. H. Z. VI. 249. Sulph.
Aerger, Folgen davon. Annal. IV. 189. Cham. Bry. Rhus.
Angstanfälle bei der Cholera. Annal. III. 87.
Asthma. H. Z. I. 154. Verat. Lactuc. Asa.
complicirt. Hyg. I. 25. Coloc. Nux. Arsen. Carb. veget. Rhus.
Augenentzündung. H. Z. II. 56. Bell. Sulph. — Th. I. 202. Bell. Sulph.
katarrhalisch mit sehr furchtsamem und heftigem Gemüthe. Hyg. II. 128. Verat. Digit. Aur. Mercur. Sep.
der Neugebornen. Ar. X. 2. 63. Sulph. Calcar.
Augenliderkrampf. Bigel I. 306. Bell.
Bauchfellentzündung. Ar. XII. 2. 32. — Annal. I. 207.
im Kindbette. Annal. IV. 39. Bry. — H. Z. III. 91. Bry.
Bisswunde durch einen Menschen beigebracht. Annal. II. 358. Arnic.
Bluterbrechen. Ar. XII. 3. 120. Arnic. — Annal. II. 277. Nux.
Bluthusten. Ar. XII. 3. 127. Puls. — Ar. XIV. 3. 101. Bry. Puls. Sulph. — Annal. I. 115. Arnic. Nux. — Annal. I. 286. — P. M. III. 17.
nach Gemüthsbewegung bei der Regel. Ar. XII. 3. 145. Led.
Bräune, häutige. Ar. V. 2. 146. Hep. Spong. — Ar. VI. 2. 65. Hep. Spong. — Ar. VI. 1. 70. Hep. Spong.

— Ar. VI. 2. 68. Spong. Hep. — Ar. VIII. 1. 71. Hep. Spong. — Annal. I. 215. Spong. Sambuc. — Annal. II. 220. Spong. — Annal. II. 223. — Annal. III. 151. — Annal. III. 152. Spong. — Annal. IV. 37. Spong. — Annal. IV. 38. Spong. — H. Z. III. 115. Spong. Hep. Sulph. — Hyg. I. 19. Spong. Hep. — Hyg. II. 22. Hep. Spong. — Hyg. II. 23. Hep. — Hyg. II. 28. Spong. Hep. — Th. I. 196. Spong. Hep. — Th. II. 201. Spong. Hep. — Th. II. 202. Spong. Hep.

gangränöse. At. Br. VI. 93. Ammon. carb.

Brustfellentzündung. Ar. III. 1. 8. — Ar. V. 2. 79. — Ar. IX. 1. 100. Bry. Puls. — Ar. X. 2. 83. Bry. — Ar. X. 2. 84. Bry. Chin. — Ar. XI. 1. 129. — Ar. XII. 1. 110. — Ar. XII. 2. 31. Arnic. — Ar. XIV. 2. 108. Kali. — Annal. I. 22. Bry. — Annal. I. 23. Nux. — Annal. I. 34. Bry. Puls. Nux. Rhus. Arnic. Cham. — Annal. I. 219. Bry. — Annal. I. 219. Cannab. — Annal. II. 226. — Annal. II. 229. Cannab. Nux. — Annal. IV. 185. Bry. — Annal. IV. 281. — H. Z. IV. 324. Bry. — Hyg. I. 39. Bry.

nervöser Art. Ar. IX. 2. 142. Bell. — Ar. X. 2 82. Rhus. — Ar. XV. 1. 102. Rhus.

mit asthmatischen Anfällen. Annal. I. 29. Bry. Nux. Op. — Annal. I. 30. Bry. Nux. Arsen. Sulph.

Cholera mit entzündlichem Charakter. Ar. XII. 1. 164.

Congestionen nach dem Kopfe. Hyg. I. 24. Messerschmied in Huf. 45.

nach dem Unterleibe. Annal. II. 214 Bell.

Darmentzündung. H. Z. III. 140. Bell.

mit stätem Brechreiz. Ar. XII. 2. 33. Antimon. crud.

Epilepsie. Ar. XI. 2. 68. Ipec. Ignat. Coff. Magnetism. animal.

Fieber, entzündliches. Ar. II. 1. 123. — Ar. IV. 3. 42. — Ar. V. 2. 49. — Ar. VIII. 1. 84. — Annal. I. 190. — Annal. II. 177. Bry. — Annal. II. 180. Nux. — Annal. II. 182. — H. Z. III. 115. — Bigel I. 180.

gallichtes. Annal. III. 405. Puls. — Hyg. I. 80. Bry.

gallicht-nervöses. Ar. XII. 3. 126. Bry. Puls. Bell. Rhus. Nux.

gastrisches. Ar. VIII. 2. 58. Bell. Nux. — Annal. II. 184. Scilla.

katarrhalisches. Ar. IX. 2. 142. Scilla. — H. Z. I. 147. Puls. Cham. Nux. — H. Z. II. 108. Nux. — Hyg. II. 152.

nervöses. Annal. I. 7. Nux. Bell. Op. Sulph. — Annal. II. 193. Coccul. Bry. Bell.

rheumatisches. Ar. XI. 2. 74. Bell. — Annal. I. 194. Nux. Bry.

mit Geschwulst der Nacken- und Halsdrüsen. Ar. XII. 3. 126. Bell.

Folgen von mechanischen Einwirkungen. Annal. IV. 78. Arnic. — H. Z. IV. 272.

Friesel. Ar. VI. 3. 64.

Fussentzündung. Bigel I. 265.

Gebärmutterblutfluss nach der Entbindung. Ar. IX. 1. 114.

Gebärmutterentzündung. Ar. XIV. 3. 123. Nux. — Th. II. 177. Bell.

Geisteskrankheit. Ar. XI. 2. 110. — Annal. I. 67. Verat. Helleb. Bell. Stram. Nux. — H. Z. I. 147.

Gelbsucht. Rau 87. Chin. — Rummel 86.

Geschwüre an den untern Extremitäten mit Wallungen nach aufwärts. Annal. I. 357. Bell. Graph. Calcar.

Gesichtsschmerz, rheumatisch. Hyg. I. 64.

Gicht. Ar. XI. 3. 130. Pulsat. Rhus. Bell. — Ar. XI. 3. 133. Puls. Merc. metall. Calc. Silic. — Hyg. I. 64.

Grippe. H. Z. III. 44. Bry. Rhus. Caust.
mit Congestionen nach dem Kopfe und Convulsionen bei Kindern. H. Z. II. 158. Bell. Ignat.
mit heftigem trocknem Husten. H. Z. II. 115.
mit Seitenstechen. H. Z. II. 157. Bry. Rhus.
Hämorrhoidalbeschwerden. Annal. I. 268. Sulph.
Halsentzündung, zur Verhütung der Eiterung. H. Z. V. 146.
Scharlach vikarirend. H. Z. I. 155. Ignat. Puls.
Harnblasen- und *Nierenentzündung.* Ar. XV. 1. 143. Cannab. Cantharid.
Hernia. Ar. XV. 2. 162. Sulph.
Herzentzündung. Ar. XIV. 3. 122. Pulsat. Cannab.
Herzklopfen. Ar. II. 3. 81. — Ar. VII. 2. 115. Sulph.
Herzleiden. Annal. I. 127. Puls. — Hyg. I. 37. Puls. Sulph. — Wolf in Huf. Aurum.
Hodenentzündung. Th. II. 170. Arnic. Spong.
Husten, chronisch. H. Z. II. 123.
fieberhaft bei einem Kinde. Annal. III. 25. Bell.
katarrhalisch. Annal. III. 191. Nux. — H. Z. IV. 56.
des Nachts. H. Z. I. 147. Puls.
Influenza. Ar. XIII. 2. 88. Merc. Phosph. Bry. — H. Z. III. 155. Nux. Ars. — Hyg. I. 17.
mit Fieber und Bluthusten. Th. I. 172. Jod.
mit Hirnreizung. Annal. IV. 281. Arnic. Stram.
Kindbettfieber. Annal. II. 180. Bry.
mit Schreck. Hyg. II. 194.
Kehlkopfentzündung, chronisch. P. M. I. 10. Chin. Dros.
Keuchhusten. H. Z. I. 146. — Hyg. I. 20. Hep. Cina. — Th. I. 14.
im Beginnen. Annal. IV. 289.
mit Bluten aus Mund und Nase. H. Z. V. 18. Dros.
Kolik nach Speisen und Getränken erneuert, mit Durchfall. H. Z. IV. 277. Rhus.

Kopfwassersucht, chronisch. Ar. XV. 2. 29. Helleb. Sulph. Arsen.

Kopfweh. Annal. I. 234.
complicirt. Annal. I. 236. Nux. Calcar.

Krämpfe. Ar. IX. 1. 17.
tonisch. Annal. I. 305. Bell. Hyosc. Op. Stramon. Sulph. Mosch. — Annal. I. 309. Stramon.

Leberentzündung. Annal. I. 205. Bry. — Annal. II. 211. Merc. — Annal. IV. 211. Bry. Sulph.
rheumatisch. Annal. IV. 213. Bry.

Luftröhrenentzündung. H. Z. V. 129. Spong.
chronisch. Ar. XIV. 3. 140. Ipec. Bry. Seneg. Hep. calc. Hep. Kali. — P. M. I. 10. Chin. Droser.

Lungenentzündung. Ar. III. 1. 81. — Ar. V. 2. 78. — Ar. V. 2. 138. — Ar. VIII. 2. 62. Bry. — Ar. VIII. 2. 165. — Ar. XI. 1. 130. Bry. — Ar. XI. 2. 106. Bry. Arnic. — Ar. XII. 2. 35. Bry. — Ar. XIV. 3. 109. Sulph. — Ar. XIV. 3. 120. — Ar. XV. 2. 138. Bry. — Annal. I. 12. Bry. — Annal. I. 21. Bry. — Annal. I. 25. — Annal. I. 25. Nux. — Annal. I. 26. — Annal. I. 27. — Annal. I. 33. Sulph. — Annal. II. 225. — Annal. IV. 212. Bell. Nux. — H. Z. I. 154. — H. Z. II. 115. — H. Z. II. 124. — H. Z. IV. 58. — H. Z. IV. 324. Bry. — Hyg. I. 266. — Hyg. I. 339. Bry. — Th. I. 47. Bry. — Th. I. 196. Bry. Arnic. — Th. II. 147. Bry. — Th. II. 173. Arnic. Bry. — Th. II. 183. Bry. — Th. II. 198. Bell. Hyosc. — Th. II. 199. Bry. Nux. — At. Br. III. 25. — Rau 162.
nervös. Ar. XI. 2. 107. Bry. — Ar. XII. 3. 129. Puls. Bry. Nux. — Ar. XII. 2. 147. Bry. Nux. Rhus. — Annal. I. 36. Bell. Bry. — H. Z. VI. 140. Bry. Nux. — Th. II. 171. Nux. — Rummel 83. Bry. Arnic.
nervös mit Gelbsucht und Friesel. Ar. V. 3. 90. Nux. Bell.

nervös mit unterdrücktem Friesel. Annal. I. 289. Puls.

Lungenlähmung. H. Z. V. 198. Phosph. Seneg.

Lungensucht, knotig. Hyg. II. 350. Psorin. Sulph.

Magenkrampf mit Selbstentleibungssucht. Ar. X. 2. 83. Bry. Aur.

Mania. H. Z. II. 128.

Masern. Ar. VI. 3. 65. — Ar. VII. 1. 64. — Ar. VIII. 1. 86. — Ar. X. 1. 77. — Annal. II. 232. Nux. — Annal. II. 233. — Annal. II. 233. — H. Z. II. 181. Puls. — H. Z. III. 26. Puls. — Allg. Anz. d. Deutschen 1824. 93. Puls.

mit heftigem Fieber und Augenentzündung bei Stuhlverhaltung. Th. II. 38. Bry.

mit entzündlichen Affectionen der Brust. H. Z. IV. 68. Spong.

mit croupartigen Zufällen. Th. II. 38. Spong. Hep.

Vorboten. Th. II. 38.

Menstruations-Mangel mit Kopf und Unterleibsleiden. Annal. III. 19. Calcar. Coloc. Sep. Graph.

Milchfieber mit Phantasiren. H. Z. IV. 263.

Nasenbluten nach unterdrückter Menstruation. Ar. III. 1. 34.

Nesselausschlag, fieberhaft. Annal. IV. 97. Nux.

Nieren- und *Blasenentzündung.* Ar. XV. 1. 143. Cannab. Cantharid.

Ohnmachtsanfälle. Annal. I. 323. Nux. Graph.

Ohrenentzündung. Annal. II. 203. Puls. — Th. II. 180. Nux. Sulph.

Psoasmuskelsentzündung. Annal. I. 292. Coloc. — H. Z. IV. 263. Bry.

Rheumatismus. Ar. VII. 1. 15. Nux. — Hyg. I. 63. — Hyg. I. 306. Bry. Nux. Chin.

im Arme. H. Z. IV. 37. Bry.

in den untern Gliedmassen. Annal. I. 227. Rhus. Nux.

in der Hüfte. Ar. XIV. 3. 109.

nach Scharlach durch Verkühlung entstanden. Th. I. 220. Bell.

Rötheln. H. Z. I. 147. Bell.

Rothlauf im Gesichte. Ar. XII. 2. 17. Bell. — Annal. III. 150. Hep. — Annal. III. 267. Rhus. — Hyg. I. 344. Rhus. Bell. Nux. — H. Z. IV. 276. Rhus. — Th. I. 215. Rhus. Hep. Bry.

Säuferwahnsinn. H. Z. VI. 71. Bell. Coff. Op.

Schamjucken. Annal. III. 439. Sep.

Scharlach. Annal. I. 45. Bell.

bösartig mit Neigung zurückzutreten. Ar. XIV. 3. 99. Phosph. Coff. — Ar. XIV. 3. 100. Sulph. Coff.

unterdrückt mit Hirnentzündung. Ar. XIV. 3. 124. Camph. Bell.

Scharlachfriesel. Ar. I. 1. 24. — Ar. II. 1. 123. — Ar. II. 3. 83. — Ar. III. 1. 33. — Ar. III. 3. 175. — Ar. VI. 3. 165. — Ar. VII. 1. 160. — Ar. VIII. 3. 138. — Annal. I. 44. Coff. — Hyg. I. 434. Merc. — Hyg. I. 438. — Hyg. I. 439. Bell. Mercur.

Präservativ. Hyg I. 450.

unterdrückt mit Entzündungsfieber und tetanischen Zufällen. Annal. II. 235. Bell. Puls.

Schenkelgeschwulst, weisse. Annal. III. 437. Rhus. Nux. Bell. Arsen. Puls.

Schlagfluss, Vorboten. Ar. V. 3. 168. Coff.

Schlummersucht, fieberhafte. Annal. II. 186. Bry. Op. Bell.

Schwangerschafts-Beschwerden mit: Erbrechen. Annal. I. 250.

Todesbefürchtung nach der Entbindung, Convulsionen. Ar. IX. 1. 117.

Wehen im Kreuze gegen die Schenkel herab. Annal. I. 262. Mosch.

Schwindel nach Schreck. Annal. I. 72. Op.

Starrkrampf. H. Z. I. 187.

Stirnhohlenentzündung bei Stockschnupfen nach Erkältung. Th. II. 197. Nux.

Variolen mit Congestionen nach aufwärts. H. Z. III. 184. Bell.

Verdauungsbeschwerden. Annal. I. 258. Bry. Chin.

Verrenkung im Fussgelenke. Annal. III. 295.

Wechselfieber. H. Z. I. 146. — Hyg. I. 79. — Hyg. II. 184. Ignat.

täglich. Hyg. II. 182. — H. Z. I. 162. Ferr.

dreitägig. Annal. I. 182. Bry.

viertägig. Hyg. I. 80. — Hyg. II. 187. Ignat.

Weissfluss. H. Z. I. 146.

Wurmbeschwerden. H. Z. IV. 233.

Zahnen, krampfhaftes. Hyg. I. 19. Cham. Bell.

Zahnweh. Hyg. I. 64. — Hyg. I. 337.

der Kaffeetrinker. Ar. XV. 2. 9. Cham. Ignat. Nux. Pulsat.

klopfend. Ar. XV. 2. 6.

Agaricus.

Epilepsie. Ar. I. 3. 27. — Ar. XII. 3. 152. Aur. Hyosc. Bell. Nux. Cupr. Op.

Erfrorne Fusszehen. H. Z. II. 62.

Halskratzen beim Singen nach der Grippe. H. Z. II. 109.

Krämpfe. Ar. I. 3. 27.

Alumina.

Flechten an der Schläfe und an Vorderarmen mit Weissfluss. Annal. I. 177. Calcar. Sep. Lycopod. Baryt. Phosph.

Lepra. Ar. XI. 2. 5.
Stuhlverhaltung der Säuglinge. H. Z. III. 127.
Weissfluss. Annal. I. 178.

Ambra.

Froschleingeschwulst. Annal. III. 167. Acid. nitr. Thuya. Calc.
Nasenbluten. Th. I. 71.

Ammonium carbonicum.

Bräune, gangränose. At. Br. VI. 93. Acon.
Hämorrhoiden, fliessende. Ar. XIV. 2. 40.
Harnruhr. Ar. I. 1. 41. Sulph.
Husten, katarrhalisch. Hyg. II. 217. Arsen.
des Nachts. Th. II. 205.
Krätzartiger Ausschlag am Arme. Annal. II. 349. Sep. Graph.
Lepra. Ar. XI. 2. 11.
Lungensucht. Th. II. 205. Stann.
mit Leberleiden. Th. II. 204. Chin. Sep. Lycop.
Scharlach. Ar. XV. 2. 82.

Anacardium.

Einschlafen der Finger. H. Z. IV. 277.
Gedächtnissschwäche. Ar. II. 1. 154.
Hypochondrie. Hyg. I. 26. Nux. Phosph.

Angustura.

Beinfrass. Hyg. II. 33.
Kinnbackenkrampf. Ar. VII. 1. 89.
Starrkrampf. Ar. VII. 1. 89.

Anthracin.

Flechten am Arme. H. Z. IV. 38.
Geschwüre an den untern Extremitäten. H. Z. IV. 39.

Antimonium crudum.

Darmentzündung mit stätem Brechreiz. Ar. XII. 2. 33. Acon.

Geschwüre, fistulöse. Ar. VIII. 1. 109. Sulph.

Gicht mit gastrischer Complication. H. Z. I. 147.

Hautwassersucht mit Verdauungsbeschwerden nach unterdrücktem Wechselfieber. Th. I. 176. Arsen. Kali.

Hypochondrie. Ar. XII. 2. 175. Bry.

Rheumatismus. Ar. IV. 2. 10. — Ar. IV. 2. 27.
im Arme. Ar. IV. 2. 27.
der Gliedmassen. Annal. IV. 278. Arnic.

Wassersucht nach Wechselfieber. Th. I. 176. Arsen. Kali.

Wechselfieber, dreitägig. Ar. VII. 3. 51. Spong.

Aranea Diadema.

Wechselfieber. Ar. XI. 3. 44. Arnic. Natr. sulphur.
viertägig. H. Z. II. 112.

Argentum.

Halsentzündung, chronisch. Annal. II. 207. Ignat. Puls.

Arnica.

Abzehrung. Ar. I. 1. 99. Ferr. Ipec.

Aufgerittenseyn. Ar. XII. 1. 149. Acid. sulphur.

Augenentzündung. Ar. V. 3. 24. Euphras.
traumatisch. Hyg. I. 411. Calcar.

Beinfrass. Ar. XII. 1. 88. Silic. Calc. Sulph. — Ar. XII. 1. 93. Lycop. Silic.

Bisswunde durch einen Menschen beigebracht. Annal. II. 358. Acon.

Bluterbrechen. Ar. XII. 3. 120. Acon.
von Hirnerschütterung. P. M. I. 6.
mit blutigen Stuhlgängen. P. M. I. 18. Arsen.

Bluthusten. Annal. I. 115. Acon. Nux. — Annal. I. 286. nach Fall. P. M. I. 8. Bry. — P. M. I. 18. — P. M. II. 90.

Brustfellentzündung. Ar. XII. 2. 31. Acon. — Annal. IV. 170. nervös. Ar. VI. 2. 64. Bry. — Ar. IX. 3. 43. Bell. Puls.

Brustwarzen, wunde. Ar. X. 2. 56. Calc. — Hyg. I. 48.

China-Missbrauch, Folgen. Ar. I. 1. 99. Ferr. Ipec. — Ar. I. 1. 102. Ferr. Ipec. — Ar. IV. 1. 129. Verat. Bell. Bry. Trifol. Nux. Op. — Annal. IV. 275. — H. Z. I. 146.

Cholera-Präservativ. Ar. X. 3. 52.

Epilepsie. Th. II. 158. (Cupr.)

Folgen von mechanischen Einwirkungen, als: Fall, Stoss, Schlag, Quetschung. Ar. IV. 3. 48. — Ar. V. 1. 69. — Ar. V. 3. 23. — Ar. VI. 1. 96. — Ar. VI. 1. 115. — Ar. VI. 1. 110. — Ar. VI. 1. 116. — Ar. VI. 2. 73. — Ar. XIV. 3. 113. — Annal. II. 350. Acon. — Annal. II. 400. — Annal. III. 271. — Annal. IV. 71. — Annal. IV. 78. Acon. — Annal. IV. 253. Sulph. — Annal. IV. 320. Bry. — H. Z. IV. 38. — H. Z. IV. 272. — H. Z. VI. 72. — H. Z. VI. 70. — H. Z. VI. 11. — H. Z. VI. 106. — Th. I. 5. Rhus. — Th. I. 198. — P. M. I. 7. — P. M. II. 18. 19. 20. 21. 190. — Rummel 89.

von Druck und Quetschung durch die Entbindung. Ar. X. 2. 43. — H. Z. V. 55.

Furunkeln. Ar. II. 1. 123. — Ar. III. 1. 46. — Ar. V. 3. 44. an den Oberschenkeln. Annal. I. 182. Nux.

Fussentzündung nach mechanischer Ursache. Ar. XI. 1. 133.

Gebärmutterblutfluss nach der Entbindung. Ar. VIII. 3. 79.

Gicht in den Gelenken. Ar. IV. 2. 72. Puls. Merc. im Fussgelenke. H. Z. VI. 140. Sabin.

in der grossen Zehe. H. Z. I. 154. Sabin. — H. Z. VI. 109. Sabin. — H. Z. VI. 140. Sabin. — At. Br. III. 25.

Harnverhaltung. Hyg. II. 33.

Hernia mit Verrenkung im Schultergelenke, nach mechanischer Ursache. Annal. I. 142. Nux. Rhus. Staphis. Asar.

Hirnentzündung. H. Z. I. 155.

Hirnerschütterung. Ar. XII. 1. 111. — Ar. XII. 3. 78. — Annal. III. 161. Ignat. Merc. Bell. Bry. Lauroceras. Sulph. — Annal. III. 271.

Hode, in der Scheidenhaut Wasseransammlung mit Anschwellung der Saamenvenen. Hyg. I. 89. Con. Sulph.

Hodenentzundung. Th. II. 170. Acon. Spong.
nach mechanischer Ursache. Annal. II. 293.

Hühneraugen. H. Z. III. 7.

Husten nach Weinen bei Kindern. P. M. III. 26.

Influenza mit Hirnreizung. Annal. IV. 281. Acon. Stram.

Kindbettfieber. Ar. XV. 1. 129. Bell. Bry. Nux. Puls.

Knieanschwellung. Ar. XI. 2. 114. Calcar.

Krämpfe nach Hirnerschütterung. Ar. XIV. 3. 17.

Lähmung. Ar. IV. 3. 93. Oleand. Coccul. Chin.
der Gliedmassen. Annal. III. 296. Nux. Sulph.
nach Missbrauch der Canthariden. Th. I. 157. Camph. Nux. Rhus. Oleand.

Luftrohrenentzundung. Ar. X. 2. 83. Arsen.

Lungenentzündung. Ar. VII. 1. 69. Hyosc. — Ar. VII. 1. 74. — Ar XI. 2. 106. Acon. Bry. — Th. I. 196. Acon. Bry. — Th. II. 173. Acon. Bry.
nervös. Ar. VI. 2. 24. Bry. — Rau 158. Bry. — Rummel 83. Acon. Bry.

Nachwehen. H. Z. III. 173.

Nasenbluten. H. Z. I. 147. Puls. Chin.

Rheumatismus. Annal. IV. 321. Bry.
im Arme. P. M. I. 15. Bry. — Bigel II. 164. Puls.
der Gliedmassen. Annal. IV. 278. Antimon. crud.
Schlagfluss. Ar. III. 1. 62. — Ar. V. 3. 104. Ipec. — Ar. V. 3. 123. Bell. Ipec. Nux. — Ar. VIII. 2. 82. Nux. — Ar. XIV. 3. 128. Nux.
blutiger. Ar. V. 3. 104. Bell. Ipec. Hyosc. Stram. Mercur.
Schwerhorigkeit mit Ohrensausen und Stichen durch den Kopf. H. Z. III. 13.
durch mechanische Einflüsse entstanden. H. Z. III. 14.
Stuhlabgang, unwillkührlich. Annal. I. 11.
Verdauungsbeschwerden. Hyg. II. 33.
Verrenkung im Fussgelenke. Annal. I. 134. Rhus. — Annal. III. 295. Acon. — Bigel I. 230.
des dritten und vierten Halswirbels. Ar. XIV. 3. 113.
Wechselfieber. Ar. XI. 3. 44. Natr. sulph. Aranea.
täglich. Th. I. 180. Puls. Natr. mur. Sulph.
viertägig. Th. I. 179. Natr. mur.
Weissfluss mit Kniegeschwulst. Ar. XI. 2. 114. Calc.

Arsenicum.

Abzehrung. Ar. I. 1. 83.
Angstanfälle. Ar. VIII. 2. 56.
bei unregelmässiger Menstruation. Annal. III. 158. Puls.
nächtliche. Ar. I. 2. 136.
Asthma. Ar. XV. 2. 140. Seneg. — Annal. I. 127. — Th. II. 188. — At. Br. I. 4.
humidum. Ar. XII. 2. 177.
zur Nachtzeit. Annal. III. 29. — Annal. III. 39. — Hyg. I. 14.

mit Oedem der Füsse. Ar. XV. 1. 44. Nux. Ipec. Laches.

in der warmen Stube schlimmer. Ar. XV. 1. 104.

complicirt. Annal I. 325. Nux. Puls. Sulph. — Annal. III. 426. — Hyg. I. 25. Nux. Acon. Coloc. Carb. anim. Carb. veg. Phosph.

Millari. Annal. II. 306. Ipec.

Atrophie eines Kindes. Ar. III. 1. 56. Bell. — Ar. I. 1. 83.

eines Kindes mit Stuhlverhaltung. P. M. I. 39. Nux. Chin.

Augenentzündung. Ar. VIII. 2. 75. — Ar. XII. 3. 110. — Ar. XII. 3. 111.

mit Hornhautgeschwüren. Ar. XIII. 2. 96.

periodisch mit Unterleibsschmerzen. Annal. I. 239. Bry.

scrophulös. Ar. XII. 3. 103. Croc. Bell. Euphras.

Bauchwassersucht. Ar. VI. 3. 101. Bry. Led. — Annal. III. 285. Helleb. Digit. Sep. Calc. Silic. (saccatus).

Beulchen, mit Blut und Eiter gefüllt, über den ganzen Körper. H. Z. III. 115.

Bleichsucht. Hyg. I. 23. Nux. Puls. Calcar. Phosph.

Blutblasen am ganzen Körper. Ar. III. 3. 82.

Bluterbrechen mit blutigen Stuhlgängen. P. M. I. 18. Arnic.

Bluthurnen. Ar. III. 3. 81.

Brand des Armes. Annal. IV. 298. Op. Chin. Silic. — Hyg. II. 176.

der Zunge. Ar. VI. 3. 107. Bell.

Brandblasen. Ar. XV. 1. 125. — Annal. I. 133. — Annal. I. 183.

Brustfellentzündung mit asthmatischen Anfällen. Annal. I. 30. Acon. Bry. Nux. Sulph.

Brustwassersucht. Ar. III. 3. 175. Digit. Helleb. — Th. II. 189. — At. Br. III. 26. Helleb. Seneg.

mit Oedem der Füsse. Ar. XV. 1. 44. Nux. Ipec. Laches.
nach Scharlachfriesel. Annal. IV. 21.
Cholera. Ar. VII. 3. 32 — Ar. X. 3. 53. Verat. — Ar. X. 3. 74. — Ar. XI. 1. 104. Ipec. Verat. Camph. — Ar. XI. 1. 189. Ipec. Verat. — Ar. XII. 1. 135. Camph. Cupr. Carb. veget. Verat. Phosph. — Ar. XII. 1. 156. Ipec. Cham. Cupr. Cicut. Lauroceras. — Ar. XII. 2. 121. Verat. Cupr. Camph. Secal. Carb. veg. Acid. hydroc. Ipec. Cicuta. — Ar. XV. 1. 96. Verat. — Annal. II. 256. — Annal. III. 55. Ipec. Merc. Verat. — Annal. III. 71. Sulph. — Annal. III. 72. Ipec. Cham. — Annal. III. 72. Ipec. — Annal. III. 219. — Annal. IV. 179. Verat. — H. Z. II. 128. Hyosc. Capsic. Mezer. — H. Z. III. 114. Nux. — H. Z. III. 115. Verat. — H. Z. VI. 54. Camph. Verat. Cupr. — Th. I. 201. Verat.
chronisch. Ar. III. 1. 102. — Ar. V. 3. 39.
sporadisch nach Schweinefleischgenuss. Ar. XII. 1. 111. Puls.
Cholera-Schutzmittel. Ar. XII. 1. 141. Verat. — Ar. XII. 1. 153. Ipec. Verat. Cupr.
Coxalgie mit Abscessbildung. At. Br. III. 26. Merc. Spong. Hep.
Darmgeschwüre. H. Z. II. 151. Sulph.
Diarrhö. Ar. V. 3. 37.
colliquativ. Ar. XII. 2. 21.
mit Darmgeschwüren. H. Z. II. 151.
mit Kolikschmerz. Annal. I. 268. — Annal. III. 16.
schleimig zur Herbstzeit. Ar. XII. 3. 140.
der Kinder. Schrön K. R. 3.
der Kinder mit Abmagerung. H. Z. V. 153.
der Kinder mit Leibweh beim Zahnen. H. Z. III. 97.
Dysenterie. H. Z. I. 186.

mit heftiger Unruhe und kalten Schweissen. Ar. XV. 1. 97.

Erbrechen, chronisches. Ar. III. 1. 99.
der genossenen Speisen. Messerschmied in Huf. 56.
einer theerähnlichen Flüssigkeit mit Stuhlverhaltung. H. Z. I. 165.

Epilepsie. Hyg. II. 412.

Fieber, typhös. Ar. VI. 3. 108.

Flechten. Ar. VIII. 1. 69.
an den Händen. Ar. XII. 2. 93.
am Hodensack. Hyg. I. 91. Hep.
am Rücken. Ar. VIII. 1. 70.

Folgen von mechanischen Einwirkungen. Th. I. 4. Rhus. — Th. I. 5. Rhus.

Gebärmutterentzündung im Kindbette. Ar. XV. 1. 110. Secal.

Gebärmutterkrebs. P. M. I. 40. Bell.

Gebärmutterskirrhus mit Vorfall. Annal. IV. 339. Bell.

Gelbsucht mit Desorganisation der Leber. Ar. XV. 1. 100.

Geschlechtstheile, innen periodisch sehr schmerzhaft. Hyg. II. 168. Nux. Bell. Puls. Sulph. Coccul. Calcar.

Geschwüre. Ar. I. 1. 107. — Ar. II. 1. 100.
brandig. H. Z. IV. 278. — Th. I. 5. Rhus.
an den untern Extremitäten. Annal. I. 131. Sabin. Bell. — Th. I. 29.
im Gesichte. Ar. XIII. 2. 100. Silic. Psorin. Sep. Calcar.
am Oberkörper. Ar. I. 1. 105. — Ar. II. 1. 101.
an der Unterlippe. Rummel 74.

Gesichtsgrind. Ar. III. 1. 68.

Gesichtskupfer. Ar. VIII. 3. 177. — Rau 198.

Gicht. Ar. IX. 2. 144.

Grippe mit Kopfreissen und scharfem Schnupfen. H. Z. II. 115.

Hämorrhoidalbeschwerden. Ar. III. 3. 81.

Halsentzündung mit fauligen Geschwüren. Ar. VII. 1. 61. Bell. Cham. Chin.

Hautwassersucht mit täglichen Fieberanfällen. Th. I. 175. Natr. mur.

Herzleiden. Ar. XIV. 2. 108. Sambuc.

Hodensackgeschwulst mit Brennschmerz. Th. I. 180.

Hornhautgeschwüre. Ar. XIII. 2. 96.

Husten, katarrhalisch. Hyg. II. 217. Ammon. carbon.
krampfhaft mit Dispnö. Ar. VI. 2. 57. Chin.
periodisch. Ar. VI. 2. 53. Chin.

Influenza. H. Z. I. 154. Camph. Caust. — H. Z. II. 109. Nux. Camph. Caust. — H. Z. III. 155. Acon. Nux.

Kolik. H. Z. II. 105. — H. Z. II. 106.
mit Durchfall. H. Z. V. 248.
mit Stuhlverhaltung. H. Z. IV. 59. Nux. Merc. Sulph.

Kopfgrind am Hinterkopfe der Kinder. H. Z. V. 33.

Kopfwassersucht, chronisch. Ar. XV. 2. 29. Helleb. Sulph. Acon.

Kopfweh, halbseitig. Annal. I. 162. Nux. Puls. Ferr. Bry. Ignat. Cham. Valer. Bell. Merc. — Ar. XII. 3. 113. Chin. Bell.

Krämpfe. Ar. I. 1. 96. Stram. Bell.
typisch. H. Z. IV. 328. Ignat.

Krätzartiger Ausschlag. Ar. VIII. 1. 66. Rhus. — H. Z. I. 145. Sulph. Rhus.

Lepra. Ar. XI. 2. 13.

Luftröhrenentzündung. Ar. X. 2. 83 Arnic.

Luftröhrenschwindsucht. Ar. XII. 2. 18.

Lungensucht, eiterig. Annal. II. 334. Stann. — Th. I. 99. Sulph. Lycopod. Sep. Phosph. Kali.
gallopirend. P. M. I. 87. Stann.

Magenentzündung. H. Z. V. 149. Coloc.
chronisch mit Neigung zur Verhärtung. H. Z. V. 34.
Magenkrampf mit Speiseerbrechen. H. Z. IV. 36. Bry.
Masern mit grünem Durchfalle und starker Abmattung. Th. II. 38. Phosph.
Melancholie. Annal. I. 64.
typisch. Th. II. 145.
Mercurialkrankheit. Ar. XIV. 2. 51. Aur. Chin. Ozaen.
Milchschorf. Rau 197.
Mundfäule. Hyg. I. 93. Chin.
Nase, deren kleienartige Abschuppung. Rau 198.
Nasenausfluss mit Brennen und Schorfen an der Oberlippe. P. M. II. 89.
Nesselausschlag, chronisch. H. Z. V. 163.
Petechialfieber mit Varioloiden. H. Z. II. 115.
Rheumatismus der Gliedmassen. Annal. I. 294. Puls. — Annal. IV. 180. Nux. Puls.
der untern Gliedmassen. Ar. IX. 2. 144.
im Rücken und Kreuze. Ar. II. 2. 129.
Rückenschmerz, periodisch. Ar. II. 2. 129.
Schleimschwindsucht. Hyg. I. 22. Calc. Stann.
Schwangerschafts-Beschwerden, Brechübelkeit. Hyg. II. 423.
Schweisse des Morgens. H. Z. III. 155.
Skrophulös entartete Gekrösdrüsen. Ar. III. 1. 56. — Hyg. I. 94. Bell.
Syphilis mit Mercurialkrankheit und Krätze. Annal. II. 376. Acid. nitr. Hep. Sulph. Aur. Asa. Rhus. Sassap. Chin. Lycop. Silic. Sep. Carb. veg. Mercur.
Uebelkeit des Morgens mit Erbrechen und Brustbeschwerden. Hyg. I. 30. Sulph. Ipec. Con.
Unterleibsleiden, chronisch. Ar. II. 2. 126. — Ar. XV. 1. 59. Laches. Nux. Platin. — Annal. I. 162. Nux. Puls. Ferr. Bry. Ignat. Cham. Valer. Mercur. Bell.

— Annal. II. 263. Bry. Calcar. Sep. Lycopod. — Th. I. 30.
chronisch mit intermittirendem Typus. Hyg. I. 95.
Variolen mit Durchfall. H. Z. II. 74.
mit starken Halsbeschwerden. H. Z. II. 74.
Wassersucht, allgemeine. Ar. VI. 2. 102. Led. Bry. — H. Z. I. 166. Digit.
nach Wechselfieber. Th. I. 176. Antimon. crud. Kali. — Th. I. 177. Sep. — Th. I. 178. Solan.
Wechselfieber. P. M. II. 68.
täglich. Ar. VI. 2. 84. — H. Z. I. 107. — Hyg. II. 163. — Hyg. II. 183. — Th. I. 175. Natr. mur.
dreitägig. H. Z. I. 106. — H. Z. I. 106. Nux. — H. Z. I. 107. — H. Z. II. 69. — Hyg. II. 185. Nux. — Hyg. II. 186. Puls. Nux.
dreitägig doppelt. H. Z. I. 155. Carb. veg.
viertägig. Annal. I. 171. — Annal. III. 46. — Annal. III. 48. — Annal. III. 49. — H. Z. I. 107. — Th. II. 47.
Weissfluss mit Fussgeschwüren. Annal. I. 139. Sabin. Bell.
Zahn-, *Zahnfleisch-* und *Zungenleiden* zur Katamenialzeit. Ar. XII. 2. 85. Mercur.

Artemisia vulgaris.

Epilepsie im Kindbette durch Schreck entstanden. H. Z. I. 147.

Asa foetida.

Asthma. H. Z. I. 154. Verat. Lactuc. Acon.
Beinfrass. Ar. III. 1. 45. Calcar. — Ar. VI. 3. 110. — Ar. IX. 3. 93. Acid. nitr. Silic. Calcar. Mezer. Sulph. — Annal. I. 184. Sulph. Acid. nitr. Acid. phosph.
Hysterie. Ar. III. 3. 179.

Knochenauftreibung nach Mercur-Missbrauch. Ar. VIII. 2. 44.

Ohrenfluss mit Schwerhörigkeit. H. Z. III. 14.

Rhachitis. Ar. III. 7. 58. Bell. Mercur. Sulph.

Schwerhörigkeit mit Ohrenfluss nach Mercur-Missbrauch. H. Z. III. 13.

Syphilis mit Mercurialkrankheit und Krätze. Annal. II. 376. Acid. nitr. Hep. Sulph. Aurum. Sassap. Rhus. Chin. Arsen. Lycopod. Silic. Sep. Carb. veg. Mercur.

Unterleibsleiden, chronisch. Annal. I. 91. Nux. Con. Coccul.

Veitstanz. Ar. VIII. 1. 71. Bell. Ignat. Stramon. — Annal. I. 141. Stram. Cham. Hyosc.

Asarum.

Hernia mit Verrenkung im Schultergelenke nach mechanischer Ursache. Annal. I. 142. Arnic. Nux. Rhus. Staphis.

Hysterie. Hyg. II. 148.

Kopfweh, periodisch. Ar. XI. 2. 114. Coloc.

Aurum.

Augenentzündung, katarrhalisch mit sehr furchtsamem und heftigem Gemüthe. Hyg. II. 128. Acon. Verat. Digit. Merc. Sep.

Beinfrass. H. Z. III. 14.

Gebärmuttervorfall. Ar. VI. 1. 76. Nux.

Geistesverwirrung. Hyg. I. 276. Sep. Bell. Stram. Sulph. Caust.

Gesichtsschmerz durch Mercur-Missbrauch entstanden. Ar. VIII. 2. 70.

Geschwüre von Mercur-Missbrauch. Ar. II. 2. 133. — H. Z. II. 75.

an der Nase. H. Z. IV. 39. Graph. Sulph. Ozaen.

syphilitisch. Ar. XV. 3. 77. (muriaticum).
syphilitisch mit Krätze. Ar. XI. 2. 116. Sulph. Acid. nitr.

Gicht. Ar. IV. 2. 31.

Hämorrhoidalbeschwerden. Ar. VI. 1. 77.

Harnverhaltung. Ar. VI. 1. 72. Nux.

Hernia. Ar. III. 1. 93. Nux. Coccul. — Ar. VI. 1. 121. — Ar. VIII. 2. 69. — Ar. VIII. 2. 82. Nux. Coccul.

Herzklopfen. H. Z. V. 35.

Herzleiden. Ar. XV. 2. 78. — Wolf in Huf. Acon.

Hodenanschwellung und *Verhärtung.* Ar. VII. 3. 30. — H. Z. IV. 323. Spong. Clemat.

Hordeolum bei einem skrophulösen Kinde. Ar. XII. 3. 141.

Hypochondrie. Annal. I. 51. Nux. Verat. Puls. Bell.

Hysterie. Rau 186.

Knochenauftreibung, syphilitische. H. Z. V. 148. Puls. Silic.

Kopfzittern, convulsivisch. Ar. XI. 2. 59. Bell. Coccul.

Krämpfe, hysterische. Ar. XV. 2. 77. — Rau 186.

Krätzartiger Ausschlag. Hyg. I. 32. Acid. phosph. Acid. nitr.

Lähmung der Zunge und der rechten Seite. Ar. XV. 2. 77. Coloc.

Magenkrampf mit Selbstentleibungssucht. Ar. X. 2. 83. Bry. Acon.

Melancholie. Ar. I. 2. 134.
religiös. Ar. XII. 3. 141.
mit stätem Schweigen. Ar. XV. 2. 122.

Mercurialkrankheit. Ar. VIII. 2. 70. — Ar. XIV. 1. 138. Chin. Hep. Acid. nitr. Sulph. Calcar. Graph. — Ar. XIV. 2. 51. Chin. Arsen. Ozaen. — Annal. I. 164.

Nase, Geschwürkruste darin. Ar. XII. 3. 141.

Nasenentzündung. H. Z. III. 64.

Nasenkrebs. Ar. XI. 1. 96. Sulph. Sep. Calcar.

Ohrenfluss. H. Z. III. 14.
Ozaena. H. Z. V. 35. — Th. II. 11. (muriaticum.)
Schlummersucht bei einem melancholischen Individuum. Hyg. I. 34. Op.
Schwerhörigkeit. H. Z. III. 14.
mit Mandelgeschwulst und Kopfknarren. H. Z. III. 14.
Skrophulöses Nasen- und *Augenleiden.* Annal. I. 241.
Nasen- und Oberlippenleiden. Hyg. I. 36. (muriaticum.)
Syphilis. Ar. VII. 3. 3. — Ar. VIII. 2. 13. — Ar. VIII. 3. 84. Hep. Rhus.
mit Mercurialkrankheit und Krätze. Annal. II. 376. Acid. nitr. Hep. sulph. Asa. Rhus. Sassap. Chin. Arsen. Lycop. Silic. Sep. Carb. veg. Mercur.
Tonsillen-Verhärtung und *Anschwellung.* Annal. III. 12. Bell. Sulph. Sep.
Zittern, convulsives, des Kopfes. Ar. XI. 2. 59. Bell. Coccul,
Zungenverhärtung. Ar. XIV. 1. 138.

Baryta carbonica.

Augenentzündung, skrophulöse. Annal. I. 75. Bell. Sulph. (acetica.)
Balggeschwulst. Annal. I. 362.
Dysenterie. H. Z. V. 35. (muriatica.)
Erbrechen von Speisen mit Magenkrampf nach unterdrückter Flechte. Ar. XII. 3. 142. Nux. Sulph. Con.
Flechten an den Schläfen und Vorderarmen mit Weissfluss, Annal. I. 177. Calcar. Sep. Lycopod. Phosph. Alumin.
Geschwüre. Annal. III. 36. Puls. Bell. Sulph.
Gesichtsausschlag. Ar. VI. 2. 71. Bry. (acetica.)
Gesichtsschmerz, rheumatisch. Annal. IV. 206. Lycop. Bell.

Halsentzündung. Ar. XIV. 3. 137. Bell. — Annal. IV. 20. — H. Z. IV. 278.

Hypochondrie. Annal. I. 89. Rhus. (acetica.)

Kopfgrind. H. Z. V. 35. (acetica.)

Lahmung, anfangende, der obern Extremitäten. H. Z. V. 154. Rhus. Silic.

der Zunge. Ar. XIII. 2. 95.

Lepra. Ar. XI. 2. 24.

Magenkrampf mit Speiseerbrechen nach unterdrückter Flechte. Ar. XII. 3. 142. Nux. Sulph. Con. (acetica.)

Milchschorf. Ar. VI. 2. 71. (acetica.)

Schlagfluss. Ar. XV. 1. 103. — Messerschmied in Huf. 63. (acetica.)

Zahnweh. Annal. I. 240.

Belladonna.

Abortus, Folgen desselben: Wallungen nach Kopf und Brust. Annal. II. 296. Bry.

Abstillen der Kinder erleichtert. H. Z. III. 127. Bry.

Asthma. Ar. XV. 2. 59. — Annal. I. 288. — Annal. I. 292.

Millari. Ar. V. 3. 36. Sambuc.

thymicum. Th. II. 10.

Atrophie eines Kindes. Ar. III. 1. 56. Arsen.

Augenblutung. Ar. VI. 2. 40.

Augenentzündung. Ar. VIII. 1. 72. Nux. Euphras. Cannab. — Ar. VIII. 3. 155. Croc. Nux. Euphras. Spigel. — Ar. XI. 2. 112. — Annal. II. 101. Nux. Sulph. Sep. — Annal. III. 6. Sulph. Calc. — H. Z. II. 56. Acid. Sulph. — Th. I. 156. Puls. Rhus. — Th. I. 202. Acon. Sulph.

gichtisch. H. Z. V. 280. Sulph. — P. M. III. 79. Nux. Bry.

mit Hornhautgeschwüren. P. M. II. 3. Ignat.

skrophulös. Ar. VII. 2. 56. — Ar. XII. 3. 103. Arsen. Croc. Euphras. — Annal. I. 75. Baryt. acet. Sulph.
rheumatisch. Annal. II. 198. — Hyg. I. 313. — P. M. III. 20.
der Neugebornen. Ar. VI. 2. 38. Cham.
Augenliderkrampf. Bigel I. 306. Acon.
Augenschwäche nach Kriebelkrankheit. H. Z. I. 24.
Bauchfellentzündung im Kindbette. Annal. I. 211. Nux. Bry.
Blödsinn. Ar. XI. 2. 86.
mit vielem Lachen. H. Z. I. 24.
Bluthusten. Ar. XI. 2. 56. — Ar. XIV. 3. 101. Acon. Bry. Sulph.
Blutschwamm. Ar. VII. 1. 51. (im Auge.) — Ar. VII. 2. 58. Calc. Lycop. Sep. Silic. (im Auge.)
Bräune, häutige, bei gleichzeitiger starker Mandelgeschwulst. Ar. VI. 3. 64.
Brand der Zunge. Ar. VI. 3. 107. Arsen.
Brandblase. Anual. I. 356.
Brustfellentzündung mit Wallungen nach dem Kopfe. H. Z. III. 184. Puls.
nervös. Ar. IX. 2. 142. Acon. — Ar. IX. 3. 43. Puls. Arnic.
typhös. Ar. IX. 2. 142. Hyosc. Stram.
Brust- (weibliche) *Knoten.* Ar. XV. 2. 116.
Chinasiechthum. Ar. IV. 1. 129. Arnic. — Ar. IX. 3. 33. Verat. Bry. Trifol. Nux. Op.
Cholera. Ar. IX. 2. 96.
Congestionen nach dem Kopfe. Ar. XI. 2. 51. — Ar. XII. 1. 110. — Ar. XIII. 1. 80. — Annal. IV. 34.
nach der Brust. Ar. XI. 2. 52.
nach dem Unterleibe. Annal. II. 214. Acon.
nach den Hämorrhoidalgefässen. Ar. XI. 2. 53.
nach der Gebärmutter. Ar. XI. 2. 53.
Coxalgie. Ar. XI. 2. 73.

Darmentzündung. H. Z. III. 140. Acon. — H. Z. III. 176.
Darmineinanderschiebung. Ar. XI. 2. 62.
Doppelsehen. Ar. V. 2. 67. Puls.
Drusenentzündung. Ar. IX. 3. 46.
Dysenterie. H. Z. V. 68.
entzündlich. Ar. XI. 2. 82.
nervös zur Herbstzeit. Ar. XI. 2. 82.
Epilepsie. Ar. I. 1. 95. Stram. — Ar. XI. 2. 67. — Ar. XII. 3. 152. Stram. Hyosc. Nux. Cupr. Op. Agaric. — Annal. I. 314. — Annal. II. 316. Calcar. Lycop. Silic. Natr. Magnes. Natr. mur. Caustic. Sulph. — Annal. II. 320.
Erbrechen mit heftigem Schluchzen. Ar. VI. 3. 103. Bry.
Erfrorne Glieder. Ar. VI. 2. 25. Puls. — Ar. IX. 3. 55. — H. Z. I. 147. (äusserlich.)
Nase. H. Z. I. 147. (äusserlich.)
Fusszehen. Ar. VI. 2. 25.
Eyerstock-Entzündung im Kindbette. Annal II. 178. Bry.
Wassersucht. Ar. VI. 3. 95. Mercur.
Fieber, entzündliches. Annal. I. 1.
gallicht-nervöses. Ar. XII. 3. 126. Acon. Bry. Rhus. Bell. Nux.
gastrisches. Ar. VIII. 2. 58. Acon. Nux.
katarrhalisches. Ar. VIII. 1 27. — Ar. XII. 3. 142.
nervöses. Ar. III. 1. 22. — Ar. IX. 3. 27. — Ar. XII. 3. 133. — Annal. I. 7. Acon. Nux. Op. Sulph. — Annal. I. 11. Bry. Rhus. Chin. — Annal. II 193. Bry. Coccul. Acon. — Annal. II. 195. Bry. — H. Z. V. 343. Hyosc. Coccul. — Rummel in Huf. 60.
nervöses nach der Cholera. Ar. XII. 2. 124. Hyosc. Stram. Carb. veg. Op.
nervöses mit Torpor und intermittirendem Typus. Ar. XV. 1. 98 Acid. phosph. Op. Acid. mur.

im Munde mit Rheumatismus im rechten Arme. Annal. IV. 181. Borax.

Gesichtsschmerz, nervös. Ar. IV. 2. 84. Bry. Nux. — Ar. V. 1. 109. — Ar. V. 1. 111. — Ar. XI. 2. 75. — Hyg. 28. Nux. — Hyg. 29. Stramon. — Hyg. 29. Zinc. — Th. II. 5.

rheumatisch. Annal. VI. 4. 206. Lycop. Baryt. — Th. I. 6.

Gicht. Ar. XI. 3. 73. — Ar. XI. 3. 130. Acon. Puls. Rhus.

im Knie. H. Z. I. 165.

in den Gelenken. Ar. IV. 1. 123. Mercur. Chin. Ferr. Coccul. Puls. Ledum.

Grippe mit trocknem Husten. H. Z. II. 109.

bei Kindern mit Congestionen nach dem Kopfe. H. Z. III. 44.

bei Kindern mit Congestionen nach dem Kopfe und Convulsionen. H. Z. II. 158. Acon. Ign.

Hämorrhoiden, fliessende. Ar. XI. 2. 55. Hepar.

Halsentzündung. Ar. I. 3. 150. — Ar. II. 1. 123. — Ar. III. 1. 47. — Ar. V. 1. 99. — Ar. V. 3. 18. — Ar. VI. 3. 64. — Ar. VIII. 1. 90. — Ar. IX. 3. 45. — Ar. XI. 3. 137. Baryt. — Annal. I. 17. — Annal. I. 220. — Annal. II. 204. — Annal. II. 204. — Annal. III. 152. — Annal. III. 153. — Annal. III. 154. — Annal. III. 155. — Annal. IV. 171. — H. Z. II. 56. — H. Z. V. 65. — H. Z. V. 145. Mercur. — Hyg. I. 267. Mercur.

mit Brustaffection. Annal. III. 268. Bry.

chronisch. Ar. III. 1. 50. Dulcam.

mit Geschwüren. Annal. II. 249. Sep. Petrol. Carb. animal.

mit fauligen Geschwüren. Ar. VII. 1. 61. Arsen. Cham. Chin.

mit Ohren- und Gesichtsreissen. Hyg. I. 40.
katarrhalisch. H. Z. III. 26. Mercur.

Harnabgang, unwillkührlich. Ar. XI. 2. 79. Cina. — Ar. XI. 2. 79. Magnetism. animal.

Harnruhr. Hyg. I. 313.

Hautwassersucht. Ar. III. 3. 175. Ferr. Puls.

Heiserkeit nach Masern. Annal. II. 303. Bell.

Hernia. Ar. XI. 2. 62. — Ar. XV. 2. 79. — H. Z. VI. 359. Coccul. Rhus. Nux.

Hirnentzündung. Ar. III. 1. 14 — 15. — Ar. III. 1. 16. Cham. — Ar. III. 1. 25. — Ar. III. 2. 84. — Ar. IV. 1. 147. Bry. — Ar. VIII. 1. 90. — Ar. IX. 3. 53. — Ar. XII. 2. 86. Tart. emet. — Ar. XV. 2. 24. Bry. Helleb. Sulph. — Ar. XV. 2. 130. — Annal. I. 12. — Annal. III. 167. Pulsat. — Annal. III. 409. — H. Z. I. 145. — Hyg. I. 85.
nach Gesichtsrose. Rau 167.

Hirnerschütterung. Annal. III. 161. Ignat. Arnic. Nux. Bry. Laurocer. Sulph.

Hornhautgeschwüre. P. M. II. 3. Ignat.

Husten nach der häutigen Bräune. Hyg. I. 19. Ipec.
fieberhaft bei einem Kinde. Annal. III. 25. Acon.
katarrhalisch. Ar. XI. 2. 65. — Ar. XIV. 3. 108.
krampfartig. Hyg. I. 19.
krampfartig mit Dispnö. Ar. XIV. 3. 108. — H. Z. II. 108.
des Nachts. Ar. IV. 384. (Skropheln.) — Hyg. XIX. 1. 19. (krampfhaft) — P. M. III. 3.

Hypochondrie. Annal. I. 51. Nux. Verat. Aur. Puls. — Annal. I. 58. Cina Hyosc. Helleb. Verat.

Influenza. Ar. XIII. 2. 89. Ignat.

Kehlkopfschwindsucht. Annal. I. 147. Hep. Dros. Spong.

Keuchhusten. Ar. III. 1. 61. — Ar. VIII. 3. 84. Puls. Dulcam. — Ar. XI. 2. 64. — Hyg. I. 20. Cina. Con. — Th. I. 14. — Casp. Erf. 178.

mit Gehirnaffection. H. Z. I. 145.

Kindbettfieber. Ar. I. 1. 65. — Ar. II. 2. 84. — Ar. VII. 1. 67. — Ar. X. 2. 48. Puls. — Ar. XV. 1. 129. Bry. Rhns. Arnic. Puls. — Annal. I. 41. — Annal. I. 211. — H. Z. III. 40. — H. Z. III. 163.

Kinnbackenkrampf. Ar. XI. 2. 58. — Annal. I. 214.

Knochenauftreibung. H. Z. VI. 119.

Kolik. Ar. III. 1. 73. Thuya. — Annal. IV. 201.

von Blähungen. Ar. XI. 2. 62.

mit wulstförmigen Auftreibungen. H. Z. I. 165.

von Hämorrhoiden. Ar. XI. 2. 63.

Kopfgicht. Th. II. 187. Zinc.

Kopfwassersucht, acute, bei Kindern. Ar. III. 1. 14. — Annal. I. 15. Bry. Op.

Kopfweh. Ar. I. 2. 43. — Ar. VI. 3. 87. — Ar. XI. 2. 76. — Hyg. II. 261. Nux. — Rau 194.

mit Gesichtsreissen. H. Z. III. 173. Nux. Carb. veget.

halbseitig. Ar. XII. 3. 113. Chin. Arsen. — Annal. I. 261. Nux. Puls. Ferr. Bry. Ignat. Arsen. Chamom. Valer. Mercur. — Bei einem Hydropischen: Hyg. I. 355. Nux. Sep. — Th. I. 184.

nervös. H. Z. V. 65. — Hyg. I. 29. Sulph. Sep. Phosph. Zinc. — Th. I. 154. Nux. Calcar. Sep. Lycopod.

periodisch. Ar. III. 1. 87. Puls. — Hyg. I. 34.

bei der Regel. Hyg. I. 34.

mit Zahnschmerz. Annal. III. 4. Silic.

Kopfzittern, convulsivisch. Ar. XI. 2. 59. Coccul. Aur.

Krämpfe. Ar. I. 1. 96. Stram. Arsen. — Ar. II. 2. 118. Hyosc. — Ar. VII. 3. 99. Hyosc. — Annal. I. 302. — Annal. I. 303. Stram. Tart. emet. — Th. I. 188. Ignat. Sulph.

mit Delirien. Annal. I. 200. Nux.

der Kinder. Ar. I. 1. 98. — Ar. XIV. 3. 108.

mit entzündlicher Brust- und Halsaffection. Ar. XII. 2. 159. Sulph.
mit nachfolgendem Friesel. Ar. XII. 2. 158. Sulph.
mit Hirnreizung. H. Z. IV. 68. Mercur. — Th. II. 38.
mit Kopf-, Ohren- und Halsleiden. Ar. XII. 2. 161. Sulph. — Allg. Anz. d. D. 1824. 93.
mit Krämpfen und Heiserkeit. Ar. XII. 2. 160.
mit erhöhter Reizbarkeit des Nervensystems. H. Z. IV. 68. Ignat. Coff. Hyosc.
zurückgetreten. Ar. XII. 2. 158. Sulph.
zurückgetreten mit Congestionen nach dem Kopfe. Annal. I. 11.

Melancholie. Ar. XI. 2. 84. — Th. I. 208. Verat. Nux. Sulph. — Th. II. 151.
im Kindbette Ar. XV. 1. 128. Nux. Verat. Con. — Annal. IV. 44 Sulph. Lycop. Acid. nitr.

Menstrual-Beschwerden: Kopfleiden. Hyg. I. 34.
Wallungen nach Brust und Kopf. Ar. XII. 3. 143. Puls.

Menstruation zu stark. Annal. IV. 324.
zu stark und zu zeitlich. Ar. XI. 2. 56.

Mercurial-Siechthum. Ar. XI. 2. 82. — Hyg. II. 403.

Nachtblindheit. Annal. IV. 337. — P. M. I. 72. (2 Fälle.) — P. M. II. 66. Merc. Digit. Hyosc. Stram.

Nachwehen zu heftig. Ar. VIII. 3. 79. Chamom. Puls. Coff.

Nasenbluten. Ar. XI. 2. 55.

Nasenentzündung. Annal. I. 202.

Nasenkrebs (Schmerz stillend) Hyg. I. 51.

Netzhautentzündung. Ar. IX. 3. 52.

Nierenentzündung. Ar. IX. 3. 44.

Nierenkolik von Nierensteinen. H. Z. III. 176.

Niessen, krankhaftes. Ar. XI. 2. 65. — Ar. XI. 2. 65. Stramon.
Ohrspeicheldrüsenentzündung von Mercur-Missbrauch. Annal. II. 203. Sep.
nach Masern. Th. II. 41. Nux.
Ohrenfluss. Ar. XI. 2. 80. — Hyg. II. 263. — Hyg. II. 263. Sulph.
Ohrensausen mit Schmerz und Eiterauslauf. Ar. XIV. 3. 13. Puls. — Annal. II. 244. Bry.
Ohrenschmerz, periodisch. H. Z. I. 153. Nux. Puls. Cham. Rhus.
Ohrenentzündung. Annal. IV. 35. Bry. Pulsat. — H. Z. III. 14.
Ohrenzwang nach Verkältung. H. Z. I. 153. Cham. Rhus.
Opium-Missbrauch, dessen Folgen. Ar. XI. 2. 83. — Annal. III. 211. Ipec. Cham. Chin. Coff. — Hyg. II. 164. Coff. Nux.
Rhachitis. Ar. III. 7. 58. Asa. Merc. Sulph. — H. Z. I. 144. Nux. Sulph. Calcar.
Rheumatismus. Rummel 95.
in beiden Armen. Rummel 96.
in der Hüfte. Annal. II. 309.
in den untern Gliedmassen nach Scharlach, durch Verkältung entstanden. Th. I. 220. Acon.
Rötheln. H. Z. I. 147. Acon.
Rothlauf. Ar. II. 1. 123. — Ar. VI. 2. 73.
im Gesichte. Ar. III. 1. 42. — Ar. XII. 2. 17. Acon. — H. Z. I. 144. Rhus. — H. Z. V. 84. Hep. — Th. I. 149. Rhus. — Hyg. I. 86. — Hyg. I. 268. Rhus. Graph. — Hyg. I. 344. Acon. Rhus. Nux.
der Brüste bei Wöchnerinnen. Ar. X. 2. 56. Bry. Carb. animal. Phosph. Silic. Fliedermusspflaster.
der untern Extremitäten. Hyg. II. 192.

Rückgrads-Verkrümmung. Ar. III. 1. 64.
Säuferwahnsinn. Ar. XIV. 2. 107. — Annal. I. 318. Nux. — H. Z. VI. 71. Acon. Coff. Op.
Schamlippengeschwulst von festem Schnüren um das Becken. H. Z. I. 153. Mercur.
Scharlach. Ar. II. 1. 123. — Ar. II. 3. 83. — Ar. III. 1. 27. — Ar. III. 1. 32. — Ar. III. 3. 175. — Ar. VI. 2. 27. — Ar. VII. 1. 78. — Ar. IX. 3. 55. — Annal. I. 45. Acon. — Annal. I. 47. — Annal. I. 229. — Annal. II. 242. — Rau 182.
  bösartig mit Neigung zurückzutreten. Ar. XIV. 3. 100. Sulph.
  mit gastrischen Beschwerden. Annal. IV. 169. Nux.
  Präservativ. Annal. I. 47. — Annal. I. 48.
  unterdrückt mit Hirnentzündung. Ar. XIV. 3. 124. Acon. Camph.
Scharlachfriesel. Ar. V. 1. 100. — Hyg. I. 439. Acon. Mercur.
  unterdrückt: Entzündungsfieber und tetanische Zufälle. Annal. II. 235. Acon. Puls.
  mit Hirnentzündung. Hyg. I. 443.
Schenkelgeschwulst, äusserlich weisse. Annal. III. 435. — Annal. III. 437. Acon. Rhus. Nux. Arsen. Pulsat.
Schläfrigkeit am Tage. Ar. XI. 2. 82.
Schlaflosigkeit. Ar. XI. 2 82.
Schlagfluss. Ar. III. 1. 47. — Ar. V. 1. 66. — Ar. V. 2. 32. — Ar. V. 3. 123. Arnic. Ipec. Nux. — Ar. XIV. 1. 133. — Ar. XIV. 3. 129. Rhus. Coccul. — Bigel II. 97.
  blutiger. Ar. V. 3. 104. Arnic. Ipec. Hyosc. Stram. Mercur. — Ar. XI. 2. 71.
  nervöser. Ar. XI. 2. 72.
  seröser. Ar. XI. 2. 72.
Schluchzen. Ar. XI. 2. 65. — Ar. XI. 2. 65. Hyosc. Stram.

Schlummersucht. Ar. XII. 2. 78.
fieberhaft. Annal. II. 186. Bry. Op. Acon. — Annal. II. 189. — H. Z. I. 153. Op.

Schwangerschafts-Beschwerden: Harndrang mit Unterleibskrämpfen. Annal. II. 294. Cham. Nux.
Magenkrampf, Erbrechen, Harndrang. H. Z. V. 68.
Melancholie. Ar. XI. 2. 84.
Unterleibskrämpfe. Ar. XI. 2. 63.
Unterleibskrämpfe mit Harndrang. Annal. II. 294. Cham. Nux.
Unterleibsleiden. Annal. III. 172. Cham.
Zahnweh. Ar. XII. 3. 142.

Schwämmchen. Ar. VIII. 1. 90.

Schwerhörigkeit. P. M. II. 91. Led. Puls.

Schwindel. Ar. V. 1. 62. — Ar. XI. 2. 76.
mit Erbrechen. Annal. I. 223. Con. Lycop.

Sehkraft mannigfach gestört. Ar. V. 2. 66. — Ar. VII. 2. 53. — Ar. VIII. 1. 72. — Ar. VIII. 3. 155. — Ar. IX. 2. 118. — Ar. IX. 3. 49. — Annal. IV. 167.

Skirrhöse Verhärtungen. Ar. XI. 2. 81.
der Oberlippe. Ar. VIII. 2. 70.

Skropheln. Ar. XI. 2. 79. — Annal. IV. 21. Chin. Calc. Silic. Hep.

Skrophulöse Disposition. Ar. XI. 2. 79.

Skrophulos entartete Gekrösdrüsen mit Atrophie. Ar. III. 1. 56. — Hyg. I. 94. Arsen.

Staar, grauer. Ar. XII. 2. 178. Spigel. Stram.
schwarzer anfangend. Ar. V. 2. 67. Puls. — P. M. I. 58. Nux.

Starrkrampf. Ar. VII. 3. 102. Hyosc. Puls. — Ar. VIII. 3. 145.

Stimmlosigkeit. Annal. III. 10.

Stottern. Th. I. 51.

Tonsillenverhärtung und *Anschwellung*. Annal. III. 12. Sulph. Sep. Aur.

Unterleibsleiden, chronische. Ar. III. 1. 71. Thuya. — Ar. XV. 2. 121. — Annal. I. 162. Nux. Puls. Ferr. Bry. Arsen. Ignat. Chamom. Valer. Merc. (mit halbseitigem Kopfweh.)

chronische, mit Kopfweh. Annal. IV. 53. Sulph. Calcar. Lycopod. Nux.

Valerianae abusus. Ar. XI. 2. 83.

Variolen mit Congestionen nach Aufwärts. H. Z. III. 184. Acon.

mit Hirnentzündung. H. Z. IV. 265.

Veitstanz. Ar. II. 2. 117. Hyosc. — Ar. IV. 1. 151. Ignat. — Ar. VIII. 1. 71. Asa. Ignat. Stram. — Ar. XI. 2. 70. Stram. Hyosc. Ignat. Rhus. — Hyg. I. 274.

Verdauungsbeschwerden nach unterdrücktem chronischem Exanthem. Ar. IX. 2. 96.

Vorsteherdrüsensaftsausfluss. P. M. I. 9.

Wechselfieber. Ar. IX. 3. 37. — H. Z. I. 154.

dreitägig. H. Z. I. 155.

viertägig, mit Halsdrüsengeschwulst. Hyg. I. 79.

Weissfluss mit Fussgeschwulst. Annal. I. 131. Sab. Arsen.

Wurmbeschwerden. Annal. III. 408. Op. Hyosc.

Zahnen, krankhaftes. Hyg. 19. Acon. Cham.

krankhaftes mit Fieber. Ar. XIII. 1. 87. Ipec.

Zahnfleischentzündung. Ar. III. 1. 83. Puls.

Zahnweh. Ar. XI. 2. 74. — Ar. XI. 2. 130.

mit Gesichtsschmerz. Annal. IV. 203.

mit Kinnbackenkrampf. H. Z. I. 147.

mit einem rothen Knötchen am Backen. H. Z. III. 72.

Zittern, convulsivisches, des Kopfes. Ar. XI. 2. 59. Coccul. Aur.

Bismuthum.

Bluthusten. Annal. IV. 455. Sulph. (nitricum.)
Magenkrampf. Ar. I. 1. 26. — Ar. XII. 27. (nitricum.)

Borax.

Augenlidentzündung. Ar. XIV. 2. 108.
Geschwüre im Munde. H. Z. I. 155. Staphis.
im Munde mit Rheumatismus im linken Arme. Th. IV. 181. Bell.
Mundfäule. Hyg. II. 199.
Schwämmchen bei Kindern. Ar. XI. 2. 77. — Ar. XI. 2. 83. — H. Z. II. 63. — H. Z. III. 116. — H. Z. IV. 233. — H. Z. V. 228.

Bovista.

Flechten. Annal. II. 348.
am Arme. Annal. IV. 104. Natr. Con.
an den Händen. Annal. I. 178. Graph. Calc. Sep. Silic.
Weissfluss. H. Z. III. 127.

Bryonia.

Abortus, Folgen desselben: Wallungen nach Kopf und Brust. Annal. II. 296. Bell.
dessen Verhütung. Ar. III. 2. 92.
Abstillen der Kinder erleichtert. Ar. XV. 1. 127. — H. Z. III. 127. Bell.
Aerger, Folgen davon. Annal. IV. 189. Cham. Acon. Rhus.
Asthma. Ar. VII. 1. 46. Nux.
complicirt. Ar. VII. 1. 50.
mit Convulsionen und gichtischen Leiden. Annal. I. 118. Verat. Ipec. Nux. Pulsat.
Augenentzündung gichtischer Art. P. M. III. 79. Nux. Bell.

periodisch mit Unterleibsschmerz. Annal. I. 239. Arsen.

Bauchwassersucht. Ar. VI. 3. 101. Arsen. Led.

Bauchfellentzündung im Kindbette. Annal. I. 211. Bell. Nux. — Annal. IV. 39. Acon. — H. Z. III. 91. Acon.

Blutfleckenkrankheit. H. Z. IV. 276.

Bluthusten. Ar. XIV. 3. 101. Acon. Sulph. — Hyg. I. 23. Sulph. Acid. phosph. Nux. Bell.

nach Fall. P. M. I. 8. Acon.

Brustdrüsenentzündung. H. Z. IV. 282.

Brustfellentzündung. Ar. III. 2. 100. — Ar. V. 1. 81. — Ar. V. 1. 94. — Ar. V. 3. 20. — Ar. IX. 1. 110. Acon. Puls. — Ar. X. 2. 83. Acon. — Ar. X. 2. 84. Acon. Chin. — Ar. XI. 2. 106. — Annal. I. 22. Acon. — Annal. I. 24. Chin. — Annal. I. 34. Acon. Puls. Nux. Rhus. Arnic. Chamom. — Annal. I. 222. — Annal I. 216. — Annal. I. 219. Acon. — Annal. II. 228. — Annal. II. 230. — Annal. II. 231. — Annal. III. 51. — Annal. IV. 185. Acon. — H. Z. IV. 324. Acon. — Hyg. I. 39. Acon.

mit asthmatischen Anfällen. Annal. I. 129. Acon. Nux. Op. — Annal. I. 30. Acon. Nux. Arsen. Sulph.

nervöser Art. Ar. VI. 2. 64. Arnic. — Annal. I. 217. Nux.

Brust- (weibliche) *Knoten.* H. Z. V. 69.

Brustwassersucht. Ar. XII. 3. 145. Helleb. Chin. Sep.

mit Oedem der Füsse. Annal. I. 350. Op. Colchic. Chin. Helleb.

Chinasiechthum. Ar. IV. 1. 129. Arnic. Verat. Bell. Trifol. Nux. Op.

Congestionen nach dem Kopfe. H. Z. V. 68.

Diarrho nach Speise und Trank. P. M. III. 5. Chin. (unverdaut.)

Erbrechen, chronisches. Ar. III. 2. 103. Verat. — Ar. V. 2. 84. Puls.

der Speisen. Annal. IV. 210.
mit heftigem Schluchzen. Ar. VI. 3. 100. Bell.
Erfrorne Hände. Annal. I. 134. Nux.
Eyerstockentzündung. Th. II. 174. Nux. Sulph.
im Wochenbette. Annal. II. 178. Bell.
Fieber, entzündliches. Ar. VIII. 2. 79. — Annal. II. 177. Acon.
gallichtes. Ar. IV. 2. 57. Cham. — Ar. IV. 2. 59. Cham. — Hyg. I. 80. Acon.
gallicht-nervöses. Ar. XII. 3. 126. Acon. Puls. Bell. Rhus. Nux.
gastrisches. Ar. I. 1. 25. Cham. Ipec. — Ar. VI. 2. 73. — Annal. I. 5. Rhus.
gastrisches mit Zuckungen in den Armen und Fingern. Annal. I. 195. Stram.
nervöses. Annal. I. 11. Bell. Rhus. Chin. — Annal. II. 193. Coccul. Acon. Bell. — Annal. II. 195. Bell. — H. Z. V. 69. — Rummel in Huf. 58.
nervöses nach der Cholera. Ar. XI. 2. 126. Bry. — Ar. XII. 1. 161. Rhus. Hyosc. Stram. Coccul.
nervöses mit Stupor. Annal. III. 51.
nervöses nach Wechselfieber. Th. I. 41.
nervös-katarrhalisches. Ar. VI. 2. 70. Rhus. Nux. — Annal. IV. 204. — P. M. I. 17. Hyosc. Rhus. Chin. Valer.
rheumatisches. Annal. I. 194. Acon. Nux. — Th. I. 55. Rhus.
rheumatisch-gastrisches. H. Z. V. 69.
Flechten an den Augenlidern. Rummel 85.
Folgen von mechanischer Einwirkung. Ar. III. 2. 49. — Ar. III. 2. 127. — Annal. IV. 320. Arnic.
Gebärmutterblutfluss. Ar. III. 2. 127. — Annal. IV. 77.
Geburtsschmerzen, krampfhaft. Annal. II. 295. Bell. — Annal. IV. 67. Bell. Coccul.
Gelbsucht. Ar. VI. 3. 70. Bell. Puls. Nux.

Geschwülste an den Armen mit Abscessbildung. Annal. I. 298. Nux. Silic. Sep. Puls. Dulcam. Sulph.

Geschwüre an den Fingern und Zehen. H. Z. III. 64. Graph.

Gesichtsausschlag. Ar. VI. 2. 71. Baryt. acet.

Gesichtsschmerz, nervös. Ar. IV. 2. 84. Bell. Nux.

Gicht. Ar. II. 1. 102. Rhus. — Ar. IV. 2. 31. — P. M. I. 17. Caust. Coccul. — P. M. I. 80. Bry. Chin. Sulph.
acute im Ellbogengelenke. H Z. V. 69. Mercur.
in den untern Extremitäten. Ar. III. 2. 40. Merc.
im Fussgelenke. Annal. I. 297. Nux. Calcar.

Grippe. H. Z. III. 44. Acon. Rhus. Caust.
mit feuchtem Husten. H. Z. II. 109.
mit rheumatischen Schmerzen. H. Z. II. 115.
mit Seitenstechen. H. Z. II. 157. Acon. Rhus.

Hämorrhoidal-Beschwerden. Annal. I. 368. Nux.

Halsentzündung mit Brustaffection. Annal. III. 268. Bell.

Hautwassersucht. Annal. II. 325. Puls. Lycop. Sep. Sulph. Calc. Silic.

Heiserkeit. Annal. I. 84. Puls.
nach Masern. Annal. II. 303. Bell.

Herzentzündung. P. M. II. 1.

Hirnentzündung. Ar. IV. 1. 147. Bell. — Ar. VIII. 2. 80. — Ar. XV. 2. 24. Bell. Helleb. Sulph.

Hirnerschütterung. Annal. III. 161. Ignat. Arnic. Nux. Helleb. Lauroceras. Sulph.

Husten nach Gehen des Morgens. Annal. II. 305.
katarrhalisch mit vielem Auswurfe. H. Z. II. 108.
krampfartig nach Essen. P. M. III. 9. — P. M. III. 10.
locker mit Zerschlagenheitsschmerz unter den kurzen Rippen. H. Z. II. 109.
des Morgens. Annal. II. 305.

Hypochondrie. Ar. XII. 2. 175. Antimon. crud.
Influenza. Ar. XIII. 2. 88. Mercur. Phosph. Acon.
Kindbettfieber. Ar. XV. 1. 129 Bell. Rhus. Arnic. Puls. — Annal. I. 211. Bell. — Annal. II 180. Acon.
Kopfwassersucht, acute, bei Kindern. Annal. I. 15. Bell. Op.
Kopfweh, halbseitig. Annal. I. 162. Nux. Puls. Ferr. Ignat. Arsen. Cham. Valer. Mercur. Bell.
complicirt. Annal. I. 237. Nux. Puls.
nervös. Ar. I. 1. 25.
mit Zahnschmerz. Annal. I. 235. Mercur.
Krämpfe der Athmungswerkzeuge. Ar. XII. 2. 177. Puls.
hysterische. Ar. I. 1. 1.
im Unterleibe. Annal. III. 275. Sep.
Lähmung. Rau 187.
anfangend mit Gliederschmerzen. Ar. XIV. 3. 96. Rhus.
Leberentzündung. Annal. I. 205. Acon. — Annal. IV. 211. Acon. Sulph. — Annal. IV. 341. Mercur.
rheumatisch. Annal. IV. 213. Acon.
Leberleiden, chronisch. Annal. IV. 176. Nux.
Lippen geschwollen, rissig und blutend. H. Z. III. 116.
Luftröhrenentzündung, chronisch. Ar. XIV. 3. 140. Acon. Ipec. Seneg. Hepar calc. Hepar. Kali c.
Lungenentzündung. Ar. I. 2. 47. — Ar. VIII. 2. 62. Acon. — Ar. XI. 1. 130. Acon. — Ar. XI. 2. 106. Acon. Arnic. — Ar. XII. 2. 35. Acon. — Ar. XV. 2 138. Acon. — Annal. I. 12. Acon. — Annal. I. 21. Acon. — Annal. I. 20. — H. Z. IV. 324. — Hyg. I. 339. Acon. — Th. I. 47. Acon. — Th. I. 196. Acon. Arnic. — Th. II. 147. Acon. — Th. II. 173. Acon. Arnic. — Th. II. 183. Acon. — Th. II. 199. Acon. Nux. — Rau 164.

mit vielem Auswurfe. Ar. III. 1. 10. Hyosc.
nervös. Ar. I. 13. 166. Rhus. — Ar. VI. 2. 24. Arnic. — Ar. XI. 2. 107. Acon. — Ar. XII. 2. 177. Acon. Nux. Rhus. — Ar. XII. 3. 129. Acon. Puls. Nux. — Annal. I. 36. Acon. Bell. — H. Z. VI. 140. Acon. Nux. — Rau 158. Arnic. — Rummel 83. Acon. Arnic.
Lungensucht. Ar. VIII. 2. 46. Calcar.
Magenkrampf mit Selbstentleibungssucht. Ar. X. 2. 83. Acon. Aur.
mit Speiseerbrechen. H. Z. IV. 36. Arsen.
Masern mit entzündlicher Affection der Brust. Ar. XII. 2. 159. — Th. II. 38.
mit entzündlichem Fieber und Augenentzündung bei Stuhlverhaltung. Th. II. 38. Acon.
zurückgetreten. Allg. Anz. d. D. 1824. 93. Rhus.
Mastdarmvorfall nach Diarrhö. Hyg. I. 444.
Menstruationsmangel mit Unterleibs- und Harnbeschwerden. Annal. I. 105. Puls. Platin. Nux. Caps.
Nachtwandelsucht. Ar. VIII. 1. 105. Phosph.
Nasenbluten nach unterdrückter Menstruation. P. M. I. 77.
bei Scharlachfriesel. Annal. IV. 341.
Ohrensausen und Schmerz mit Eiterauslaufen. Annal. II. 244. Bell.
Ohrenentzündung. Annal. IV. 35. Bell. Puls.
Orgasmus des Blutes mit Angstgefühl. Annal. III. 52. Puls. Chin. Nux. Sep.
Psoasmuskelsentzündung. H. Z. IV. 263. Acon.
Rheumatismus. Ar. V. 2. 74. — Annal. IV. 199. — Annal. IV. 321. Arnic. — Hyg. I. 306. Acon. Nux. Chin.
im Arme. H. Z. IV. 37. Acon. — P. M. I. 15. Arnic.
der Gliedmassen. Ar. II. 1. 107. Rhus. — Ar. VI. 1. 64. — Annal. II. 308.
der Gliedmassen, auch des Kopfes und der Ohren. Ar. VI. 2. 59. — P. M. II. 33.

der untern Gliedmassen. Ar. III. 2. 42. Mercur. — Annal. IV. 322. Led. — Bigel I. 313.

im Knie. P. M. I. 16. Mercur. Led.

im Rücken und Kreuze. P. M. II. 36.

Rothlauf der Brüste bei Wöchnerinnen. Ar. X. 2. 56. Carb. an. Bell. Silic. Phosph. Fliedermuspflaster.

im Gesichte. Annal. III. 149. Nux. Hep. — Th. I. 215. Acon. Rhus. Hep.

Schluchzen. Ar. VI. 3. 104.

Schlummersucht, fieberhaft. Annal. II. 86. Op. Acon. Bell.

Schreck, als Folge: schmerzhafte Unbeweglichkeit der Glieder. Ar. XV. 1. 144. Dulcam.

Schwangerschafts - Beschwerden: Brechübelkeit und Krämpfe. Annal. III. 173.

Krämpfe. Annal. III. 173.

Unterleibsleiden. Annal. I. 87.

Stuhlverhaltung. Ar. XV. 1. 124. Nux. Sulph.

bei Hämorrhoiden. Ar. XIV. 3. 128.

der Säuglinge. Ar. X. 2. 70. Lycop. Op. Nux. Sulph.

der Wöchnerinnen. Ar. X. 2. 145. Nux. Op.

Unterleibsleiden, chronisch. Ar. I. 1. 25. — Ar. I. 2. 46. — Ar. III. 2. 125. Nux. — Ar. VI. 1. 35. — Ar. VII. 1. 33. — Annal. I. 62. Nux. Puls. Ferr. Arsen. Ignat. Cham. — Annal. I. 94. Nux. Mercur. Puls. — Annal. I. 96. — Annal. II. 260. Bry. — Annal. II. 264. Coloc. Ipec. — Annal. II. 263. Calc. Arsen. Sep. Lycopod.

nach Stoss und Verheben. Ar. III. 2. 49. — Ar. III. 2. 127.

Variolen mit hydropischer Bauchanschwellung. H. Z. IV. 265.

Vorboten. H. Z. II. 74.

Verdauungsbeschwerden. Annal. I. 258. Acon. Chin. — Annal. II. 259. Puls. — Hyg. I. 15. Nux.

mit Husten. Hyg. I. 81. Chamom. Puls. Ipec.
Wassersucht, allgemeine. Ar. VI. 2. 102. Led. Arsen. — Ar. XV. 1. 126. Calcar. Lycopod. — Ar. XV. 1. 126. Lycopod.
Wechselfieber. Ar. XIII. 2. 87.
dreitägig. Ar. XII. 2. 35. Puls. Nux. Carb. veg. — Annal. III. 42. Ipec. — Annal. III. 45. Puls. — Th. I. 38 — Th. I. 182. Acon.
täglich. H. Z. V. 160.
Zahnweh. Ar. VI. 3. 74. Nux.
Zahn- und *Kopfweh*. Annal. I. 235. Mercur.

Caladium seguinum.

Impotenz, männliche. Ar. XIV. 2. 94.

Calcarea.

Abortus, Folgen desselben: soporös convulsiver Zustand. Annal. II. 326. Op. Lycop. Silic.
dessen Verhütung. Ar. X. 3. 9. Sulph. Sabin. Silic.
Abzehrung. Annal. IV. 195. Sulph.
mit Amenorrhö. Annal. I. 345. Puls. Graph. Sulph. Silic.
Asthma mit Amenorrhö. Annal. III. 425. Spong.
Atrophie mit Durchfall. Annal. IV. 464. Rhus.
Augenentzündung. Annal. III. 6. Bell. Sulph. — Annal. III. 166. Rhus. Silic.
der Neugebornen. Ar. X. 2. 63. Acon. Sulph.
nach mechanischer Einwirkung. Annal. II. 198. Sulph. — Hyg. I. 411. Arnic.
skrophulös. Annal. IV. 139. — H. Z. V. 81.
Augenlidentzündung. Ar. XIV. 1. 6. — H. Z. III. 90.
skrophulös. Ar. VII. 2. 70. — Annal. IV. 139.
Backengeschwulst. Annal. IV. 205. Lycopod. Sulph.
Balggeschwulst. Ar. VIII. 1. 73. — H. Z. II. 61.
Bandwurm. Ar. XIII. 1. 84. Filix. Graph. Sabad. Fragar.

Bauchwassersucht (H. saccatus). Annal. III. 285. Helleb. Digit. Sep. Arsen. Silic.

Beinfrass. Ar. III. 1. 45. Asa. — Ar. VIII. 3. 77. Sulph. Silic. — Ar. IX. 3. 93. Acid. nitr. Silic. Asa. Mezer. Sulph. — Ar. XII. 1. 88. Arnic. Silic. Sulph.

Bleichsucht. Ar. XV. 1. 126. — Annal. I. 155. Puls. Nux. Graph. Lycopod. — Annal. I. 329. Mezer. Jod. Ferr. Acid. nitr. Stann. — Hyg. I. 23. Nux. Puls. Arsen. Phosph.

Bluthamen. Ar. VIII. 1. 75.

Blutschwamm. Ar. VII. 2. 58. Bell. Lycopod. Sep. Silic.

Brustwarzen, wunde. Ar. X. 2. 56. Arnic.

Cholera, chronisch. H. Z. I. 32.

Cholerine. Ar. XII. 2. 82. Acid. phosph. Ferr. muriat.

Coxalgie. Annal. IV. 209. — H. Z. V. 83.

Diarrhö, chronisch. Ar. VI. 1. 40. (acetica.) — H. Z. I. 155.

der Kinder. H. Z. V. 70. (acetica.) — P. M. I. 8. (acetica.) — Annal. III. 289.

colliquativ. P. M. I. 8.

sauerriechend mit saurem Erbrechen. P. M. II. 3.

Epilepsie. Annal. I. 312. Hyosc. Lycopod. — Annal. II. 316. Lycopod. Silic. Natr. Magnes. Natr. muriat. Bell. Caust. Sulph.

des Nachts eintretend. Ar. XI. 2. 112. Op. — Annal. I. 315. Silic. Lycopod. Graph.

Feigwarzen. Ar. X. 1. 85. Thuya. Acid. nitr.

Fieber, nervös. Annal. I. 197. Hyosc. Sulph. Cham.

Flechten. H. Z. III. 43. Sep. Petrol.

an den Händen. Annal. I. 178. Graph. Sep. Silic. Bovist.

an den Schläfen und Vorderarmen mit Weissfluss. Annal. I. 177. Sep. Lycopod. Baryt. Phosph. Alumin.

Froschleingeschwulst. Annal. III. 167. Thuya. Acid. nitr. Ambra.

Gedächtnissschwäche. Annal. IV. 46. Sulph.

Geistesverwirrung. Annal. IV. 46. Sulph.

Gelbsucht. H. Z. VI. 308.

Geruchsmangel. H. Z. IV. 277.

Geschlechtstheile, innen periodisch sehr schmerzhaft. Hyg. II. 168. Nux. Bell. Puls. Arsen. Sulph. Coccul.

Geschwüre an den untern Extremitäten mit Knochenauftreibung. H. Z. III. 42. Acid. nitr. Mezer.
an den untern Extremitäten mit Wallungen nach aufwärts. Annal. I. 357. Acon. Bell. Graph. — H. Z. III. 165.
fistulöse. Ar. VIII. 1. 74. — H. Z. IV. 36. Silic. Nux. Lycopod. Sulph. Carb. veget. Con. Acid. nitr.
im Gesichte. Ar. XIII. 2. 100. Silic. Psorin. Sulph. Arsen. Sep.
von Mercur-Missbrauch. Ar. XII. 1. 99. Sulph. Mercur. Silic.

Gesichtsabschuppung, chronisch. Hyg. I. 32. Lycopod.

Gesichtsausschlag. Ar. VIII. 1. 11. — Ar. XIV. 3. 121. Rhus.

Gicht. Ar. XI. 3. 133. Acon. Puls. Mercur. metall. Silic.
im Fussgelenke. Annal. I. 297. Bry. Nux.
knotig. H. Z. VI. 140. Sabin.
mit Nesselausschlag. H. Z. VI. 248.

Haarausfallen nach Scharlachfriesel. Annal. IV. 21. Sulph. Graph.

Hämorrhoiden, unterdrückt, Beschwerden davon. H. Z. V. 83.

Halsverkrümmung. Ar. XIII. 1. 91.

Harnbeschwerden von Harngries und Sand. Hyg. I. 32. Sassap. Petrol. Phosph. Lycopod.

Harnblasenpolyp. Ar. VIII. 1. 75.

Luftröhrenschwindsucht. Annal. II. 304. — Annal. II. 333. Carb. veget. Caust. Phosph. Kali.

Lungensucht. Ar. VIII. 2. 46. Bry.

eiterige. Th. I. 96. Lycopod. — Th. I. 98. Sulph. — Th. I. 109.

im Entstehen. Ar. XII. 3. 143.

knotige. Annal. I. 343.

der Steinhauer. Hyg. I. 61. Silic.

Magenkrampf. Annal. I. 257. Nux. Sulph. — H. Z. V. 83.

mit Speiseerbrechen. Th. II. 197. Nux.

Menstrual - Beschwerden: Kopfleiden mit Leibweh. Ar. XV. 2. 117.

Unterleibsleiden und Herzklopfen, Annal. I. 155. Graph. Lycopod.

Zahn- und Kopfweh. Annal. II. 246. Nux. Coff. Sep. Cham. Sulph. Graph.

Menstruations-Mangel. Annal. III. 156.

mit Abzehrung. Annal. I. 347. Puls. Graph. Sulph. Silic.

mit mannigfachen Beschwerden. Annal. III. 18.

Kopf- und Unterleibsleiden dabei. Annal. III. 18. — Annal. III. 19. Acon. Coloc. Sep. Graph.

Menstruation zu stark. Hyg. II. 170. Secale.

Mercurialsiechthum. Ar. XIV. 1. 138. Chin. Hep. Aur. Sep. Acid. nitr. Sulph. Graph.

Milchversetzung mit Unterleibsabscess. Ar. XII. 1. 105. Lycopod. Sulph.

Nasenausfluss mit Brennen und Schorf an der Oberlippe. H. Z. V. 82.

Nasengeschwulst, skrophulöse, mit Verstopfung derselben. H. Z. V. 82.

Nasenkrebs. Ar. XI. 1. 95. Sulph. Sep. Aur.

Ohrenfluss nach Masern mit Kopfgrind. Th. II. 42.

Ozaena. H. Z. V. 82.

Polyp in der Harnblase. H. Z. II. 61.
im Ohre. H. Z. II. 61.
Rhachitis. Annal. IV. 138. — H. Z. I. 144. Nux. Bell. Sulph.
Rheumatismus im Arme mit Geschwulst und andern Beschwerden. H. Z. VI. 141. Nux. Sulph.
in der Hüfte. Annal. I. 19. Sulph.
Säuferwahnsinn. Ar. XIV. 2. 107.
Schleimschwindsucht. Hyg. I. 22. Arsen. Stann.
Schlingbeschwerden, chronisch. Annal. II. 251. Acid. nitr. Magnes. Sep.
Schrunden in den Händen beim Arbeiten im Wasser. Ar. XV. 1. 103.
Schwäche und andere Beschwerden nach Blutverlust. Th. II. 181. Sep. Phosph. Lycop.
Schwerhörigkeit. Annal. III. 166. Petrol. — Annal. III. 272. — H. Z. III. 14.
mit Ohrenläuten. H. Z. III. 14.
nach unterdrücktem Wechselfieber. Ar. VIII. 3, 60.
Skirrhöse Verhärtung der Oberlippe. Annal. I. 359. Con. Mezer. Lycop. Graph. Silic. Zinc.
Skropheln. Ar. XII. 3. 143. Sulph. — Annal. IV. 21. Chin. Bell. Silic. Hep. — Annal. IV. 30. — Th. II. 159. Sep. Lycop. Silic.
Skrophulös entartete Gekrösdrüsen. Ar. XV. 1. 101.
Sodbrennen. Annal. II. 255.
Staar, schwarzer. Annal. III. 8. Silic. Acid. nitr. Phosph. Caustic.
Unfruchtbarkeit. Th. I. 171.
mit krätzartigem Ausschlage. Annal. III. 183. Sulph. Sep.
Unterkieferdrüsengeschwulst. Ar. XII. 2. 81.
Unterleibsleiden, chronisch. Ar. VIII. 3. 124. Petrol. Phosph. — Ar. X. 1. 128. Lycop. Magnes. mur. Sulph.

— Ar. X. 1. 139. Phosph. Sep. — Annal. II. 260. Bry. — Annal. II. 262. Magnes. mur. — Annal. II. 263. Bry. Arnic. Sep. Lycop. — Annal. III. 14. Nux. Lycop. Natr. mur. — Annal. IV. 318.

mit Anschopfungen. Annal. I. 337. Nux. Graph. Sep.

mit Kopfweh. Annal. IV. 53. Sulph. Lycopod. Bell. Nux.

mit Physkonie der Leber. Th. II. 194. Nux. Coccul. Kali. Ignat. Lycop.

Urin, trübe, sehr übelriechend. Hyg. II. 42.

Varices an der Zunge. Ar. XIV. 3. 20. Croc.

Veitstanz. Annal. II. 321. Nux. Lycop. Silic. Phosph. Caust. Sulph. — Th. I. 211.

Verdauungsbeschwerden. Annal. II. 260. Sulph. Lycopod. Sep. — Annal. IV. 197. Lycop. Sep. — H. Z. II. 113. Phosph. Nux.

mit periodischem Kopfschmerz. Annal. IV. 53. Nux. Sulph. Lycop. Silic.

Warzen. H. Z. V. 83.

Wassersucht, allgemeine. Ar. XV. 1. 126. Bry. Lycopod.

Wechselfieber. Ar. X. 1. 71. Sulph. Carb. veget. Natr. muriat.

viertägig. Th. I. 180.

Weissfluss. Ar. XII. 3. 143. — H. Z. V. 83.

mit Kniegeschwulst. Ar. XI. 2. 114. Arnic.

Wurmbeschwerden. H. Z. II. 61.

Zahnen, krankhaftes. H. Z. I. 161. — Annal. IV. 139.

zu langsames. Annal. IV. 138.

Zahnweh in hohlen Zähnen durch Kälte verschlimmert. H. Z. V. 82.

periodisch mit Kopfschmerz. Annal. II. 246. Nux. Coff. Sep. Cham. Sulph. Graph.

Camphora.

Cholera. Ar. XI. 1. 104. Ipec. Verat. Arsen. — Ar. XI. 1. 126. Cupr. Verat. — Ar. XI. 2. 123. Verat. Cupr. Arsen. — Ar. XI. 3. 140. — Ar. XII. 1. 135. Cupr. Verat. Arsen. Phosph. Carb. veg. — Ar. XII. 2. 121. Verat. Cupr. Arsen. Secal. Carb. veget. Acid. hydrocian. Ipec. Cicut. — H. Z. I. 81. — H. Z. I. 187. — H. Z. II. 128. Acid. phosph. — H. Z. IV. 215. Chin. — H. Z. VI. 54. Arsen. Verat. Cupr.

sicca. Ar. XII. 1. 164. Verat. Carb. veget. Acid hydrocian.

spasmodica. Ar. XII. 1. 164. Cupr. Verat. — Annal. III. 63.

Epilepsie. Ar. I. 1. 26.

Verhütung eines zu befürchtenden Anfalles. Ar. I. 1. 26.

Impotenz, männliche, nach übermässigem Geschlechtsgenusse. P. M. II. 87. Acid. mur. Chin.

Influenza. Ar. XI. 1. 95. Caust. — Annal. III. 146. — H. Z. II. 139. Nux. Arsen. Caust. — H. Z. I. 154. Arsen. Caust. — H. Z. V. 71. Nux.

Kinnbackenkrampf mit Starrkrampf. Ar. XIV. 3. 102. Sulph. Phosph.

Lähmung nach Canthariden-Missbrauch. Th. I. 157. Arnic. Nux. Rhus. Oleand.

Lungenentzündung. P. M. II. 42.

Scharlach, unterdrückt, mit Hirnentzündung. Ar. XIV. 3. 124. Acon. Bell.

Schlagfluss. Ar. III. 1. 44. — Ar. III. 1. 46.

Starrkrampf mit Trismus. Ar. XIV. 3. 102. Sulph. Phosph.

Wassersucht, allgemeine. H. Z. V. 106.

mit Zufällen durch Bilsenkraut verursacht. H. Z. V. 106.

Cannabis.

Asthma, periodisch. Ar. XIII. 1. 90.

Augenentzündung. Ar. VIII. 1. 72. Nux. Bell. Euphras.

Bluthnarnen. Ar. III. 2. 36. Nux. — Ar. III. 2. 37.

Brustfellentzündung. Annal. I. 219. Acon. — Annal. I. 220. — Annal. II. 229. Acon. Nux.

Harnblasen- und *Nierenentzündung*. Ar. XV. 1. 143. Acon. Cantharid.

Harndrang, nächtlich mit Blutabgang. Ar. III. 2. 36. Nux.

Harnen, schmerzhaft und blutig. Ar. III. 2. 37.

Harnverhaltung. H. Z. I. 165.

Herzentzündung. Ar. XIV. 3. 122. Acon. Puls.

Hornhautverdunkelung. H. Z. I. 40. Euphras. — H. Z. I. 119.

Impotenz, männliche. Ar. IV. 1. 120. Mercur. — Annal. III. 181. Ignat. Capsic.

Krampf im Fusse. H. Z. V. 55.

Nieren- und *Harnblasenentzündung*. Ar. XV. 1. 143. Cantharid. Acon.

Staar, grauer. Ar. III. 3. 71. — Ar. XV. 2. 124. Puls. — H. Z. V. 149. Magnes.

im Entstehen. Ar. III. 3. 70.

Stuhlverhaltung. H. Z. I. 165.

Tripper im ersten Stadium. Ar. XII. 2. 26. — Annal. I. 189. Nux. Thuya. Puls. — Annal. I. 370. — Annal. I. 371. — Annal. I. 371. Puls. Mercur. — Annal. III. 214. — H. Z. V. 85.

im zweiten Stadium. Annal. III. 214. — Annal. III. 215. Thuya.

Unfruchtbarkeit. Ar. IV. 1. 120. Mercur. — H. Z. III. 42. Mercur. Ferr.

Weissfluss. Ar. XV. 2. 124.

unterdrückt. Ar. XV. 2. 124.

Cantharides.

Bluthamen. Annal. I. 372. — H. Z. V. 85.
Diarrho der Kinder beim Zahnen. H. Z. V. 232.
Harnblasen- und *Nierenentzündung.* Ar. XV. 1. 143. Cannab. Acon. — Th. II. 185.
Harndrang, stäter. Annal. IV. 13.
Harnen, schmerzhaft und blutig. Ar. II. 2. 81. Capsic.. — Hyg. II. 42. Puls.
Krämpfe der Kinder. Ar. XIII. 2. 94. Tart. emet. Solan. Secal.
Nierenentzündung. H. Z. VI. 122. Nux.
Nieren- und *Blasenentzündung.* Ar. XV. 1. 143. Cannab. Acon.
Schlingbeschwerden, chronisch. Ar. VIII. 1. 108. Phosph.
Tripper im zweiten Stadium. H. Z. I. 120. — H. Z. II. 165. Dulc. Acid. nitr. Petrol. Lycopod.
Wechselfieber, dreitägig, mit Affection der Harnorgane. H. Z. I. 155.

Capsicum.

Cholera. H. Z. II. 128. Hyosc. Arsen. Mezer. — H. Z. II. 128. Hyosc. Staphis. Mezer.
Dysenterie. Ar. VI. 3. 118.
Harnen, schmerzhaft und blutig. Ar. II. 2. 81. Cantharid.
Impotenz, männliche. Annal. III. 181. Ignat. Cannab.
Menstruations-Mangel mit Unterleibs- und Harnbeschwerden. Annal. I. 105. Platin. Nux. Puls. Bry.
Tripper im zweiten Stadium. Annal. III. 214. Thuya.

Carbo animalis.

Achseldrüsengeschwulst. Ar. XII. 3. 143.
Asthma, complicirt. Hyg. I. 25. Nux. Acon. Coloc. Arsen. Carb. veget. Phosph.
Bandwurm. H. Z. IV. 233.

Drüsengeschwulst. Ar. IX. 3. 440.
Fieber, typhös mit Hautwassersucht und Scharlachfriesel. Annal. II. 241. Stramon. Hyosc. Verat.
Gebärmutterblutfluss in öfteren Perioden erscheinend. H. Z. III. 6.
Halsentzündung mit Geschwüren. Annal. II. 249. Bell. Sep. Petrol.
Hautwassersucht nach Scharlachfriesel mit typhösem Fieber. Annal. II. 241. Stramon. Hyosc. Verat.
Krämpfe im Unterleibe. H. Z. II. 106.
Lepra. Ar. XI. 2. 29.
Magenkrampf. H. Z. II. 106.
Rothlauf der Brüste bei Wöchnerinnen. Ar. X. 2. 56. Bell. Bry. Phosph. Silic. Fliedermuspflaster.

Carbo vegetabilis.

Aneurisma. H. Z. I. 154. Spigel. Silic.
Asthma. Annal. IV. 81. Sep. Nux. Kali.
complicirt. Hyg. I. 25. Nux. Acon. Coloc. Arsen. Carb. animal. Phosph.
Blähungsbeschwerden. Ar. XII. 3. 143. — Hyg. I. 74. Sulph. — Casp. Erf. 11.
Bleichsucht mit Kehlkopf- und Halsbeschwerden. Annal. II. 331. Zinc.
Cholera. Ar. XI. 3. 63. — Ar. XII. 1. 135. Camph. Cupr. Verat. Arsen. Phosph. — Ar. XII. 2. 121. Verat. Cupr. Camph. Arsen. Secal. Acid. hydrocian. Ipec. Cicut.
sicca. Ar. XII. 1. 164. Camph. Verat. Acid. hydrocian.
Fieber, nervös nach der Cholera. Ar. XII. 2. 124. Bell. Hyosc. Stramon. Op.
Flechtenartiger Ausschlag an der Eichel. Casp. Unters. 21.
Geisteskrankheiten. Annal. IV. 312. Stram. Hyosc.
Gelbsucht. Ar. X. 2. 280.

Geschwüre an den untern Extremitäten, leicht blutend. Casp. Unters. 25.
fistulöse am Halse und der Achsel. H. Z. IV. 36. Silic. Calcar. Nux. Lycop. Sulph. Con. Acid. nitr.
Hämorrhoidalbeschwerden mit gichtischem Leiden. Annal. III. 420. — Hyg. I. 15. Nux.
Heiserkeit. Ar. XV. 1. 48.
Kolik. Casp. Erf. 16.
Kopfgrind. Annal. II. 136.
Kopfweh mit Gesichtsreissen. H. Z. III. 173. Nux. Bell.
periodisch. Th. I. 212. Sep. Phosph. Acid. nitr.
Krätzartiger Ausschlag. Ar. XII. 2. 28. Hep. Dulcam. Rhus. Lycop. — Annal. III. 203. Zinc. — Annal. IV. 104. — Annal. IV. 105. Sulph.
an den Brustwarzen. H. Z. IV. 70. Psorin.
Lähmung im Beginnen mit Gliederschmerzen. Annal. I. 320. Sulph. Graph.
Lepra. Ar. XI. 2. 31.
Luftrohrenschwindsucht. Annal. II. 333. Caust. Phosph. Calc. Kali.
Lungenbrand bevorstehend. H. Z. VI. 117.
Lungensucht. Ar. X. 2. 96. Nux. Silic. Sulph. Kali. Natr. muriat.
eiterig. H. Z. V. 85.
Magenkrampf. Annal. III. 12. Graph.
mit Speiseerbrechen und Unterleibsleiden. Th. II. 196. Nux. Gratiol.
Menstrualbeschwerden. Hyg. I. 92. Sulph.
Mercurialkrankheit. P. M. I. 72. Hep. Acid. nitr. Staphis.
Milzphyskonie bei einem Wechselfieber. Th. II. 54. Natr. muriat.
Stimmlosigkeit nach Masern. Th. II. 41.
Syphilis mit Mercurialkrankheit und Krätze. Annal. II. 376. Acid. nitr. Hep. Sulph. Aur. Asa. Rhus.

Sassaparill. Chin. Arsenic. Lycopod. Silic. Sep. Mercur.

Teleangiectasie bei Kindern. H. Z. V. 86.

Unterleibsleiden, chronisch. Ar. VI. 3. 97. — Ar. X. 2. 84. — Hyg. I. 74.

Verdauungsbeschwerden. Annal. III. 274. Nux.

Verkältlichkeit mit Rheumatismus und Heiserkeit. Casp. Erf. 23.

Wechselfieber. Ar. X. 1. 71. Sulph. Natr. muriat. Calcar.

dreitägig. Ar. XII. 2. 35. Puls. Nux. Bry. — Ar. XII. 3. 121. Ignat. Chin. — Annal. II. 340. Natr. mur. — Annal. IV. 179.

dreitägig doppelt. H. Z. I. 155. Arsen.

viertägig. Th. I. 43. Ipec. Natr. muriat. — Th. I. 181. Verat.

täglich. Annal. II. 340. Natr. muriat.

mit Milzanschwellung. Th. II. 54. Natr. muriat.

Weichselzopf. H. Z. III. 163. Vinca.

Zahnfleisch, wund und blutend nach Mercur-Missbrauch. Casp. Erf. 20.

zurückgezogen, blass und leicht blutend. H. Z. V. 86.

Causticum.

Augenliderentzündung, skrophulös. Annal. IV. 1. 40.

Brustwarzen-Wundheit. H. Z. III. 163.

Coxalgie. H. Z. IV. 277.

Diarrhö, chronisch. H. Z. VI. 23.

Epilepsie. Annal. II. 316. Calcar. Lycopod. Silic. Natr. Magnes. Natr. mur. Bell. Sulph. — H. Z. I. 161. Petroleum.

Geistesverwirrung. Hyg. I. 276. Aur. Sep. Bell. Stram. Sulph.

Gesichtsschmerz, nervös. H. Z. VI. 23.

rheumatisch. H. Z. VI. 23.

Gicht. P. M. I. 17. Coccul. Bry.
an den untern Extremitäten. H. Z. VI. 23.
in den Gelenken. H. Z. III. 164.
Grippe. H. Z. III. 44. Acon. Bry. Rhus.
Hysterie. Hyg. II. 3. — Hyg. II. 13. Nux. Ignat.
Influenza. Ar. XI. 1. 95. Camph. — H. Z. I. 154. Arsen. Camph. — H. Z. II. 109. Nux. Arsen. Camph.
Kopfweh, halbseitig. H. Z. I. 154. Verat.
Krämpfe. Ar. XII. 2. 84. Cupr.
der Kinder. Ar. XIV. 3. 97.
im Unterleibe. Hyg. II. 14. Nux. Ignat.
Krätzartiger Ausschlag. Ar. VI. 2. 73. — Ar. XII. 2. 94. Sulph. — H. Z. I. 35. Sulph.
an dem Unterkörper. Annal. I. 175. Sulph. Mercur. Verat.
Lähmung. Ar. XIV. 2. 111. Nux. — H. Z. I. 161. Kali.
des obern Augenlides. H. Z. I. 146. Cham. Verat. Stramon.
einer Gesichtsseite. H. Z. III. 88. Rhus.
der einen Seite. H. Z. V. 154. Stann.
Laufen, spätes, der Kinder. H. Z. III. 127.
Lepra. Ar. XI. 2. 33.
Luftröhrenschwindsucht. Annal. II. 333. Carb. veg. Phosph. Calcar. Kali.
Rheumatismus in den Gliedmassen. Ar. VI. 1. 94.
in den Gliedmassen, auch im Kopfe und in den Ohren. Ar. VI. 1. 58.
Sprachlosigkeit mit lähmiger Schwäche des rechten Armes nach Verkältung. H. Z. III. 142.
Staar, grauer. H. Z. I. 155. Sulph.
schwarzer. Annal. III. 8. Calc. Silic. Acid. nitr. Phosph.
Unterleibsleiden, chronisch. Hyg. II. 8. Nux.
Veitstanz. Annal. II. 321. Nux. Calcar. Lycopod. Silic. Phosph. Sulph. — H. Z. III 142. — H. Z. III. 142. Ignat.

Warzen. Ar. XIV. 2. 108.
Wassersucht, allgemeine. Ar. XIV. 3. 133. Enul. Sulph. Heder.
Zahnweh, klopfend. Ar. XV. 2. 6.

Chamomilla.

Abortus, Neigung dazu. Ar. II. 2. 90.
Aerger, Folgen davon. Ar. X. 2. 60. Staphis. Ignat. Nux. — Annal. IV. 189. Acon. Bry. Rhus. — H. Z. I. 161. Coloc.
Augenblutung. Ar. VI. 2. 40. Bell.
Augenentzündung, katarrhalisch. Ar. VIII. 3. 69.
der Neugebornen. Ar. VI. 2. 38. Bell. — Annal. II. 200.
Bräune, häutige. H. Z. II. 64.
Brustdrüsenentzündung der Neugebornen. H. Z. II. 63.
nach Aerger und Schreck. H. Z. V. 307.
Brustdrüsenverhärtung, *Eiterung*. Ar. VIII. 3. 80.
Brust- (weibliche) *Knoten*. Ar. VIII. 1. 99.
Brustfellentzündung. Annal. I. 34. Bry. Acon. Puls. Nux. Rhus. Arnic.
Cholera. Ar. XII. 1. 156. Ipec. Verat. Arsen. Cupr. Cicut. Lauroceras. — Annal. II. 257. Verat. Tart. emet. — Annal. III. 71. Ipec. — Annal. III. 72. Ipec. Arsen. — H. Z. I. 146. — H. Z. I. 154. Mercur. — H. Z. IV. 251. Verat.
Diarrhö. Ar. VIII. 3. 82.
nach Erkältung. H. Z. V. 84. — Th. I. 47.
bei Kindern. Ar. VIII. 3. 82. — Rummel in Huf. 64.
mit rheumatischen Leiden. H. Z. III. 64.
mit Schreien und Verkeichen bei einem Kinde. Th. II. 162.
schleimig. Th. II. 153. Puls. Nux.
Dysenterie. Ar. VI. 3. 118.
Epilepsie. Ar. I. 1. 103. — Ar. XIII. 3. 130.

mit vorhergehenden Kolikschmerzen. H. Z. V. 145.

Erbrechen der Kinder. P. M. I. 16. Puls.

der Milch bei Säuglingen. Annal. IV. 322.

gallichtes mit gallichter Diarrhö nach Verdruss. Ar. VIII. 1. 34.

schleimiges mit Schlaflosigkeit. Annal. I. 12.

Fieber, entzündliches Ar. IX. 2. 97.

mit Diarrhö und Wasserschneiden bei Kindern. Annal. II. 180.

gallichtes. Ar. I. 3. 158. — Ar. IV. 2. 57. Bry. — Ar. IV. 2. 59. Bry. — Ar. VIII. 3. 65. — Annal. II. 185. Chin. — Th. II. 202. Nux. Digit. Merc. Sulph.

gastrisches. Ar. I. 1. 25. Bry. Ipec. — Ar. VIII. 1. 99. — Ar. VIII. 3. 65.

katarrhalisches. H. Z. I. 147. Acon. Puls. Nux.

katarrhalisches bei Kindern. H. Z. V. 86.

nervöses. Annal. I. 8. Chin. — Annal. I. 197. Hyosc. Sulph. Calcar.

Gebärmutterblutfluss. Ar. IV. 1. 116. — Annal. I. 110. — P. M. I. 21. Nux.

nach der Entbindung. Ar. VIII. 3. 76.

Gelbsucht. Ar. VIII. 3. 67. — Annal. III. 203. Puls. Nux. — Th. II. 203. Merc. Sulph.

Geschwulst der Backe. Ar. VIII. 1. 99.

Halsdrüsengeschwulst äusserlich. Ar. VII. 3. 80. Dulcam. — Ar. VIII. 3. 80. Mercur. Dulcam.

Halsentzündung. Ar. VIII. 1. 99. — Ar. VIII. 3. 79.

mit fauligen Geschwüren. Ar. VII. 1. 61. Bell. Arsen.

katarrhalisch. Ar. VIII. 3. 79.

Hautwassersucht. Annal. I. 160. Chin. Paris. Hellebor. Ignat. Nux.

Hernia. Ar. XV. 2. 119. Sulph.

Hirnentzündung. Ar. III. 1. 16. Bell.

Husten des Morgens und Abends. Casp. Erf. 187.
mit gichtischem Knieleiden. Annal. I. 130. Sep. Rhus.
Hysterie. Annal. III. 442. Silic. Sep.
Ischias nervosa. H. Z. V. 150.
Kindbettfieber. Ar. V. 2. 42. Nux. — Ar. VIII. 1. 100. — Ar. VIII. 3. 73. — H. Z. I. 145. — Bigel II. 107.
Keuchhusten. H Z. I. 146.
mit Diarrhö. H. Z. II. 101.
Kolik. Ar. VIII. 1. 100.
mit Blähungen. Annal. I. 97. — H. Z. V. 243.
nach Zorn. Ar. XII. 2. 33.
Kopfweh, halbseitig. Ar. VIII. 1. 71. — Annal. I. 162. Nux. Puls. Ferr. Bry. Ignat. Arsen. Valer. Mercur. Bell.
Krämpfe. Annal. I. 303.
der Kinder. Ar. I. 1. 104. — Ar. XII. 3. 142. — H. Z. IV. 232. Coff. — H. Z. V. 200. Coff. Puls. — Bigel I. 243.
im Unterleibe. Ar. VIII. 3. 85. — H. Z. II. 26. — Hyg. II. 262.
in den Waden. H. Z. II. 63.
Krätzartiger Ausschlag. Ar. V. 3. 44. Puls.
Lähmung des obern Augenlides. H. Z. I. 146. Stram. Verat. Caustic.
Magendrücken nach Essen. H. Erf. 84.
Magenkrampf. Ar. XI. 2. 60. Nux. — H. Erf. 84.
Masern mit heftigem Fieber und Augenentzündung bei Diarrhö. Th. II. 38. Puls. Mercur.
mit nachfolgendem Husten. H. Z. IV. 68. Spong. Puls. Hyosc.
Menstrual-Beschwerden: acutes Unterleibsleiden. Ar. XV. 2. 118.
Zahn- und Kopfweh. Annal. II. 246. Nux. Coff. Calcar. Sep. Sulph. Graph.

Menstruation zu stark. Annal. IV. 324.
Nachwehen zu stark. Ar. VIII. 3. 79. Puls. Bell. Coff.
Ohrenschmerz periodisch. H. Z. I. 153. Nux. Puls. Bell. Rhus.
Ohrenzwang nach Verkältung. H. Z. I. 153. Bell. Rhus.
Opium-Missbrauch, dessen Folgen. Annal. III. 211. Ipec. Coff. Bell. Chin.
Rheumatismus. Ar. IX. 2. 96.
der untern Gliedmassen. P. M. I. 90.
des Nachts besonders exacerbirend. H. Z. V. 150.
Rothlauf im Gesichte. Bigel II. 104.
Scharlachfriesel im Ausbruche zögernd. Annal. IV. 19. Ipec.
Schlummersucht, fieberhaft. Messerschmied in Huf. 60.
Schreien der Kinder. H. Z. V. 86.
Schwangerschafts-Beschwerden: Harndrang mit Unterleibskrämpfen. Annal. II. 294. Bell. Nux.
Unterleibskrämpfe mit Harndrang. Annal. II. 294. Bell. Nux.
Unterleibsleiden. Annal. III. 172. Bell.
Unterkieferdrüsengeschwulst. Ar. VIII. 1. 99. — Ar. VIII. 3. 80. Dulcam.
Unterleibsleiden, chronisch. Ar. IX. 2. 101. — Annal. I. 162. Nux. Puls. Ferr. Bry. Arsen. Ipec. Valerian. Mercur. Bell.
Veitstanz. Annal. I. 141. Asa. Stram. Hyosc.
Verdauungsbeschwerden. Ar. IX. 2. 96. — Ar. IX. 2. 97. Mercur.
mit Husten. Hyg. I. 81. Puls. Bry. Ipec.
der Kinder mit Durchfall und Säure. H. Z. IV. 281. Rheum. Magnes.
Verkeichen der Kinder. Th. II. 162.
Wechselfieber, dreitägig. Ar. VII. 3. 52.
Zahnen, krankhaftes. Hyg. I. 19. Acon. Bell.
Zahnweh. Ar. XI. 2. 128. — Ar. XI. 2. 129.

der Kaffeetrinker. Ar. XV. 2. 9. Acon. Ignat. Nux. Puls.
klopfend. Ar. XV. 2. 6.
periodisch mit Kopfschmerz. Annal. II. 246. Nux. Coff. Sep. Calcar. Sulph. Graph.

China.

Abzehrung. Ar. II. 1. 97.
Asthma. Annal. I. 116. Puls. Nux. Phosph.
Atrophie eines Kindes. Bigel I. 311. Puls.
eines Kindes mit Obstructionen. Ar. II. 1. 97. — P. M. I. 39. Nux. Arsen.
Augenentzündung. Ar. III. 3. 78.
skrophulöser Art. Ar. III. 3. 77.
Bauchwassersucht. Ar. XI. 2. 105.
Bluterbrechen. Ar. XV. 2. 114. Ipec.
Brand am Arme. Annal. IV. 298. Arsen. Op. Silic.
dessen Verhütung am Unterschenkel. H. Z. VI. 71.
Brustfellentzündung. Ar. X. 2. 84. Acon. Bry. — Annal. I. 24. Bry.
Brustwassersucht. Ar. XII. 3. 145. Helleb. Bry. Sep. — Hyg. I. 301. Digit. Mercur. Sulph.
mit Oedem der Füsse. Annal. I. 350. Op. Bry. Colch. Helleb.
Cholera. Ar. I. 3. 181. — H. Z. IV. 215. Camph. — H. Z. IV. 216. Lauroceras.
Cholerine, chronisch. Ar. XII. 2. 120. Mercur. Dulcam. Acid. nitr. Tart. emet.
Diarrhö. H. Z. III. 26.
nach genossenen Speisen und Trank (unverdaut). P. M. III. 5. Bry.
Fieber mit erschöpfendem Schweisse. Ar. V. 1. 90. Sambuc.
gallichtes. Ar. I. 2. 44. — Annal. II. 185. Chamom.

katarrhalisches. P. M. I. 17. Bry. Hyosc. Rhus. Valer.
nervöses. Annal. I. 8. Puls. — Annal. I. 8. Cham. — Annal. I. 11. Bell. Bry. Rhus. — Annal. II. 193. Mercur.
typhöses. Ar. VI. 3. 106. Sulph. Rhus.
Fussgeschwulst mit grosser Schwäche nach Ruhe. Th. I. 219. Sublim.
Gebärmutterblutfluss. Ar. XI. 2. 104. Ferr. — H Z. VI. 141.
bei einer Schwangern. Annal. I. 271. Ipec.
Gelbsucht. Annal. I. 151. Nux. Puls. — Rau 87. Acon.
der Neugebornen. Ar. VIII. 3. 68. Mercur. Sulph.
Geschlechtstriebsaufregung. Annal. I. 100.
Gicht. H. Z. II. 192. Rhus. — P. M. I. 80. Bry. Puls. Sulph.
in den Gelenken chronisch. Ar. IV. 1. 123. Mercur Ferr. Coccul. Puls. Bell. Led.
im Knie. H. Z. I. 153.
Halsentzündung mit fauligen Geschwüren. Ar. VII. 1. 60. Bell. Arsen. Chamom.
Hautwassersucht. Annal. I. 160 Paris. Helleb. Ignat. Nux. Chamom.
Hernia. Ar. VI. 1. 121.
in der Leiste eingeklemmt mit Kothfistel. Th. I. 8. Rhus.
Husten, chronisch. Ar. XV. 2. 127. Ipec. Nux. Sulph. — Rummel 94. Spong. Stann.
krampfhaft mit Dispnö. Ar. VI. 2. 52. Arsen.
des Morgens. Ar. XV. 2. 127.
periodisch. Ar. VI. 2. 53.
mit Schnurcheln unter dem Brustbeine wie von Schleim. H. Z. II. 109.
Impotenz, männliche, nach übermässigem Geschlechtsgenusse. P. M. II. 87. Camph. Acid. muriat.

Kehlkopfentzündung, chronisch. P. M. I. 10. Acon. Droser.

Knieentzündung. H. Z. I. 128. Sulph.

Kolik mit Durchfall. H. Z. IV. 247.

Kopfweh, halbseitig. Ar. XII. 3. 113. Bell. Arsen.
im Hinterhaupte, äusserlich, mit Haarempfindlichkeit. P. M. II. 35.

Lähmung. Ar. IV. 3. 93. Oleand. Coccul. Arnic.

Leberentzündung. Ar. X. 2. 82.

Lienterie. H. Z. III. 26. — Rummel in Huf. 64.

Luftrohrenentzündung, chronisch. P. M. I. 10. Acon. Droser.

Lungenentzündung, nervös. H. Erf. 34.

Lungensucht. H. Z. I. 165. Silic.
nach Blutstürzen. P. M. I. 6.
im Entstehen. Annal. I. 345. Hyosc.
mit Leberleiden. Th. II. 204. Sep. Ammon. carbon. Lycopod.

Magendrücken nach Essen. H. Erf. 84.
als Folge übermässigen Geschlechtsgenusses. H. Z. III. 114.

Magenkrampf. H. Erf. 84.

Masern, mit Unterleibsaffection. H. Z. IV. 68.

Mercurial-Siechthum. Ar. XIV. 1. 138. Hep. Aur. Sep. Acid. nitr. Sulph. Calcar. Graph. — Ar. XIV. 2. 51. Aur. Arsen. Ozaen.

Milzstechen. Ar. XI. 2. 108.

Mundfäule. Hyg. I. 93. Arsen.

Nasenbluten. H. Z. I. 147. Arnic. Puls.

Opium-Missbrauch, dessen Folgen. Annal. III. 211. Ipec. Coff. Cham. Bell.

Orgasmus des Blutes mit Angstgefühl. Annal. III. 52. Puls. Nux. Bry. Sep.

Pollutionen, nach Schwächung der Geschlechtsorgane. P. M. I. 9. Sep.

Rheumatismus. Hyg. I. 306. Acon. Bry. Nux.
der Extremitäten. Annal. IV. 321. Dulcam. — P. M. I. 15. Dulcam.
mit gastrischen Beschwerden. Annal. IV. 186.
Säuferwahnsinn. Ar. IX. 3. 129. Op.
Schwäche und andere Beschwerden nach Blutverlust. H. Z. II. 75. — H. Z. V. 87. — Hyg. I. 309.
Schwächegefühl. Annal. III. 53. Baryt. acetic. — Hyg. I. 305.
mit Kopf- und Verdauungsbeschwerden. Annal. II. 327.
Schweisse, Nachts nach Abstillen. Annal. IV. 169.
Skropheln. Annal. IV. 21. Bell. Calc. Silic. Hep.
Staar, schwarzer, im Entstehen. Ar. III. 3. 75.
Syphilis mit Mercurial-Krankheit und Krätze. Annal. II. 376. Acid. nitr. Hep. Sulph. Aur. Asa. Rhus. Sassap. Arsen. Lycopod. Silic. Sep. Carb. veget. Mercur.
Variolen mit Durchfall. H. Z. II. 74.
Veitstanz. Ar. VII. 2. 76. Stramon. — Annal. I. 315. Cupr. acet.
Verdauungsbeschwerden. Annal. I. 258. Acon. Bry.
Wassersucht nach acuten Krankheiten. Hyg. II. 178.
Wechselfieber. Ar. I. 1. 25. Ipec. — Ar. VII. 2. 101. — Bigel II. 227. — Rummel in Huf. 63.
täglich. Annal. I. 354. — Annal. I. 355. — Annal. II. 341. Natr. muriat. — H. Z. V. 87.
dreitägig. Ar. XII. 3. 121. Ignat. Carb. veget. — H. Z. V. 87. — Hyg. II. 184.
viertägig. Annal. I. 165.
mit Chinasiechthum. H. Z. VI. 90. Sep.
Weissfluss. Bigel. I. 311.
scharf, mit andern Beschwerden. Ar. VI. 3. 83.
Zahnweh, klopfend. Ar. XV. 2. 8.

Cicuta.

Cholera. Ar. XII. 1. 156. Ipec. Chamom. Verat. Arsen. Cupr. Lauroceras. — Ar. XII. 2. 12. Verat. Cupr. Camph. Arsen. Secal. Carb. veget. Acid. hydrocian. Ipec.

Doppelsehen. Casp. Erf. 176.

Gesichtsgrind. Ar. III. 3. 79. — Ar. I. 2. 73.

Harnabgang, unwillkührlich. Ar. III. 2. 146.

Kinnbackenkrampf. Ar. VI. 1. 107.

Opium-Missbrauch, dessen Folgen. H. Z. II. 26. Ignat.

Rückgradsverkrümmung. Ar. VII. 2. 49. Sulph. Staphis.

Starrkrampf. Ar. VII. 2. 48.
hysterisch. Rau 187.

Unterleibsleiden, chronisch. Ar. II. 3. 145.

Cina.

Augenschwäche, als Folge von Onanie. H. Z. IV. 37.

Cholera, mit intermittirendem Typus. H. Z. VI. 327.

Harnabgang, unwillkührlich bei Kindern. Ar. XI. 2. 79. Bell.

Husten, mit gichtischem Knieleiden. Annal. I. 130. Chamom. Sep. Rhus.

Hypochondrie, mit Würmern. Annal. I. 58. Bell. Hyosc. Helleb. Verat.

Keuchhusten. Ar. VI. 3. 63. Droser. — Annal. I. 114. — Annal. III. 188. Droser. Sulph. — Annal. III. 189. Droser. Sulph. — Annal. III. 190. Droser. — Hyg. I. 20. Acon. Hep. — Hyg. I. 20. Bell. Con. — Hyg. II. 216. (mit Krämpfen.) — H. Z. V. 162. — Th. I. 14.
mit Wurmleiden. H. Z. I. 145.

Wechselfieber. H. Z. I. 154. — P. M. II. 68.
täglich. Ar. VII. 2. 52.
viertägig. H. Z. I. 165. — Th. I. 182. Ipec.

Wurmbeschwerden. Ar. I. 1. 26. — Ar. VIII. 1. 71. — Ar. XII. 2. 158. — Ar. XII. 3. 143. — Annal. III.

407. — Annal. III. 408. Bell. Op. Hyosc. — H. Z. IV. 280. — Hyg. II. 415.

Cinnabaris.

Feigwarzen. Ar. VIII. 3. 84.
Tripper der Eichel. H. Erf. 70. Nux.

Clematis.

Flechten. Ar. I. 3. 170. Staphis. Rhus. — Ar. XII. 2. 172. Rhus.
Geschwüre an den untern Extremitäten. Ar. I. 3. 170.
Hodenanschwellung und *Verhärtung.* H. Z. IV. 323. Spong. Aur.
Hodenentzündung. Ar. VII. 1. 179.

Cocculus.

Erbrechen während des Fahrens oder Schiffens. Ar. VII. 1. 85. — Annal. IV. 341.
Fieber, gallichtes. Rau 178. (nach Aerger.)
gastrisches. Ar. VI. 2. 80.
nervöses. Annal. II. 193. Bry. Acon. Bell. — Annal. II. 193. — H. Z. V. 343. Hyosc. Bell.
nervöses nach der Cholera. Ar. XII. 1. 161. Bry. Rhus. Hyosc. Stramon.
nervöses mit Stupor. Ar. II. 1. 93. Stramon. Nux.
Gebärmutterblutfluss in öfteren Perioden erscheinend. Ar. IV. 1. 120. Croc.
Geburtsschmerz, krampfhaft. Annal. IV. 67. Bell. Bry.
Geschlechtstheile, innen periodisch sehr schmerzhaft. Hyg. II. 168. Nux. Bell. Puls. Arsen. Sulph. Calcar.
Gicht. P. M. I. 17. Caust. Bry. — Rau 192.
in den Gelenken. Ar. IV. 1. 123. Merc. Chin. Ferr. Puls. Bell. Led.

Hernia. Ar. III. 1. 93. Nux. Aur. — Ar. VIII. 2. 82. Nux. Aur. — H. Z. V. 87. — H. Z. VI. 359.
in der Leiste eingeklemmt. Annal. IV. 292. — Hyg. II. 196. — Rummel in Huf. 58.

Hysterie. Annal. I. 88. Puls. Nux.

Kolik von Blähungen. Annal. I. 263.

Kopfzittern, convulsivisches. Ar. XI. 2. 59. Bell. Aur.

Krämpfe von einem Fingergeschwüre. Annal. I. 310.

Lähmung. Ar. IV. 3. 93.
der Arme. Hyg. II. 158.
der Gliedmassen. Hyg. II. 159.
der einen Seite. Ar. I. 1. 81. — Ar. IV. 3. 97. — Ar. VII. 1. 23. — Ar. VII. 1. 24. Hyosc. Rhus. — Annal. I. 143. Rhus. Puls. Ipec. Op. Nux. — Annal. I. 145. Rhus. — Annal. IV. 49. — Hyg. I. 413. Nux. — Hyg. II. 135.

Magenkrampf mit Brustkrampf. H. Z. II. 56. Nux.

Menstruations-Mangel mit Krampfzufällen. Ar. VIII. 2. 62.

Ohnmachtsanfälle mit Zittern und Schwäche. Ar. VI. 2. 80.

Rheumatismus der untern Gliedmassen. Bigel. II. 160. Mercur.

Schlagfluss. Ar. XIV. 3. 129. Bell. Rhus. — Annal. IV. 47. — Hyg. I. 413. Nux.

Schwangerschafts-Beschwerden: Harndrang. Annal. III. 172.

Unterleibsleiden, chronische. Annal. I. 88. Puls. Nux. — Annal. I. 91. Nux. Con. Asa.
mit Physkonie der Leber. H. Z. V. 152. — Th. II. 194. Nux. Ignat. Calcar. Lycopod. Kali.

Veitstanz. Th. I. 50.

Weissfluss. Ar. IV. 1. 121.

Zittern, convulsivisches, des Kopfes. Ar. XI. 2. 59. Bell. Aur.

Coffea.

Bleikolik mit Faulfieber. H. Z. IV. 353. Nux. Verat. Op. Graph.

Epilepsie. Ar. XI. 2. 68. Acon. Ipec. Ignat. Magnetism. animal.

Geburtsschmerzen, krampfhaft. P. M. I. 5.

Kolik. H. Z. VI. 118.

Kopfweh, nervös. Ar. II. 3. 151.

Krämpfe der Kinder. H. Z. IV. 232. Cham. — H. Z. V. 200. Puls.

Masern mit erhöhter Reizbarkeit des Nervensystems. H. Z. IV. 68. Bell. Ignat. Hyosc.

Menstrual-Beschwerden: Zahn- und Kopfweh. Annal. II. 246. Nux. Calcar. Sep. Cham. Sulph. Graph.

Nachwehen zu stark. Ar. VIII. 3. 79. Cham. Puls. Bell.

Opium-Missbrauch, dessen Folgen. Annal. III. 211. Ipec. Cham. Bell. Chin. — Hyg. II. 164. Bell. Nux.

Säuferwahnsinn. H. Z. VI. 71. Acon. Bell. Op.

Scharlach, bösartig mit Neigung zum Zurücktreten. Ar. XIV. 3. 99. Phosph. Acon. — Ar. XIV. 3. 100. Sulph. Acon.

Scharlachfriesel. Annal. I. 44. Acon.

Schlaflosigkeit der Kinder aus Ueberreiztheit. Ar. X. 2. 71.

Schlagfluss, Vorboten. Ar. V. 3. 108. Acon.

Unterleibsleiden, chronisch. Ar. II. 3. 150.

Variolen mit Schlaflosigkeit, Erbrechen und Kopfweh. H. Z. IV. 264.

Veitstanz. Ar. XI. 2 70. Nux. Puls. Ignat. Ipec.

Colchicum.

Brustwassersucht mit Oedem der Füsse. Annal. I. 350. Op. Bry. Chin. Helleb.

Colocynthis.

Aerger, Folgen davon. H. Z. I. 161. Chamom.

Asthma, complicirt. Hyg. I. 25. Acon. Nux. Arsen. Carb. animal. Carb. vegetab. Phosph.

Augenentzündung gichtischer Art. P. M. II. 40.

Cholera. H. Z. V. 150.

Coxalgie. Ar. VII. 3. 109. — Ar. XI. 2. 108.

Diarrhö. Ar. VI. 3. 78. Aloë. Rheum.
der Kinder. H. Z. V. 70.

Dysenterie mit Kolik. Ar. VI. 3. 78. — Ar. VI. 3. 118. — Annal. IV. 323. Sublim. — Rau 179.

Gesichtsschmerz, nervös. Annal. III. 411.
rheumatisch. Annal. III. 21.

Kindbettfieber. At. Br. I. 8.

Kolik. Ar. II. 2. 119. — Ar. VII. 2. 119. — Annal. III. 265. — Annal. II. 267. — Annal. II. 268. — Annal. II. 269. — Annal. II. 270. — Annal. III. 419.
mit Durchfall, nach jedem Genusse. H. Z. IV. 37.
mit Erbrechen der Speisen. Annal. II. 271.
mit Stuhlverhaltung. Ar. V. 3. 26.

Kopfweh, mit asthmatischen Anfällen wechselnd. Th. II. 9.
periodisch. Ar. XI. 2. 114. Asar.
Stiche in Stirn und Augen. At. Br. I. 4.

Lähmung der Zunge und der rechten Seite. Ar. XV. 2. 77. Aur.

Lepra. Ar. XI. 2. 36.

Magenentzündung. H. Z. V. 149. Arsen.

Menstruations-Mangel von Kopf- und Unterleibsleiden. Annal. III. 19. Acon. Calcar. Sep. Graph.

Psoasmuskelsentzündung. Ar. XII. 2. 172. — Annal. I. 192. Acon.

Rheumatismus der untern Gliedmassen. Ar. XII. 2. 176.

Steifigkeit im Armgelenke. Ar. XII. 1. 80.
Trommelsucht mit periodischer Kolik. Ar. V. 3. 27.
Unterleibsleiden, chronische. Annal. II. 264. Bry. Ipec. — Hyg. I. 30. Sulph. Nux. Phosph.
entzündlich in der Tiefe der linken Bauchseite. H. Z. IV. 56.

Conium.

Drüsengeschwulst. Ar. I. 1. 26.
Erbrechen der Speisen mit Cardialgie nach unterdrückter Flechte. Ar. XII. 3. 142. Baryt. acet. Sulph. Nux.
Flechten. Ar. VII. 1. 20. — Ar. XII. 3. 144. — H. Z. V. 154. Graph. — Annal. IV. 104. Natr. Bovist.
Geisteskrankheit. H. Z. VI. 209. Nux. Verat. Bell.
Geschwüre an den Armen und Händen. Ar. VII. 1. 2.
fistulöse, am Halse und der Achsel. H. Z. IV. 36. Silic. Calcar. Nux. Lycopod. Sulph. Carb. veget. Acid. nitr.
krebsartige, an der Unterlippe. Ar. VIII. 2. 70.
Gesichtsschmerz, nervös. H. Z. II. 69.
Hode, in der Scheidenhaut Wasseransammlung, mit Anschwellung der Samenvenen. Hyg. I. 89. Arnic. Sulph.
Husten mit Erbrechen. H. Z. II. 109.
der Kinder, Abends und Nachts schlimmer, trocken. H. Z. IV. 279. Acid. nitr.
Hypochondrie. Annal. II. 272. Calcar. Lycopod. Graph. Sep. Silic. Phosph. Sulph.
Keuchhusten. Hyg. I. 20. Bell. Cina.
des Nachts schlimmer. H. Z. I. 155.
Krätzartiger Ausschlag bei Keuchhusten. Th. I. 16. Sulph. Sep.
Lepra. Ar. XI. 2. 38.

Lichtscheu. Annal. I. 78.
skrophulöse. H. Z. V. 88.

Lippenkrebs. Ar. VIII. 2. 70.

Lungensucht, knotig im Entstehen. Hyg. II. 153. Tart. emet.

Magenkrampf. Th. II. 157.
mit Speiseerbrechen, nach unterdrückter Flechte. Ar. XII. 3. 142. Nux. Baryt. acet. Sulph.

Melancholie im Kindbette. Ar. XV. 1. 128. Nux. Bell. Verat.

Menstrual - Beschwerden: Halsweh bei Verhärtung im Unterleibe. H. Z. III. 41. Puls. Sulph. Sep.

Pollutionen, zu häufig. H. Z. I. 161.

Schwerhorigkeit mit vielem verdorbenem Ohrenschmalze. H. Z. III. 14.

Schwindel mit Erbrechen. Annal. I. 223. Bell. Lycop.

Skirrhus der Brust. Ar. IV. 2. 22.
der Oberlippe. Annal. I. 359. Mezer. Calc. Lycopod. Graph. Silic. Zinc.
der Unterlippe. Ar. IV. 2. 24.

Skrophulose Disposition. Annal. II. 348. Sep.

Staar, grauer, durch Stoss auf's Auge veranlasst. Ar. IV. 2. 10.

Uebelkeit des Morgens, mit Erbrechen und Brustbeschwerden. Hyg. I. 30. Sulph. Ipec. Arsen.

Unterleibsleiden, chronische. Annal. I. 91. Nux. Asa. Coccul.

Convolvulus.

Wassersucht, allgemeine. Ar. XV. 1. 126.

Copaiva.

Schamjucken. Ar. IX. 2. 156.

Tripper im ersten Stadium. Ar. VIII. 3. 83. Petrosel. — Ar. XI. 2. 119. Petrosel.

Weissfluss. H. Z. I. 160.

Crocus.

Augenentzündung. Ar. VIII. 3. 155. Bell. Nux. Euphras. Spigel.
skrophulöse. Ar. XII. 3. 103. Arsen. Bell. Euphras.
Bluthusten. H. Z. II. 75.
Gebärmutterblutfluss. Ar. II. 1. 89. — Ar. II. 1. 112. — Ar. V. 1. 71. — Ar. V. 1. 97. — Ar. VIII. 3. 78. — Ar. X. 2. 37. Sabin. — Rau 183.
nach Abortus. H. Z. II. 75.
nach der Entbindung. Ar. X. 2. 44. Sabin.
in öfteren Perioden erscheinend. Ar. IV. 1. 120. Coccul.
Menstruation, zu stark und zu zeitlich. Ar. IV. 1. 121.
Nasenbluten. Ar. V. 1. 101. — Annal. III. 185. — Annal. III. 187. — H. Z. II. 75.
Schwerhörigkeit, mit Ohrensausen, bei schmerzhafter Menstruation. H. Z. III. 14.
Varices der Zunge. Ar. XIV. 3. 20. Calcar.
Veitstanz. Ar. X. 1. 73.

Crotalus.

Gedächtnissschwäche. Ar. XV. 1. 43.
Geschwüre am Nagelgliede. Ar. XV. 2. 143.
Kopfweh mit Stuhlverhaltung. Ar. XV. 2. 134.
Rheumatismus. Ar. XV. 1. 42.
Rothlauf im Gesichte. Ar. XV. 2. 135.

Cuprum.

Asthma. Ar. III. 1. 104. — Ar. III. 1. 105. Mercur.
Bräune, häutige. Ar. XV. 2. 79. (sulphuricum.)
Cholera. Ar. XI. 1. 126. Camph. Verat. — Ar. XI. 2. 123. Verat. Camph. Arsen. — Ar. XII. 1. 135. Camph. Verat. Arsen. Phosph. Carb. vegetab. — Ar. XII. 1. 156. Ipec. Chamom. Verat. Arsen. Cicut. Lauroceras. — Ar. XII. 2. 121. Verat. Camph. Arsen. Secal. Carb.

vegetab. Acid. hydrocian. Ipec. — Annal. III. 219. — H. Z. VI. 54. Camph. Arsen. Verat.
inflammatoria. Ar. XII. 1. 164. Verat. Ipec. Acon.
spasmodica. Ar. XII. 1. 164. Camph. Verat. — H. Z. IV. 209. Tabac.
Präservativ. Ar. XI. 1. 127. — Ar. XI. 1. 127. Verat. — Ar. XII. 1. 153. Ipec. Verat. Arsen. — H. Z. II. 192. Verat.

Epilepsie. Ar. XII. 3. 152. Stramon. Hyosc. Bell. Nux. Op. Agaricus. — H. Z. V. 145. — Th. II. 158. Arnic.

Geisteskrankheit. Ar. III. 1. 169.

Keuchhusten. H. Z. I. 146.

Krämpfe. Ar. XII. 2. 84. Caustic. — H. Z. VI. 186.
der Athmungswerkzeuge bei Kindern. H. Z. V. 89.

Veitstanz. Ar. I. 1. 42. — Ar. XII. 2. 84. — Annal. I. 315. Chin. (aceticum.) — H. Z. II. 114. — P. M. I. 84. Ignat. (aceticum.)

Verkeuchen der Kinder. Ar. XII. 2. 85.

Digitalis.

Augenentzündung, katarrhalisch, mit sehr furchtsamem und heftigem Gemüthe. H. Z. V. 161. — Hyg. II. 128. Acon. Verat. Aur. Mercur. Sep.
skrophulös. Ar. III. 3. 67. Mercur. Euphras.

Bauchwassersucht. Ar. XII. 2. 27. — Annal. III. 285. Helleb. Sep. Arsen. Calcar. Silic. (H. saccatus.)
mit Hautwassersucht. Ar. XI. 2. 105.

Blausucht. Ar. VI. 3. 97.

Bluthusten. Ar. XII. 2. 35. Sep.

Brustwassersucht. Ar. III. 3. 175. Arsen. Helleb. — Hyg. I. 301. Mercur. Chin. Sulph. — Hyg. I. 303.

Fieber, gallichtes. Th. II. 202. Nux. Chamom. Mercur. Sulph.

Gelbsucht. Ar. VIII. 1. 100. — H. Z. V. 161.

Gicht. Ar. IV. 2. 31.

Hautwassersucht nach Scharlachfriesel. Annal. IV. 13. mit Bauchwassersucht. Ar. XI. 2. 105.

Hydrocele. Annal. I. 270. Puls.

Nachtblindheit. P. M. II. 66. Puls. Merc. Hyosc. Stram.

Tripper im zweiten Stadium. H. Z. III. 181.

Uebelkeit mit Erbrechen und Durchfall. Ar. IX. 2. 98.

Verdauungsbeschwerden. Ar. IX. 2. 98. — Ar. IX. 2. 101.

Wassersucht, allgemeine, nach Scharlachfriesel. Annal. IV. 22. Helleb. Rhus. — H. Z. I. 166. Arsen.

Drosera.

Bluthusten. Annal. III. 418.

Bräune, häutige, in schwächeren Anfällen recidivirend. H. Z. I. 147.

Heiserkeit. Ar. VII. 1. 65. — Hyg. II. 34. — P. M. I. 88. Kali. Trifol.

Husten, chronisch. Ar. I. 1. 119.

Kehlkopfentzündung, chronisch. P. M. I. 10. Acon. Chin.

Kehlkopfschwindsucht. Annal. I. 147. Bell. Hep. Spong.

Keuchhusten. Ar. V. 2. 146. — Ar. VI. 3. 63. Cina. — Ar. X. 1. 170. — Annal. I. 114. — Annal. III. 188. Sulph. — Annal. III. 188. Cina. Sulph. — Annal. III. 189. Cina. Sulph. — Annal. III. 190. Cina. — Annal. III. 191. — H. Z. V. 160. — H. Z. V. 162. Cina. — Hyg. II. 226. — Th. I. 15. — Th. I. 21. Verat. — Th. II. 42.

mit krätzartigem Ausschlage. Annal. III. 191. Nux. Sulph.

mit sehr häufigem Erbrechen. H. Z. V. 311. Puls.

mit Mund- und Nasenbluten. Annal. IV. 290. Ipec. — H. Z. III. 176. — H. Z. V. 18. Acon.

Luftröhrenentzündung, chronisch. P. M. I. 10. Acon. Chin.

Luftröhrenschwindsucht. Ar. I. 1. 119.
Masern mit nachfolgendem Husten und Heiserkeit. Ar. VII. 1. 65.
Stimmlosigkeit. Annal. I. 368. Puls. Nux.
Wechselfieber. P. M. II. 68. — H. Z. V. 162.
Weitsichtigkeit. Ar. III. 3. 70. Hyosc.

Dulcamara.

Asthma humidum. H. Z. I. 127.
Augenlidränder mit Ausschlagskrusten. Ar. III. 3. 68.
Cholera. Bigel I. 275. Ipec.
Cholerine, chronisch. Ar. XII. 2. 120. Mercur. Chin. Acid. nitr. Tart. emetic.
Diarrho. H. Z. III. 26.
chronisch, mit Blutabgang. Ar. IV. 1. 113.
bei Darmschwindsucht. Ar. XIV. 3. 11.
nach Erkältung. Ar. I. 3. 170. — H. Z. V. 163. — Casp. Erf. 183.
im Kindbette. Ar. X. 3. 45.
mit Kolikschmerz. Annal. III. 16.
nächtliche. H. Z. III. 26.
Dysenterie. Ar. IV. 1. 112.
Fieber, rheumatisch. Annal. II. 182.
Flechten. Ar. V. 1. 82. Rhus. — Annal. III. 440. Graph. Sulph. — Annal. III. 441. Sulph. Rhus. — Annal. IV. 106. Sulph. Lycop. Graph. — H. Z. I. 127.
an den Gelenken. Annal. I. 368.
an den Geschlechtstheilen. H. Z. I. 127.
Geschwulst der Eichel bei einem Kinde. Hyg. I. 81.
Geschwülste an den Armen mit Abscessbildung. Annal. I. 298. Nux. Puls. Bry. Sulph. Sep. Silic.
Geschwüre. Ar. III. 2. 120.
Gesichtsgrind. H. Z. V. 163.
Halsdrüsengeschwulst, äusserlich. Ar. VIII. 3. 80. Cham. Mercur. — Ar. VII. 3. 80. Chamom.

Halsentzündung, chronisch. Ar. III. 1. 50. Bell. katarrhalisch. H. Z. III. 26.
Harndrang, häufig, mit langsamem und geringem Abgange. H. Z. I. 84. Phosph. Kali.
Heiserkeit. Ar. XV. 1. 51.
Keuchhusten. Ar. VIII. 3. 84. Puls. Bell.
Kopfweh. Annal. I. 234.
nach Verkältung. Annal. IV. 200.
Krätzartiger Ausschlag. Ar. XII. 2. 28. Hep. Rhus. Lycopod. Carb. veget.
Lähmung der Gliedmassen. H. Z. I. 127.
der Zunge. H. Z. I. 127.
Leistendrüsenanschwellung, entzündlich nach Erkältung. H. Z. V. 163.
Nesselausschlag, fieberhaft. H. Z. V. 163.
Ohrzwang nach Verkältung. H. Z. I. 127.
Pemphigus, chronisch. Ar. III. 2. 119.
Rheumatismus in beiden Armen und im Rücken. P. M. III. 8.
in den Gliedmassen. P. M. I. 15. Chin. — Annal. IV. 321. Chin.
im Rücken und rechten Hypochonder. Annal. II. 309.
Scharlachfriesel. Ar. XIII. 1. 82.
Schreck, Folgen davon: schmerzhafte Unbeweglichkeit der Glieder. Ar. XV. 1. 144. Bry.
Staar, schwarzer. H. Z. I. 127.
Tripper im zweiten Stadium. H. Z. II. 165. Cantharid. Lycopod. Petrol. Acid. nitr.
Unterkieferdrüsengeschwulst. Ar. VIII. 3. 80. Chamom.
Warzen. Ar. II. 3. 118. — H. Z. V. 163.
Wassersucht nach Wechselfieber. Annal. I. 353.
Zehrfieber. H. Z. III. 176. Rhus. Lycopod.

Enula.

Wassersucht. Ar. XIV. 3. 133. Sulph. Heder. Caust.

Euphorbium.

Braune, häutige. Hyg. II. 215.
Magenkrampf mit Unterleibs- und Kopfleiden. Th. II. 197. Nux. Bell. Gratiol.
Staar, grauer. Ar. VII. 1. 29.
Zahnweh mit Abscessbildung. H. Z. VI. 108.

Euphrasia.

Augenentzündung. Ar. V. 3. 24. Arnic. — Ar. VII. 1. 29. Puls. — Ar. VIII. 1. 72. Nux. Bell. Cannab. — Ar. VIII. 3. 155. Croc. Bell. Nux. Spigel.
mit Bindehaut-Blenorrhö. H. Z. III. 25.
rheumatisch. Ar. VI. 2. 60. Nux. Spigel.
skrophulös. Ar. III. 3. 67. Mercur. Digital. — Ar. XII. 3. 103. Arsen. Bell. Croc.
Feigwarzen. Ar. XV. 1. 142. Acid. nitr. Thuya.
hahnenkammartig. H. Z. IV. 37.
Hornhautentzündung. H. Z. III. 25.
Hornhautverdunkelung. H. Z. I. 40. Cannab. — H. Z. I. 40. — H. Z. I. 162. — H. Z. III. 25.
nach Fussgicht. H. Z. V. 163.
Husten des Morgens. H. Z. II. 108.
Staar, schwarzer, im Entstehen. Ar. V. 1. 114. Mercur. — Ar. VII. 1. 30. Puls.

Ferrum.

Abortus, Neigung dazu. Ar. VI. 3. 102.
Abzehrung. Ar. I. 1. 99. Arnic. Ipec.
Asthma zur Nachtzeit. H. Z. V. 165.
Bleichsucht. Annal. I. 329. Mezer. Calcar. Jod. Acid. nitr. Stann. — H. Z. V. 165.
Chinasiechthum. Ar. I. 1. 99. Arnic. Ipec. — Ar. I. 1. 102. Arnic. Ipec.
Cholerine. Ar. XII. 2. 82. Acid. phosph. Calcar.

Diarrho der Kinder mit Abmagerung. H. Z. V. 164. colliquative. H. Z. III. 89. (muriaticum.)
Erbrechen der Speisen sogleich nach deren Genuss. Ar. XII. 3. 81. — H. Z. V. 164.
Fussgeschwulst mit Gebärmutterblutfluss. Ar. II. 1. 115. (muriaticum.)
Gebärmutterblutfluss. Ar. XI. 2. 104. Chin. — Rau 183. nach der Entbindung. Bigel I. 181.
Geistesverwirrung. Annal. I. 48. Nux. Verat. Platin.
Gicht in den Gelenken. Ar. IV. 1. 123. Merc. Chin. Coccul. Puls. Bell. Led.
Hautwassersucht. Ar. III. 175. Bell. Puls.
Husten, krampfhaft nach Essen mit Erbrechen. H. Z. II. 109. (aceticum.)
Kopfweh, halbseitig. Annal. I. 162. Nux. Puls. Bry. Bell. Ignat. Arsen. Chamom. Valerian. Mercur.
Lähmung, rheumatisch, des Schultergelenkes. Hyg. II. 32. (muriaticum.)
Lienterie. H. Z. V. 164.
Schwangerschafts-Beschwerden: Erbrechen. Hyg. II. 423. Phosph.
Unfruchtbarkeit. H. Z. III. 42. Mercur. Cannab.
Unterleibsleiden, chronisch. Annal. I. 162. Nux. Puls. Bry. Arsen. Ignat. Chamom. Valer. Mercur. Bell.
Wechselfieber, täglich. H. Z. I. 162. Aconit. — H. Z. I. 176. (aceticum.) — H. Z. V. 164.

Filix mas.

Bandwurm. Ar. XIII. 1. 84. Graph. Calcar. Sabad. Fragar. — H. Z. II. 67. — Hyg. II. 417.

Graphites.

Abzehrung mit Amenorrhö. Annal. I. 345. Puls. Calcar. Sulph. Silic.

Augenentzündung, skrophulös. Annal. II. 199. Sulph. Acid. nitr. — H. Z. V. 303.

Bandwurm. Ar. XIII. 1. 84. Filix. Calcar. Sabad. Fragar.

Bleichsucht. Annal. I. 155. Puls. Nux. Calcar. Lycopod.

Bleikolik mit Faulfieber. H. Z. IV. 353. Nux. Verat. Coff. Op.

Brustwarzen-Wundheit. Ar. VIII. 3. 148. Sulph. — Ar. VIII. 3. 151. Lycopod. Sulph.

Brust- (weibliche) *Knoten*. Ar. VIII. 3. 151. Sulph.

Epilepsie. Annal. II. 314. Silic. Sep. Sulph.

des Nachts. Annal. I. 315. Silic. Calcar. Lycopod.

Erbrechen von Speisen. Annal. III. 168. Silic. Sulph. Phosph. Lycopod.

Erythem psorischen Ursprungs: rothe und gelbe Flekken, in der Mitte harte bläuliche Stellen. H. Z. V. 165.

Flechten. Ar. XII. 1. 113. Lycopod. Sulph. — Ar. XIII. 1. 115. Sulph. Lycopod — Annal. III. 440. Dulcam. Sulph. — Annal. IV. 106. Sulph. Lycopod. Dulcam. — Hyg. I. 50. Sulph. — Hyg. I. 273. Sulph.

am Arme. P. M. III. 87. — H. Z. V. 154. Con.

an den Händen. Annal. I. 178. Calcar. Sep. Silic. Bovist.

an der Oberlippe. Annal. II. 348. Phosph.

Geschwüre an den untern Extremitäten. Annal. II. 364. Lycopod. — Annal. III. 196. Sep. — H. Z. II. 74.

mit Wallungen nach Aufwärts. Annal. I. 357. Acon. Bell. Calcar.

an Fingern und Zehen. H. Z. III. 64. Bry.

an der Nase. H. Z. IV. 39. Sulph. Aur. Ozaen.

Gesichtsgrind. Annal. II. 346.

Gesichtsschmerz, rheumatisch. Annal. IV. 50. Rhus. Sep. Silic.

Haarausfallen nach Scharlachfriesel. Annal. IV. 21. Calcar. Sulph.

Hämorrhoidalbeschwerden. Annal. II. 287. Nux. Silic.

Halsdrüsengeschwulst, äusserlich. H. Z. V. 165.

Heisshunger. Annal. II. 254. Silic.

Hodenverhärtung mit Impotenz. Th. I. 190. Lycopod. Sulph.

Hypochondrie. Annal. II. 272. Calcar. Lycopod. Sep. Silic. Con. Sulph. Phosph.

Hysterie. Hyg. I. 44. Nux. Puls. Verat.

Impotenz mit Hodenverhärtung. Th. I. 190. Lycopod. Sulph.

Kopfgrind. Annal. II. 200. Sulph.

Krätzartiger Ausschlag am Arme. Annal. II. 349. Sep. Ammon.

Lähmung, anfangend mit Gliederschmerzen. Annal. I. 320. Carb. veget. Sulph.

Leberleiden, chronisch. Annal. I. 334. Nux. Calcar. Phosph.

Lepra. Ar. XI. 2. 39. — Ar. IX. 3. 101. Sulph. Sep. Calcar. Silic.

Magenkrampf. Annal. III. 12. Carb. veget.

Menstrual-Beschwerden: Unterleibsleiden und Herzklopfen. Annal. I. 155. Calcar. Lycopod.

Zahn- und Kopfweh. Annal. II. 246. Nux. Sulph. Chamom. Sep. Coff. Calcar.

Menstruation zu schwach und zu spät mit Kopfbeschwerden. Annal. II. 300. Lycopod. — H. Z. V. 165.

Menstruations-Mangel. Ar. XIV. 2. 106. — Annal. III. 291. Sep. Puls.

mit Abzehrung. Annal. I. 347. Puls. Calcar. Sulph. Silic.

mit Kopf- und Unterleibsleiden. Annal. III. 19. Acon. Calcar. Coloc. Sep.

Mercurialsiechthum. Ar. XIV. 1. 138. Chin. Hep. Aur. Sep. Acid. nitr. Sulph. Calcar.

Ohnmachtsanfälle. Annal. I. 323. Acon. Nux.
Rothlauf im Gesichte. Annal. IV. 28. — Hyg. I. 268. Bell. Rhus. — Th. I. 213. Hep.
der untern Extremitäten. H. Z. III. 64. Rhus.
Skirrhose Verhärtung der Oberlippe. Annal. I. 359. Con. Mezer. Calcar. Lycopod. Silic. Zinc.
Ueberbein. H. Z. II. 62.
Unterleibsleiden, chronisch mit Anschopfungen. Annal. I. 337. Nux. Calcar. Sep.
Zahnweh (früher oft Rothlauf). Hyg. I. 336.
periodisch mit Kopfweh. Annal. II. 246. Nux. Coff. Sep. Calcar. Chamom. Sulph.

Gratiola.

Diarrhö nach der Cholera. H. Z. I. 144.
Hypochondrie. H. Z. I. 162.
Magenkrampf mit Speiseerbrechen und Unterleibsleiden. Th. II. 196. Nux. Carb. veget.
mit Unterleibs- und Kopfleiden. Th. II. 197. Nux. Bell. Euphorb.
Unterleibsleiden, chronisch. Th. II. 192. Sulph. Nux.

Hedera.

Lungensucht. Ar. XIV. 3. 135. Cortex sambuc. intern.
Wassersucht, allgemeine. Ar. XIV. 3. 133. Sulph. Enul. Caust.

Helleborus.

Bauchwassersucht. Annal. III. 285. Digital. Sep. (H. saccatus.) Arsen. Calcar. Silic.
Brustwassersucht. Ar. III 3. 175. Arsen. Digit. — Ar. XII. 3. 145. Chin. Bry. Sep. — At. Br. III. 26. Ars. Seneg.
mit Hautwassersucht. Annal. IV. 309. Phosph.
mit Oedem der Füsse. Annal. I. 350. Op. Bry. Colchic. Chin.

Friesel. Ar. VI. 3. 64.
Geistesverwirrung. Annal. I 67. Verat. Acon. Bell. Stram. Nux.
Hautwassersucht. Annal. I. 160. Chin. Paris. Ignat. Nux. Chamom.
mit Brustkrampf. Th. I. 204. Arsen. Sulph.
nach Scharlachfriesel. Annal. I. 44. — Annal. I. 163. — H. Z. IV. 266.
Hirnentzündung. Ar. XV. 2. 24. Bell. Bry. Sulph.
Hypochondrie. Annal. I. 58. Bell. Cin. Hyosc. Verat.
Kopfwassersucht, chronisch. Ar. XV. 2. 29. Sulph. Arsen. Acon.
Melancholie mit stätem Schweigen. Rau 191.
Mundfäule. Hyg. II. 205.
Oedem der Füsse, des Gesichts und der Hände. Th. I. 54.
Schwämmchen bei Kindern. Hyg. II. 33. — Hyg. II. 205.
Wassersucht, allgemeine. Annal. IV. 22. Digital.
nach Scharlachfriesel. H. Z. I. 156. — H. Z. V. 165.
nach Scharlach. Rau 180. — Rau 190.

Hepar sulphuris.

Augenentzündung, katarrhalisch. H. Z. V. 84.
Bleivergiftung. Annal. II. 338. Hepar. Kali c.
Bräune, häutige. Ar. I. 2. 78. — Ar. V. 1. 105. — Ar. V. 1. 108. — Ar. V. 2. 146. Acon. Spong. — Ar. VI. 1. 70. Spong. — Ar. VI. 2. 65. Acon. Spong. — Ar. VI. 2. 68. Acon. Spong. — Ar. VIII. 1. 71. Acon. Spong. — Ar. VIII. 3. 138. Spong. — Ar. IX. 2. 155. — Ar. XI. 3. 72. — Ar. XV. 1. 100. Phosph. Spong. — Ar. XV. 1. 101. — Annal. III. 151. Acon. Spong. — H. Z. III. 26. Spong. — H. Z. III. 115. Acon. Spong. Sulph. — H. Z. V. 84. Spong. — Hyg. I. 19. Acon. Spong. — Hyg. II. 22. Acon. Spong. — Hyg.

II. 23. Acon. — Hyg. II. 28. Acon. Spong. — Hyg. II. 214. Spong.

Coxalgie. At. Br. III. 26.

mit Abscessbildung. At. Br. III. 26. Mercur. Spong. Hep. Arsen.

Feigwarzen mit Syphilis und Mercurial-Siechthum. Annal. I. 187. Acid. nitr. Merc.

Feigwarzenartige Excrescenz bei der Nase. Hyg. I. 384. Acid. nitr.

Fieber, katarrhalisch. Ar. VI. 1. 70. Spong.

Flechten an dem Hodensacke. Hyg. I. 91. Arsen.

an den Ohren. Ar. XII. 2. 27.

Gebärmuttervorfall. Ar. XI. 2. 54. Bell. Platin.

Geschwüre von Mercur-Missbrauch. Annal. I. 243. Sulph. Op.

Gesichtsgrind. Ar. III. 1. 61.

Hämorrhoiden, fliessende. Ar. XI. 2. 55. Bell.

Hornhautgeschwüre mit Kopfgrind. Annal. I. 78.

Husten, krampfartig, nächtlich. H. Z. V. 310. Puls.

Influenza mit heftigen Halsbeschwerden. At. Br. I. 4. Sulph. Calcar.

Kehlkopfschwindsucht. Annal. I. 147. Bell. Dros. Spong.

Keuchhusten. Ar. I. 2. 78. — Hyg. I. 20. Acon. Cin.

Kopfgrind. Annal. IV. 21. Rhus. — H. Z. IV. 37. Lycop.

am Hinterkopfe der Kinder. H. Z. V. 84.

mit Hornhautgeschwüren. Annal. I. 78.

Kopfwassersucht, chronisch, mit Rückenmarkswassersucht und Skoliosis. Ar. XI. 1. 144. Calcar. Ipec. Silic.

Krämpfe der Athmungswerkzeuge. Annal. III. 297. Nux.

Krätzartiger Ausschlag. Ar. XII. 2. 28. Dulcam. Rhus. Carb. veget. Lycopod.

Luftrohrenentzündung. H. Z. V. 84.

chronische. Ar. XIV. 3. 140. Acon. Ipec. Bry. Seneg. Hep. Kali c.

Lungensucht, eiterig. H. Z. VI. 115. Mercur.
knotig. H. Z. VI. 257. Mercur.
Mercurialkrankheit. Ar. XIV. 1. 138. Chin. Aur. Sep. Acid. nitr. Sulph. Calcar. Graph. — P. M. II. 71. Acid. nitr. Carb. veget. Staphis.
Masern mit croupartigen Zufällen. Th. II. 38. Acon. Spong.
Nesselausschlag an den Händen. Ar. XII. 2. 28.
Rothlauf im Gesichte. Ar. III. 1. 41. — Annal. III. 148. — Annal. III. 149. Nux. Bry. — Annal. III. 150. Acon. — H. Z. V. 84. Bell. — Th. I. 213. Graph. — Th. I. 215. Acon. Rhus. Bry.
Schrunden in der Handfläche. Annal. I. 181. Rhus.
Skropheln. Annal. IV. 21. Chin. Bell. Calcar. Silic.
Syphilis. Ar. VIII. 3. 84. Aur. Rhus.
mit Mercurialkrankheit und Krätze. Annal. II. 376. Acid. nitr. Aur. Asa. Rhus. Sassap. Sulph. Chin. Arsen. Lycopod. Silic. Sep. Carb. veget. Mercur.
mit Mercurkrankheit. Hyg. I. 384. Mercur.

Hyoscyamus.

Blödsinn. Ar. I. 2. 52.
Bluterbrechen mit Zuckungen. Annal. I. 252.
Brustfellentzündung mit gastrischen Beschwerden. Ar. X. 2. 83.
typhös. Ar. IX. 2. 142. Bell. Stramon.
Cholera. H. Z. II. 128. — H. Z. II. 128. Arsen. Capsic. Mezer. — H. Z. II. 128. Staphis. Capsic. Mezer.
Eifersucht. Ar. XV. 2. 19.
Epilepsie. Ar. I. 2. 53. — Ar. XII. 2. 177. — Ar. XII. 3. 152. Stramon. Bell. Nux. Cupr. Op. Agaric. — Annal. I. 312. Calcar. Lycopod. — Annal. IV. 273.
typisch. Th. I. 37.
Erbrechen von Speisen bei Kindern. H. Z. IV. 36.

Fieber, nervös. Annal. I. 197. Sulph. Cham. Calcar. — H. Z. V. 340. Bell. Coccul. — H. Z. V. 167.
nervös mit Hirnentzündung. H. Z. V. 167.
nervös-katarrhalisch. P. M. I. 17. Bry. Rhus. Chin. Valer.
nervös mit Stupor. Ar. XII. 2. 153. — Annal. III. 265. Acid. phosph. — H. Z. V. 167.
nervös nach der Cholera. Ar. XII. 1. 165. Bry. Rhus. Stramon. Coccul. — Ar. XII. 2. 124. Bell. Stramon. Carb. veget. Op.
nervös nach Scharlachfriesel. Annal. II. 241. Stramon. Verat. Carb. anim.
Gebärmutterblutfluss mit Krampffällen. Ar. VIII. 3. 78.
Geistesverwirrung. Ar. I. 2. 52. — Ar. IV. 1. 102. Verat. Stramon. Puls. Verat. — Annal. I. 230. Stramon. — Annal. IV. 312. Carb. veget. Stramon.
Hautwassersucht nach Purpurfriesel mit Fieber typhösen Charakters. Annal. II. 241. Stramon. Verat. Carb animal.
Herzleiden. Ar. X. 1. 159. Calcar. Spigel.
Hirnentzündung. Ar. VII. 1. 72.
Husten mit Erbrechen, besonders Nachts. Annal. II. 305.
des Nachts. Annal. II. 305. — Annal. IV. 341. — H. Z. V. 167. — Th. II. 199. — P. M. I. 78.
spastisch mit Dispnö. H. Z. II. 109. — Hyg. I. 304.
trocken. H. Z. III. 27. — Bigel I. 300. Nux.
Hypochondrie. Annal. I. 58. Bell. Cin. Helleb. Verat.
Kindbettfieber. Ar. VII. 2. 134. — Ar. X. 2. 40.
Krämpfe. Ar. II. 2. 118. Bell. — Ar. VII. 3. 99. Bell.
in den untern Extremitäten. Ar. III. 3. 82. Ignat.
in den Respirationsorganen. Ar. III. 3. 83.
in den Waden. Ar. III. 3. 83.
tonisch. Annal. I. 305. Acon. Bell. Op. Stramon. Sulph. Mosch.

Lähmung der einen Seite. Ar. VII. 1. 24. Coccul.
des Schliessmuskels des Afters. Ar. XIII. 2. 102.
der Zunge. Ar. II. 2. 116. Bell.
Lungenentzündung. Ar. VII. 1. 69. Arnic. — Th. II. 198. Acon. Bell.
mit vielem Auswurfe. Ar. III. 1. 10. Bry.
nervös. Annal. I. 225. Bell.
Lungensucht im Entstehen. Annal. I. 345. Chin.
Masern mit nachfolgendem Husten. H. Z. IV. 68. Spong. Cham. Puls. — Casp. Erf. 186.
mit erhöhter Reizbarkeit des Nervensystems. H. Z. IV. 68. Bell. Ignat. Coff.
Nachtblindheit. P. M. II. 66. Puls. Mercur. Digit. Stram.
Säuferwahnsinn. Th. I. 55.
Schlagfluss, blutiger. Ar. V. 3. 104. Arnic. Bell. Ipec. Stramon. Mercur.
Schluchzen. Ar. XI. 2. 65. Bell. Stramon.
Schwangerschafts-Beschwerden: Krämpfe. Annal. I. 309.
Starrkrampf. Ar. VII. 3. 102. Bell. Puls.
Veitstanz. Ar. II. 2. 117. Bell. — Ar. XI. 2. 70. Bell. Stramon. Ignat. Rhus. — Annal. I. 141. Asa. Stramon. Chamom.
Wechselfieber, viertägig. Ar. IV. 1. 117.
Wurmbeschwerden. Annal. III. 408. Bell. Op. Cin.
Weitsichtigkeit. Ar. III. 3. 70. Droser.
Zahnweh. Ar. IV. 2. 17. Nux. — Ar. IV. 3. 109. — Ar. IV. 3. 123. — H. Z. V. 168.
klopfend. Ar. XV. 2. 18.

Jalappa.

Diarrho mit heftigem Schreien der Kinder vor der Entleerung. Annal. II. 285.
Schreien der Kinder. Ar. XII. 2. 27. — H. Z. III. 127.

Ignatia.

Aerger, dessen Folgen. Ar. X. 2. 60. Chamom. Staphis. Nux.

Augenentzündung mit Hornhautgeschwüren. P. M. II. 3. Bell.

Blähungsbeschwerden. Hyg. I. 307.

Epilepsie. Ar. III. 2. 123. — Ar. XI. 2. 68. Acon. Ipec. Coff. Magnetism. animal. — Annal. I. 137. — Bigel II. 102. — P. M. III. 24.

nach innerer Kränkung. H. Z. VI. 139.

Erfrorne Glieder. Ar. VI. 2. 25. Thuya. Sulph.

Fieber, gastrisch. Annal. III. 405. Ipec.

nervös. Ar. XII. 3. 133. Rhus.

Gelbsucht. Annal. III. 204. Nux.

Gemüthsleiden und andere Beschwerden, als Folge erlittener Kränkungen. Ar. X. 3. 104.

Grippe bei Kindern mit Congestionen nach dem Kopfe und Convulsionen. H. Z. II. 158. Acon. Bell.

Hämorrhoidalbeschwerden. Ar. XV. 1. 143. Nux. Sulph. Sep.

Halsentzündung. Annal. II. 210. — H. Z. II. 113.

chronisch. Annal. II. 207. Puls. Argent.

Scharlach vikarirend. H. Z. I. 155. Acon. Puls.

Hautwassersucht. Annal. I. 160. Chin. Paris. Helleb. Nux. Chamom.

Hirnerschütterung. Annal. III. 161. Arnic. Nux. Bell. Bry. Lauroceras. Sulph.

Hornhautgeschwüre. P. M. II. 3. Bell.

Husten, chronisch. Annal. III. 23. Sulph. Puls.

Hysterie. Ar. V. 1. 92. — Hyg. II. 13. Nux. Caust.

Impotenz, männliche. Annal. III. 181. Capsic. Cannab.

Influenza. Ar. XIII. 2. 89. Bell.

Kolik. Annal. II. 213.

Kopfweh, halbseitig. Annal. I. 162. Nux. Puls. Ferr. Bry. Arsen. Chamom. Valer. Mercur. Bell.

Krämpfe. Annal. II. 314. — Hyg. I. 308. — Th. I. 188. Bell. Sulph.
in den untern Extremitäten. Ar. III. 3. 82. Hyosc.
der Gebärmutter. Ar. V. 1. 92.
nach Hundsbiss. Ar. XII. 2. 171.
hysterisch. Rau 186.
der Kinder. Ar. XIII. 3. 125. — H. Z. III. 27.
nach Schreck entstanden. Ar. XIV. 1. 136.
typisch. H. Z. IV. 328. Arsen.
im Unterleibe. Hyg. II. 14. Nux. Caust. — Hyg. II. 160. Puls. — Rummel in Huf. 67.
Kummer, anhaltender, Beschwerden davon. Ar. X. 2. 60.
Kummer und *Schreck*, Folgen davon: Brustkrämpfe. Hyg. II. 165.
Erbrechen, Diarrhö mit krampfhaften Beschwerden. Ar. XIV. 3. 19.
Magenkrampf. Annal. I. 254.
Masern beim Zahnen der Kinder, mit Convulsionen. H. Z. IV. 68.
mit erhöhter Reizbarkeit des Nervensystems. H. Z. IV. 68. Bell. Coff. Hyosc.
Mastdarmvorfall. Annal. I. 99. Mercur. — H. Z. IV. 26. — H. Z. V. 168.
Melancholie, nach Schreck und Angst. Th. II. 146.
typisch. Th. I. 186.
Menstruation, zu früh und zu stark. H. Z. V. 168.
Ohrenschmerz, periodisch. Hyg. I. 346. Sep.
Opium-Missbrauch, dessen Folgen. H. Z. II. 26. Cicut.
Rheumatismus im Arme. Ar. III. 1. 115. — Ar. IV. 1. 114. — Ar. VII. 1. 32. Tart. emet.
Schnupfen bei nervösen Individuen. H. Z. III. 27.
Starrkrampf. Bigel II. 223.
Unterleibsleiden, chronisch. Ar. IV. 3. 54. — Annal. I. 162. Nux. Puls. Ferr. Bry. Ars. Cham. Val. Merc. Bell.

mit Physkonie der Leber. Th. II. 194. Nux. Coccul. Kali. Lycopod. Calcar.

Veitstanz. Ar. I. 3. 109. — Ar. IV. 1. 151. — Ar. VIII. 1. 71. Asa. Bell. Stramon. — Ar. XI. 2. 70. Bell. Stramon. Hyosc. Rhus. — Ar. XI. 2. 70. Nux. Puls. Coff Ipec. — H. Z. III. 182. Caust. — Th. I. 52. — P. M. I. 84. Cupr. acet.

Verdauungsbeschwerden. Hyg. I. 307.

Wechselfieber. P. M. II. 68. — H. Z. I. 155. — H. Z. I. 164. — H. Z. VI. 118. — Hyg. II. 184. Acon.

täglich. Annal. IV. 171. — H. Z. I. 107. — Hyg. II. 182.

dreitägig. Ar. XII. 3. 121. Chin. Carb. veget. — Annal. I. 169. — Annal. III. 406. — Hyg. II. 184. — Hyg. II. 187. — Th. I. 179. Ipec.

viertägig. Hyg. II. 187. Acon.

Zähneknirschen Nachts, des Morgens Leibweh. Annal. IV. 179.

Zahnweh der Kaffeetrinker. Ar. XV. 2. 9. Acon. Chamom. Nux. Puls.

Jodium.

Bleichsucht. Annal. II. 297. — Annal. I. 329. Mezer. Calcar. Ferr. Acid. nitr. Stann.

Gicht. H. Z. V. 169.

Influenza mit Fieber und Bluthusten. Th. I. 172.

Knieanschwellung. H. Z. V. 169.

Knieentzündung, skrophulös. H. Z. V. 169.

nach Verletzung. H. Z. V. 169.

Kniegelenkwassersucht. H. Z. V. 158.

Kropf. Ar. XII. 3. 4. Natr. mur. Calcar.

Lepra. Ar. XI. 2. 41.

Milzphyskonie. Hyg. I. 390.

Weissfluss. Ar. XIV. 2. 113.

Ipecacuanha.

nach Kaffeegenuss. Annal. IV. 192.
der unverdauten Speisen. H. Z. V. 193.
Fieber, gastrisches. Ar. I. 1. 25. Chamom. Bry. — Annal. III. 405. Ignat.
Gebärmutterblutfluss. Ar. I. 1. 25. — Ar. II. 1. 112. Croc. — Ar. XV. 1. 125.
bei einer Schwangern. Annal. I. 271. Chin.
Husten. Ar. XIII. 1. 85.
nach der häutigen Bräune. Hyg. I. 19. Bell.
chronisch. Ar. XV. 2. 127. Chin. Nux. Sulph.
mit Erbrechen. H. Z. III. 64. Sulph.
Erstickung drohend. Ar. V. 1. 78.
mit Kitzel im Kehlkopfe. H. Z. V. 193.
krampfhaft, mit Dispnö. Ar. V. 1. 96.
trocken. Bigel I. 383.
Influenza mit heftigem Würgen beim Husten. Th. I. 171.
Keuchhusten. Ar. I. 1. 25.
mit Bluten aus Mund und Nase. Annal. IV. 290. Droser.
Kopfwassersucht, chronisch mit Rückenmarkswassersucht und Skoliosis. Ar. XI. 1. 144. Calcar. Silic. Hep.
Krämpfe. Annal. I. 135.
der Athmungswerkzeuge. Annal. III. 293.
hysterische. Ar. XI. 2. 113.
Lähmung der einen Seite. Annal. I. 143. Coccul. Puls. Bry. Nux. Op.
Luftrohrenentzündung, chronisch. Ar. XIV. 3. 140. Acon. Bry. Seneg. Hep. calcar. Hep. kalic.
Magenkrampf. Hyg. I. 93.
Opium - Missbrauch, dessen Folgen. Annal. III. 211. Coff. Chamom. Bell. Chin.
Scharlachfriesel, im Ausbruche zögernd. Annal. IV. 19. Chamom.

Schlagfluss. Ar. V. 3. 104. Arnic. — Ar. V. 3. 123. Arnic. Bell. Nux.
 blutiger. Ar. V. 3. 104. Arnic. Bell. Hyosc. Stram. Mercur.
Schnupfen, veraltet. Ar. IV. 3. 46.
Schwangerschafts-Beschwerden: Brechübelkeit. Ar. XII. 2. 26.
 Erbrechen. Ar. III. 3. 177. Nux. — H. Z. V. 193. — Hyg. I. 35. — P. M. I. 18. — Rau 195.
 Mutterblutfluss. Annal. I. 271.
Uebelkeit des Morgens mit Erbrechen und Brustbeschwerden. Hyg. I. 30. Sulph. Arsen. Con.
Unterleibsleiden, chronisch. Annal. II. 264. Coloc. Bry.
Veitstanz. Ar. XI. 2. 70. Nux. Puls. Coff. Ignat.
Verdauungsbeschwerden. Annal. IV. 187. Tart. emet. Nux. Puls. — Annal. IV. 191.
 mit Husten. Hyg. I. 81. Cham. Puls. Bry.
 nach zurückgetretenem Schnupfen. H. Z. I. 126. Nux. Tart. emet. Puls.
Wechselfieber. Ar. I. 1. 25. Chin. — Ar. XII. 2. 47. Nux. — Ar. XII. 2. 147. Nux. — Ar. XV. 1. 99. Puls. — Ar. XV. 1. 145. Nux. — H. Z. II. 76. Nux. — At. Br. I. 4. Nux. — Rummel 63.
 täglich. Hyg. II. 161. Nux.
 dreitägig. Annal. III. 42. Bry. — Annal. III. 44. Puls. — H. Z. I. 165. — Th. I. 179. Ignat.
 viertägig. Th. I. 43. Natr. mur. Carb. veget. — Th. I. 182. Cin.
 jeden sechsten oder siebenten Tag. Annal. II. 343.
Zehrfieber. Ar. XIII. 1. 87. Bell.

Kali carbonicum.

Asthma. Annal. IV. 81. Carb. veget. Sep. Nux.
 humidum. Annal. III. 193. Sulph. Silic. Puls.

Kreosot.

Lachesis.

Varices. Ar. XV. 1. 77.
Wasserscheu. Ar. XV. 1. 66.
Wechselfieber, täglich. Ar. XV. 2. 150. — Ar. XV. 2. 152.
dreitägig. Ar. XV. 2. 151.
viertägig. Ar. XV. 2. 151, — Ar. XV. 2. 152. Puls.
Wildfleisch. Ar. XV. 2. 143.
Zahn- und *Kopfweh.* Ar. XV. 2. 135.

Lactuca virosa.

Asthma. H. Z. I. 154. Verat. Asa. Acon.
Keuchhusten sehr häufig, mit Erbrechen. Th. I. 16.
Wassersucht. H. Z. I. 164.

Laurocerasus.

Cholera. Ar. XII. 1. 156. Ipec. Chamom. Verat. Arsen. Cupr. Cicut. — Ar. XII. 1. 166. — H. Z. IV. 216. Chin.
Herzklopfen. P. M. I. 13.
Hirnerschutterung. Annal. III. 161. Ignat. Arnic. Nux. Bell. Bry. Sulph.
Leberleiden, chronisch. Ar. XV. 3. 28.
Lungensucht, gallopirend. H. Z. I. 162. — P. M. I. 11.
Weinrausch, dessen Folgen. H. Z. IV. 279.

Ledum.

Bauchwassersucht. Ar. VI. 3. 101. Arsen. Bry.
Bluthusten. Ar. II. 1. 112. — Annal I. 114. — H. Z. I. 162.
nach Gemüthsbewegung bei der Regel. Ar. XII. 3. 145. Acon.
Flechten im Gesichte. Annal. I. 175. Mercur.
Gicht. Ar. III. 2. 39. — Ar. V. 3. 28. Mangan. acetic. — P. M. III. 11.
in den Gelenken. Ar. IV. 1. 123. Merc. Ferr. Cocc.
in den untern Gliedmassen. Ar. III. 2. 37. Nux.

Knieentzündung. Annal. I. 300. Mercur. Puls.
Lähmung, rheumatische, des Hüftgelenkes. Hyg. II. 32.
Rheumatismus in den untern Gliedmassen. Annal. IV. 322. Bry.
im Knie. P. M. I. 16. Mercur. Bry.
Schwerhörigkeit. Ar. XIV. 3. 43. — P. M. II. 91. Puls. Bell.
Wassersucht, allgemeine. Ar. VI. 2. 102. Bry. Arsen.

Lycopodium.

Abortus, Folgen desselben: soporös convulsiver Zustand. Annal. II. 326. Op. Calcar. Silic.
Aneurisma der Arteria iliaca externa. Hyg. I. 335.
Backengeschwulst. Annal. IV. 205. Calcar. Sulph.
Beinfrass. Ar. XII. 1. 93. Arnic. Silic.
Bleichsucht. Annal. I. 155. Puls. Nux. Calcar. Graph.
Blutharnen. H. Z. IV. 321. Thuya. Millefol.
mit Verstopfung. H. Z. I. 166.
Blutschwamm. Ar. VII. 2. 58. Bell. Calcar. Sep. Silic. (im Auge.)
Brustfellentzündung, chronisch. Annal. IV. 197.
Brust- (weibliche) *Knoten.* Ar. VIII. 3. 151. Sulph. Graph.
Brustwarzenwundheit. Ar. VIII. 3. 151.
Epilepsie. Annal. I. 312. Hyosc. Calcar. — Annal. II. 316. Calcar. Silic. Natr. Magnes. Natr. mur. Bell. Caust. Sulph.
des Nachts eintretend. Annal. I. 315. Silic. Calcar. Graph.
Erbrechen der genossenen Speisen. Annal. III. 168. Silic. Graph. Sulph. Phosph.
Fieber, nervös. H. Z. III. 27.
rheumatisch. Hyg. I. 39. Puls.
Flechten. Ar. XII. 1. 113. Graph. Sulph. — Ar. XII. 1.

115. Sulph. Graph. — Ar. XII. 1. 117. Sulph. — Annal. IV. 106. Sulph. Graph. Dulcam.
in den Achselhöhlen, mit Furunkeln daselbst. H. Z. V. 196.
an den Schläfen und Vorderarmen mit Weissfluss. Annal. I. 177. Calcar. Sep. Baryt. Phosph. Alumin.
Furunkeln. Annal. I. 174.
in und um die Achselhöhlen mit Flechten daselbst. H. Z. V. 196.
Fusskälte, die öfters Blähungskolik verursacht. H. Z. IV. 65.
Geschwüre. Ar. VII. 2. 52.
fistulöse, am Arme und der Achsel. H. Z. IV. 36. Silic. Calcar. Nux. Sulph. Carb. veget. Con. Acid. nitr.
an den untern Gliedmassen. Annal. II. 364. Graph. — Annal. III. 145. — H. Z. V. 195.
am Halse. Ar. VII. 2. 55.
Gesichtsabschuppung, chronisch. Hyg. I. 32. Sulph. Calc.
Gesichtsgrind. H. Z. V. 194.
Gesichtsschmerz, rheumatisch. Annal. IV. 206. Bell. Baryt.
Gicht in den Gelenken, chronisch. H. Z. IV. 278.
Harnbeschwerden, von Harngries oder Sand. Hyg. I. 32. Sassap. Petrol. Calcar. Phosph. — H. Z. III. 73.
Hautwassersucht. Annal. II. 335. Puls. Bry. Sep. Sulph. Calcar Silic.
Hodenschmerz. Annal. II. 291. Zinc. Calcar.
Hodenverhärtung mit Impotenz. Th. I. 190. Graph. Sulph.
Hypochondrie. Ar. XV. 2. 132. Nux. Sulph. Calcar. — Annal. II. 272. Calcar. Graph. Sep Silic. Con. Sulph. Phosph.
Impotenz mit Hodenverhärtung. Th. I. 190. Graph. Sulph.

Knochenauftreibung, skrophulös. Th. I. 169. Silic. Mezer.
Kolik mit Stuhlverhaltung. H. Z. IV. 248. Verat.
Kopfgrind. H. Z. IV. 37. Hepar. — H. Z. V. 193.
Kopfweh, nervös. Th. I. 154. Nux. Calcar. Sep. Bell.
periodisch. Annal. I. 321.
periodisch, mit Unterleibsleiden. Hyg. I. 37. Nux.
bei der Regel. P. M. III. 86. Magnes.
Krämpfe in den obern Gliedmassen. Ar. X. 2. 94. Sulph. Calcar.
Krätzartiger Ausschlag. Ar. XII. 2. 28. Hep. Dulcam. Rhus. Carb. veget.
mit Neigung zurückzutreten. Annal. I. 90. Mercur. Acid. nitr.
Kreuz- und *Rückenschmerz* bei geringer Bewegung. H. Z. III. 176.
Kropf. H. Z. III. 179. Staphis.
Lepra. Ar. XI. 2. 42.
Lungenentzündung. Ar. XV. 2. 131. — H. Z. II. 123.
Lungensucht. Annal. IV. 82. Sulph.
eiterig. Th. I. 90. Calcar. — Th. I. 91. Sulph. Kali. — Th. I. 99. Sulph. Sep. Phosph. Arsen. Kali. — Th. I. 102. Kali. Sep.
knotig. Ar. XV. 1. 102.
mit Leberleiden. Th. II. 204. Chin. Sep. Ammon. carbon.
Magenkrampf. Annal. III. 171. — Annal. III. 413. Nux. Stann. Sulph.
Magenkrebs. H. Z. I. 146.
Melancholie mit stätem Schweigen. Annal. IV. 45.
im Kindbette. Annal. IV. 44. Bell. Sulph. Acid. nitr.
Menstrual-Beschwerden: Unterleibsleiden und Herzklopfen. Annal. I. 155. Calcar. Graph.
Menstruation zu schwach und zu spät mit Kopfbeschwerden. Annal. II. 300. Graph.

Milchversetzung mit Unterleibsabscess. Ar. XII. 1. 105. Calcar. Sulph.

Nierensteine. H. Z. V. 195.

Ohrenfluss mit Schwerhörigkeit. H. Z. III. 14.

Rheumatismus. Annal. III. 31.

Schwäche und andere Beschwerden nach Blutverlust. Th. II. 181. Sep. Phosph. Calcar.

Schwerhorigkeit. H. Z. III. 14.

mit Kopfgrind. H. Z. III. 14.

mit Ohrenfluss. H. Z. III. 14.

Schwindel mit Erbrechen. Annal. I. 223. Bell. Con.

Skirrhöse Verhärtung der Oberlippe. Annal. I. 359. Con. Mezer. Calcar. Graph. Silic. Zinc.

Skropheln. Th. II. 159. Calcar. Sep. Silic.

Stuhlverhaltung der Säuglinge. Ar. X. 2. 70. Bry. Op. Nux. Sulph.

Syphilis mit Mercurial-Krankheit und Krätze. Annal. II. 376. Acid. nitr. Hep. Sulph. Aur. Asa. Rhus. Sassap. Chin. Arsen. Silic. Sep. Carb. veget. Mercur. — H. Z. VI. 232. Acid. nitr.

Tripper im zweiten Stadium. H. Z. I. 153. — H. Z. II. 165. Cantharid. Dulcam. Acid. nitr. Petrol.

Unterleibsleiden, chronisch. Ar. IX. 1. 105. Acid. nitr. — Ar. IX. 1. 107. Sulph. — Ar. X. 1. 128. Calcar. Magnes. mur. Sulph. — Annal. II. 263. Bry. Calcar. Arsen. Sep. — Annal. III. 14. Nux. Calcar. Natr. mur.

Varices der Unterschenkel. Annal. I. 173.

Veitstanz. Annal. II. 321. Nux. Calcar. Silic. Bovist. Caust. Sulph.

Verdauungsbeschwerden. Annal. I. 260. Sulph. Calcar. Sep. — Annal. IV. 197. Calcar. Sep.

mit sehr heftigen Blähungen. H. Z. V. 194.

mit periodischem Kopfweh. Annal. IV. 53. Nux. Sulph. Calcar. Silic.

Wassersucht, allgemeine. Ar. XV. 1. 126. Bry. — Ar XV. 1. 126. Bry. Calcar.
Weissfluss. H. Z. III. 176. Puls.
mit Unterleibsschmerz. Annal. IV. 78. Sulph. Silic.
Zehrfieber. H. Z. III. 176. Dulcam. Rhus.

Magnes arcticus.

Harnen, mühsam während langer Reisen zu Wasser. Ar. VII. 1. 85.
schmerzhaft. Ar. II. 2. 104.
Stuhlzwang. Ar. II. 2. 109.
Zahnweh. Ar. V. 1. 93.
klopfend. Ar. XV. 1. 10.

Magnes australis.

Harnabgang, unwillkührlich bei Erwachsenen. Ar. XI. 2. 79. Bell.
Kopfweh, periodisch. Ar. V. 1. 88. Nux.

Magnesia carbonica.

Augenentzündung mit Hornhautverdunkelung. Ar. X. 1. 157.
Epilepsie. Annal. II. 316. Calcar. Lycop. Silic. Natrum. Natr. mur. Bell. Caust. Sulph.
Harnabgang, unwillkührlich. H. Z. I. 162. Natr. mur.
Hernia im Hodensacke nebst Verwachsung mit den Hoden. H. Z. III. 7.
Kopfweh bei der Regel. P. M. III. 86. Lycopod.
Lepra. Ar. XI. 2. 45.
Schlingbeschwerden, chronisch. Annal. II. 251. Calcar. Acid. nitr. Sep.
Schwangerschaftsbeschwerden: Brechübelkeit. Hyg. II. 423.
Staar, grauer. H. Z. V. 149. Cannab.

Verdauungsbeschwerden der Kinder mit Durchfall und Säure. H. Z. IV. 281. Rheum. Chamom.

Zahnweh, rheumatisch. Ar. XII. 2. 82.

Magnesia muriatica.

Gebärmutterskirrhus. H. Z. I. 127.

Lepra. Ar. XI. 2. 46.

Magenentzündung, chronisch. Schroen Phosph.

Ozaena. H. Z. V. 197.

Unterleibsleiden, chronisch. Ar. X. 1. 128. Calcar. Lycopod. Sulph. — Annal. II. 262. Calcar.

Zahnen, zu langsames. Ar. XV. 1. 126.

Magnetismus animalis.

Epilepsie. Ar. XI. 2. 68. Acon. Ipec. Ignat. Coff.

Gebärmutterblutfluss nach der Entbindung. Annal. III. 422.

Manganum carbonicum.

Gicht. Ar. IX. 2. 144. — Ar. V. 3. 28. Led. (aceticum.)

Halsentzündung, chronisch. Annal. II. 208. Puls. (aceticum.)

Schwerhörigkeit. H. Z. III. 14. (aceticum.)

durch Schneutzen gebessert. H. Z. III. 14.

mit Verstopftheitsgefühl in den Ohren. H. Z. III. 14.

bei schlechtem Wetter schlimmer, mit Knallen im Ohre beim Schneutzen und Schlingen. H. Z. III. 14.

Mercurius.

Asthma. Ar. III. 1. 105. Cupr.

Augenentzündung. Annal. I. 16.

katarrhalisch mit sehr furchtsamem und heftigem Gemüthe. Hyg. II. 128. Acon. Verat. Digit. Aurum. Sep.

Fieber, gallichtes. Th. II. 202. Nux. Chamom. Digit. Sulph.
katarrhalisches. Ar. III. 19.
nervöses. Annal. II. 193. Chin. — H. Z. V. 225.
Flechten. Ar. V. 3. 44. — H. Z. I. 144. — H. Z. III. 27. Sulph. — Hyg. I. 91.
im Gesichte. Annal. I. 175. Led.
Froschleingeschwulst. At. Br. I. 8.
Gebärmutterkrebs. Annal. I. 284. Thuya. Bell. Staphis. Acid. nitr.
Gelbsucht. Th. II. 203. Chamom. Sulph.
der Neugebornen. Ar. VIII. 3. 68. Chin. Sulph.
Geschwüre, syphilitische. Ar. XI. 1. 36. Thuya. — Ar. XI. 1. 42. — Ar. XII. 3. 146. — H. Z. I. 155. — H. Z. V. 146. (vivus.) — Hyg. I. 51.
syphilitische mit Feigwarzen und Weissfluss. H. Z. V. 148. Thuya.
von Mercurmissbrauch. Ar. XII. 1. 99. Sulph. Calcar. Silic.
Gicht. Ar. XI. 3. 133. Acon. Puls. Calcar. Silic. (metallicus.) — H. Z. III. 27.
acute im Ellbogengelenke. H. Z. V. 69. Bry.
in den untern Extremitäten. Ar. III. 2. 40. Bry.
in den Gelenken. Ar. IV. 1. 123. Chin. Ferr. Coccul. Puls. Bell. Led.
Grippe. H. Z. II. 175. — H. Z. III. 44.
Halsanschwellung, äusserlich bei Scharlach. Ar. XIV. 3. 100.
Halsdrüsengeschwulst, äusserlich. Ar. VIII. 3. 80. Chamom. Dulcam.
Halsentzündung. Annal. II. 205. — Annal. IV. 165. — H. Z. V. 65. — H. Z. V. 145. Bell. — Hyg. I. 267. Bell.
katarrhalisch. H. Z. III. 26. Bell.
Nachts exacerbirend. P. M. II. 3.
Heiserkeit. Hyg. I. 36. Spong.

Masern mit heftigem Fieber und Augenentzündung bei Diarrhö. Th. II. 38. Puls. Mercur.
mit Unterleibsaffection. Th. II. 38. Puls.
Mastdarmvorfall. Annal. I. 99. Ignat.
Milchschorf mit Augenentzündung. P. M. I. 19.
Mundfäule. Annal. I. 245.
Nachtblindheit. P. M. II. 66. Bell. Digit. Hyosc. Stramon.
Ohrenfluss. H. Z. V. 231. — Bigel II. 166.
Ohrspeicheldrüsenentzündung. H. Z. V. 230. — Th. I. 146.
nach Scharlach. H. Z. V. 322.
Rhachitis. Ar. III. 7. 58. Asa. Bell. Sulph.
Rheumatismus. H. Z. III. 27.
in den untern Gliedmassen. Ar. III. 2. 42. Bry. — Bigel II. 160. Coccul.
im Knie. P. M. I. 16. Bry. Led.
Rothlauf im Gesichte nach Scharlachfriesel. Annal. III. 269.
Schamlippengeschwulst nach festem Schnüren um das Becken. H. Z I. 153. Bell.
Schanker. Ar. V. 3. 21. — Annal. II. 3. 72. — Annal. III. 213. (vivus.) — Hyg. I. 332. — Hyg. I. 383.
mit Bubo, Tripper und Feigwarzen. Annal. II. 368. Acid. nitr.
Scharlachfriesel. Hyg. I. 434. Acon. — Hyg. I. 439. Acon. Bell.
Schlagfluss, blutiger. Ar. V. 3. 104. Bell. Ipec. Stram. Arnic. Hyosc.
Schwämmchen bei Kindern. Annal. I. 245. Sulph. — Annal. II. 200. — H. Z. IV. 233. — H. Z. V. 228. — Hyg. I. 49.
mit Blutunterlaufung im Auge. Ar. VIII. 1. 90. Bell. — Ar. X. 2. 72. Acid. sulph.
Schwerhörigkeit. H. Z. III. 13.
mit Mandelgeschwulst. H. Z. III. 14.
durch Schneutzen gebessert. H. Z. III. 14.

durch Verkältung mit Ohrrauschen. H. Z. III. 14.

Staar, schwarzer, im Entstehen. Ar. V. 1. 114. Euphras.

Syphilis. Ar. I. 1. 41. — Ar. V. 3. 21. — Ar. VI. 2. 73. — Ar. VIII. 55. — Ar. XI. 1. 42. — Ar. XI. 2. 118. — H. Z. V. 225.

mit Feigwarzen. Ar. XI. 2. 119. Thuya. — Annal. II. 368. Acid. nitr.

mit Mercurial-Krankheit. Hyg. I. 384. Hep.

mit Mercurial-Krankheit und Krätze. Annal. II. 376. Acid. nitr. Hep. Sulph. Asa. Rhus. Sassapar. Chin. Arsen. Silic. Sep. Carb. veget.

mit Schossbeulen. Annal. III. 303. (vivus.)

Tripper im ersten Stadium. Annal. I. 371. — H. Z. I. 140. — Rummel in Huf. 79.

im zweiten Stadium. Annal. I. 371. Petrosel.

der Eichel. P. M. I. 9.

Unfruchtbarkeit. Ar. IV. 1. 120. Cannab. — H. Z. III. 42. Ferr. Cannab.

Unterkieferdrüsengeschwulst. Casp. Erf. 172.

Unterleibsleiden, chronisch. Annal. I. 94. Nux. Puls. Bry. — Annal. I. 162. Nux. Puls. Ferr. Bry. Arsen. Ignat. Chamom. Valerian. Bell. — H. Z. VI. 158. Nux. Puls. Sulph.

Variolen während der Eiterung. H. Z. I. 155.

Verdauungsbeschwerden. Ar. IX. 2. 97. Chamom.

Wassersucht nach Scharlach. H. Z. V. 232.

von Leberleiden. H. Z. V. 232.

Wechselfieber, dreitägig. Annal. I. 203.

Weissfluss. Hyg. II. 159.

scharf mit andern Beschwerden. Annal. I. 327. Puls. Nux.

Zahnfleisch- und *Zungenleiden* zur Katamenialzeit. Ar. XII. 2. 85. Arsen.

Zahnweh. Ar. XI. 2. 132. — Annal. I. 240. — H. Z. III. 27. — H. Z. V. 231. — Hyg. II. 227.
mit Kinnbackenkrampf. H. Z. I. 147.
mit Kopfweh. Annal. I. 235. Bry.
rheumatisch. Th. I. 188. (vivus.)
mit Speichelfluss. H. Z. I. 165.
Zunge mit Bläschen und Brenngefühl. Hyg. II. 160.
Zungenentzündung. H. Z. V. 231.
Zungengeschwüre. H. Z. V. 231.

Mezereum.

Beinfrass. Ar. VIII. 1. 43. Silic. Sabin. — Ar. IX. 3. 93. Acid. nitr. Silic. Asa. Sulph. Calcar.
Bleichsucht. Annal. I. 329. Calcar. Jod. Ferr. Acid. nitr. Stann.
Bluthusten. H. Z. V. 248.
Cholera. H. Z. II. 128. Hyosc. Arsen. Capsic. — H. Z. II. 128. Capsic. Hyosc. Staphis.
Geschwüre an den untern Gliedmassen mit Knochenauftreibung. H. Z. III. 42.
Gesichtsschmerz, nervös. Ar. X. 3. 94.
Knochenauftreibung, skrophulös. Th. I. 169. Lycopod. Silic.
Skirrhöse Verhärtung der Oberlippe. Annal. I. 359. Con. Calcar. Lycopod. Graph. Silic. Zinc.
Tripper im zweiten Stadium. H. Z. III. 181.
Wechselfieber, dreitägig. H. Z. V. 273.
Zahnweh. Ar. VI. 2. 51. — Ar. XI. 2. 134. — Annal. IV. 184. — H. Z. VI. 118.

Moschus.

Hypochondrie. Ar. II. 1. 123.
Krämpfe. Annal. IV. 296.
tonisch. Annal. I. 305. Acon. Bell. Hyosc. Op. Stramon. Sulph.

Ohnmachtsanfälle. Th. I. 56.

Schwangerschafts-Beschwerden: Schmerzen im Kreuze gegen die Schenkel herabziehend. Annal. I. 262. Acon.

Natrum carbonicum.

Epilepsie. Annal. II. 316. Calcar. Lycopod. Silic. Magnes. Natr. muriat. Bell. Caust. Sulph.

Flechten. Ar. XII. 3. 2.

am Arme. Annal. IV. 104. Bovist. Con.

Geschwüre an den Fersen. Ar. XII. 3. 3.

Gicht, knotig. Annal. IV. 94. Zinc. Sep. Phosph. Silic. Calcar. Petrol.

Krätzartiger Ausschlag am Bauche. Ar. XII. 3. 3.

Kropf. Ar. XII. 2. 30.

Lepra. Ar. XII. 3. 1.

Molenschwangerschaft. Ar. XII. 3. 1.

Sommersprossen. Ar. XII. 3. 3.

Wechselfieber. Ar. XI. 3. 44. Arnic. Aran. (sulphuricum.)

Zahnweh mit Gesichtsschmerz. Ar. IX. 3. 110. Puls.

Natrum muriaticum.

Bluterbrechen. H. Z. II. 75.

Epilepsie. Annal. II. 316. Calcar. Lycopod. Silic. Natr. Magnes. Bell. Caust. Sulph.

Flechsenverkürzung in den Kniekehlen. Ar. XII. 3. 4.

Geschwüre von Mercur-Missbrauch im Munde mit Speichelfluss. H. Z. IV. 281.

Harnabgang, unwillkührlich. H. Z. I. 162. Magnes.

Hautwassersucht mit täglichem Fieberanfalle. Th. I. 175. Arsen.

Impotenz, männliche. Ar. XIV. 2. 96.

Knieanschwellung. Annal. II. 312. Sulph.

Kopfweh, nervös. Ar. XII. 2. 175. Sulph. Sep. Phosph.

Kropf. Ar. XII. 3. 4. Calcar. Jod.

Lähmung der untern Gliedmassen mit unwillkührlichem Stuhl- und Harnabgange. H. Z. I. 155. Sulph.

Lepra. Ar. XII. 3. 4.

Lungensucht. Ar. X. 2. 96. Carb. veget. Nux. Silic. Sulph. Kali.

Milzphyskonie bei einem Wechselfieber. Th. II. 54.

Schleimüberzug beim Stuhle. Ar. XII. 3. 121.

Speichelfluss mit Mundgeschwüren von Mercur-Missbrauch. H. Z. IV. 281.

Unterleibsleiden, chronisch. Annal. III. 14. Nux. Calcar. Lycopod.

Wechselfieber. Ar. X. 1. 71. Sulph. Carb. veg. Calcar.

täglich. Annal. II. 338. — Annal. II. 339. — Annal. II. 340. Carb veg. — Annal. II. 341. — Annal. II. 341. Chin. — Th. I. 175. Arsen. — Th. I. 180. Arnic. Puls. Sulph.

dreitägig. Annal. II. 340. Carb. veg. — Annal. II. 342. — Annal. IV. 204. Nux. — Th. I. 181. Puls.

dreitägig mit Milzanschwellung. Th. II. 54. Carb. veget.

viertägig. Th. I. 43. Ipec. Carb. veget. — Th. I. 179. Arnic. — Th. II. 51.

Weissfluss. H. Z. V. 273.

Nitrum.

Bruststechen mit Beklemmung bei Phthisischen. H. Z. IV. 280.

Nitri dulcis spiritus.

Fieber, nervös mit Stupor. H. Z. IV. 266.

Kochsalz-Missbrauch, Folgen davon. Th. I. 152.

Nux moschata.

Husten, chronisch. Hyg. II. 228.

Menstruations-Mangel. Ar. XIV. 3. 17.

Nux vomica.

Aerger, dessen Folgen. Ar. X. 2. 60. Chamom. Staphisag.

Asthma. Ar. I. 1. 73. — Ar. VII. 1. 46. Bry. — Annal. I. 116. Puls Chin. Phosph. — Annal. IV. 81. Carb. veget. Sep. Kali.

complicirt. Annal. I. 325. Arsen. Puls. Sulph. — Hyg. I. 25. Acon. Coloc. Arsen. Carb. animal. Carb. veget. Phosph.

mit Convulsionen und gichtischem Leiden. Annal. I. 118. Verat. Bry. Ipec. Puls.

mit Oedem der Füsse. Ar. XV. 1. 44. Arsen. Ipec. Laches.

Atrophie eines Kindes mit Stuhlverhaltung. P. M. I. 39. Arsen. Chin. — P. M. III. 75.

Augenblutung. Ar. VI. 3. 42.

Augenentzündung. Ar. VIII. 1. 72. Bell. Euphras. Cannab. — Ar. VIII. 3. 155. Croc. Bell. Euphras. Spigel. — Annal. I. 17. — Annal. I. 77. — Annal. II. 201. Bell. Sulph. Sep.

gichtischer Art. P. M. III. 79. Bry. Bell.

rheumatisch. Ar. VI. 2. 60. Euphras. Spigel.

Bauchfellentzündung im Kindbette. Annal. I. 211. Bell. Bry.

Bauchwassersucht bei fehlender Menstruation. Hyg. I. 337. Puls.

Bleichsucht. Annal. I. 155. Puls. Calcar. Graph. Lycopod. — Hyg. I. 23. Puls. Arsen. Calcar. Phosph.

Bleikolik mit Faulfieber. H. Z. IV. 353. Verat. Coff. Op. Graph.

Bluterbrechen. Annal. II. 277. Acon. — H. Z. IV. 357.

Blutharnen. Ar. III. 2. 36. Cannab.

Bluthusten. Annal. I. 115. Acon. Arnic. — Hyg. I. 23. Sulph. Acid. phosph. Bry.

ter Flechte. Ar. XII. 3. 142. Baryt. acet. Sulph. Con.
von Speisen sogleich. Ar. III. 2. 34. — Hyg. I. 305. — Hyg. I. 306. — Rau 195.
Erfrorne Fusszehen. Ar. VI. 2. 25. Acid. phosph.
Glieder. Ar. VI. 2. 25.
Hände. Annal. I. 134. Bry.
Eyerstockentzündung. Th. II. 174. Bry. Sulph.
Fieber, entzündliches. Annal. II. 180. Acon.
gallichtes. Ar. VII. 2. 102. — Th. II. 202. Cham. Digit. Mercur. Sulph. — Rau 177.
gastrisches. Ar. IV. 3. 50. — Ar. VI. 2. 79. — Ar. VI. 2. 81. — Ar. VI. 2. 82. — Ar. VIII. 2. 58. Acon. Bell.
gastrisch-nervöses. Ar. VII. 2. 102.
katarrhalisches. H. Z. II. 108. Acon. — H. Z. I. 147. Acon. Puls. Chamom. — H. Erf. 26.
katarrhalisch-nervöses. Ar. VI. 2. 73. Bry. Rhus.
nervöses. Annal. I. 7. Acon. Bell. Op. Sulph.
nervöses mit Erethismus. Ar. VII. 2. 103.
nervöses mit Stupor. Ar. II. 1. 93. Stramon. Coccul. — Ar. II. 2. 132.
rheumatisches. Annal. I. 194. Acon. Bry.
Friesel nach Masern. Ar. XII. 2. 165.
Furunkel am rechten Oberschenkel. Annal. I. 182. Arnic.
Gebärmutterblutfluss. Ar. VIII. 3. 77. — P. M. I. 21. Chamom.
Gebärmutterentzündung. Ar. XIV. 3. 123. Acon.
im Kindbette. H. Z. V. 278.
Gebärmuttervorfall. Ar. VI. 1. 76. Aur. — Ar. VII. 1. 82. — Ar. X. 2. 62.
Geburtsschmerzen, krampfhaft. Ar. X. 2. 38.
Geisteskrankheit. Annal. I. 48. Verat. Ferr. acet. Platin. — Annal. I. 50. — Annal. I. 67. Verat. Acon. Hel-

leb. Bell. Stramon. — H. Z. VI. 209. Verat. Bell. Con. — H. Z. VI. 213. Bell.

typisch. H. Z. VI. 214. Verat. Stramon.

Gelbsucht. Ar. VI. 3. 70. Puls. Bell. Bry. — Ar. VI. 3. 74. — Annal. I. 151. Puls. Chin. — Annal. I. 153. Bell. Puls. — Annal. III. 202. Puls. — Annal. III. 203. Chamom. Puls. — Annal. III. 204. Ignat. — Hyg. I. 306.

Geschlechtstheile, innen periodisch sehr schmerzhaft. Hyg. II. 168. Bell. Puls. Arsen. Sulph. Coccul. Calcar.

Geschwülste an den Armen mit Abscessbildung. Annal. I. 248. Puls. Bry. Dulcam. Sulph. Sep. Silic.

Geschwüre, fistulöse, am Halse und den Ohren. H. Z. IV. 36. Calcar. Lycopod. Sulph. Carb. veget. Con. Acid. nitr.

an der Unterlippe. Ar. IV. 2. 22.

Gesichtsschmerz, nervös. Ar. IV. 2. 84. Bell. Bry. — Hyg. 28. Bell.

Gicht im Fussgelenke. Ar. XV. 1. 88. Laches. — Annal. I. 297. Bry. Calcar.

in den untern Extremitäten. Ar. III. 4. 37. Led.

in den Gelenken. Ar. IV. 2. 72. Arnic. Puls.

Grippe. H. Z. II. 115. — Hyg. I. 310.

Hämorrhoidalbeschwerden. Ar. XV. 1. 143. Sulph. Ignat. Sep. — Ar. VII. 2. 108. — Annal. I. 163. Bry. — Annal. I. 163. — Annal. II. 287. Graph. Silic. — H. Z. V. 277. — Hyg. I. 15. Carb. veget.

Schleim absondernd. Ar. VII. 2. 109.

Halsentzündung. Annal. III. 156. — H. Z. V. 274.

Harndrang, nächtlich, mit Blut. Ar. III. 2. 36. Cannabar.

Harnen, schmerzhaft, nach Biergenuss. H. Z. II. 59. — H. Erf. 70.

Harnverhaltung. Ar. VI. 1. 72. Aur.

mit nächtlichem Speiseerbrechen. H. Z. V. 183. Tartar. emet.
im katarrhalischen Stadium. Ar. VIII. 1. 96. — Th. I. 15.
Kindbettfieber. Ar. V. 1. 104. — Ar. V. 2. 42. Chamom. — Ar. XV. 2. 115.
Kolik. Ar. V. 1. 72. — Annal. III. 14. Rhus.
mit Stuhlverhaltung. H. Z. IV. 59. Arsen. Mercur. Sulph.
mit Stuhlverhaltung im Zusammenhange mit einer früher vorhanden gewesenen Hernia inguinalis. Annal. III. 17. Op.
Kopfweh. Annal. III. 274. Phosph. — H. Z. VI. 323. — Hyg. II. 261. Bell. — Th. II. 186. Puls. Sep.
mit Gesichtsreissen. H. Z. III. 173. Bell. Carb. veget.
halbseitig. Annal. I. 162. Puls. Ferr. Bry. Ignat. Arsen. Chamom. Valerian. Mercur. (bei einem Hydropischen.) — Ar. II. 1. 148. — Ar. XIV. 3. 79. — Annal. I. 85. — Hyg. I 355. — Th. I. 142. Sabin. Sep. Phosph. — Th. I. 184. Bell.
katarrhalisch. H. Z. V. 274.
complicirt. Annal. I. 236. Acòn. Calcar. — Annal. I. 237. Bry. Puls.
periodisch. Ar. II. 1. 148. — Ar. V. 1. 88. Magnes austral. — Ar. V. 3. 32. — Annal. III. 4. — H. Z. V. 274. — Bigel I. 231.
periodisch, mit Unterleibsleiden. Hyg. I. 37. Lycopod.
nervös. H. Z. V. 274. — Th. I. 142. Sabad. Sep. Phosph. (halbseitig.) — Th. I. 154. Calcar. Sep. Bell. Lycopod.
mit Zahnschmerz. Annal. I. 75.
Krämpfe. Ar. XII. 2. 171. — P. M. II. 14.
der Athmungswerkzeuge. Annal. III. 297. Hep.

mit Delirien. Annal. I. 200. Bell.
im Kehlkopfe. Bigel I. 308.
der Kinder. Ar. XV. 2. 119. — Annal. III. 34.
tonisch. Ar. XIV. 1. 135.
im Unterleibe. Ar. IV. 1. 122. — Ar. V. 1. 72. — Ar. VII. 2. 111. — Hyg. II. 14. Ignat. Caust. — Rummel 81.

Krampf im After. H. Z. V. 277.

Lähmung. Ar. XIV. 2. 111. Caust.
der Arme. Ar. IV. 1. 117.
nach Canthariden - Missbrauch. Th. I. 157. Camph. Arnic. Rhus. Oleand.
der untern Extremitäten. Ar. I. 1. 87. — Ar. IV. 2. 82. — H. Z. I. 155. Sulph. — H. Erf. 124.
der Gliedmassen. Annal. III. 296. Arnic. Sulph.
der einen Seite. Annal. I. 143. Coccul. Puls. Ipec. Op. Rhus. — Hyg. I. 413. Coccul.

Leberentzündung. Ar. II. 2. 123. Mercur. — Annal. I. 40. — Annal. I. 208. — Annal. I. 209. Puls.
mit nervösem Charakter. Ar. XII. 2. 177. Rhus.

Leberleiden, chronisches. Ar. II. 2. 122. Mercur. — Annal. I. 334. Calcar. Graph. Phosph. — Annal. IV. 176. Bry.

Luftrohrenentzündung. Ar. I. 1. 24.

Luftröhrenschwindsucht. Ar. I. 1. 24.

Lichtscheu. Annal. I. 78. Con.

Lungenentzündung. Annal. I. 25. Acon. — Annal. IV. 212. Acon. Bell. — Th. II. 199. Acon. Bry.
nervös. Ar. I. 2. 48. — Ar. XII. 2. 177. Acon. Bry. Rhus. — Ar. XII. 3. 129. Acon. Puls. Bry. — H. Z. III. 147. Scill. — H. Z. VI. 140. Acon. Bry. — Th. II. 171. Acon. Bell.
nervös mit Gelbsucht und Friesel. Ar. V. 3. 90. Bell. Acon.

Lungensucht. Ar. X. 2. 96. Carb. veget. Silic. Sulph. Kali. Natrum mur.

Magendrücken. Annal. II. 311.

nach Essen. Ar. II. 2. 122. Mercur.

Magenkrampf. Ar. IV. 2. 69. — Ar. XI. 2. 60. Chamom. — Ar. XII. 3. 146. — Ar. XIV. 3. 117. Sulph. — Annal. I. 252. — Annal. I. 254. Stann. Silic. — Annal. I. 257. Sulph. Calcar. — Annal. II. 281. — Annal. III. 413. Stann. Sulph. Lycopod. — H. Z. III. 92. — H. Z. V. 276. — Hyg. II. 195. Zinc. — H. Erf. 87. — H. Erf. 88. — Bigel II. 74. Puls.

mit Brustkrampf. H. Z. II. 56. Coccul.

nur nach Essen. Hyg. I. 29. Bell.

besonders nüchtern mit saurem Erbrechen. Hyg. I. 92.

mit halbseitigem Kopfweh. Annal. I. 85.

mit Speiseerbrechen nach unterdrückter Flechte. Ar. XII. 3. 142. Baryt. acet. Sulph. Con.

mit Speiseerbrechen und Unterleibsleiden. Th. II. 196. Gratiol. Carb. veget.

mit Unterleibsleiden und Kopfweh. Th. II. 197. Bell. Gratiol. Euphorb.

Markschwamm im Auge. Ar. VII. 1. 54. Bell.

Masern. Annal. II. 232. Acon.

mit nachfolgendem Friesel. Ar. XII. 2. 165.

Melancholie. Th. I. 208. Bell. Verat. Sulph.

im Kindbette. Ar. XV. 1. 128. Bell. Verat. Con.

Menstrual-Beschwerden: Kopfleiden. Hyg. I. 358. Sep.

Krämpfe im Unterleibe. Annal. I. 102. Puls. — Annal. I. 103.

Zahn- und Kopfweh. Annal. II. 246. Coff. Calcar. Sep. Chamom. Sulph. Graph.

Menstruation zu früh. H. Erf. 63.

zu früh und zu schwach mit Weissfluss, Kopfweh und Unterleibsleiden. Annal. II. 300.

Menstruations-Mangel. Hyg. I. 165.
mit Unterleibs- und Harnbeschwerden. Annal. I. 105. Puls. Bry. Platin. Capsic.
mit Zahn- und Kopfleiden, auch Krämpfen. Ar. XII. 2. 174.
Mundfäule. Annal. I. 80.
Nasenverstopfung bei Kindern. Annal. IV. 30. Sambuc.
Nesselausschlag, fieberhaft. Annal. IV. 97. Acon.
Nierenentzündung. H. Z. VI. 122. Cantharid.
Nierenschmerz. Annal. III. 284.
Ohnmachtsanfälle. Annal. I. 323. Acon. Graph.
Ohrenentzündung. Th. II. 180. Acon. Sulph.
Ohrenschmerz, periodisch. H. Z. I. 153. Puls. Chamom. Bell. Rhus.
Ohrspeicheldrüsenentzündung nach Masern. Th. II. 41. Bell.
Ohrenzwang nach Verkältung. Annal. IV. 190.
Opium-Missbrauch, dessen Folgen. Hyg. II. 164. Coff. Bell.
Orgasmus des Blutes mit Angstgefühl. Annal. III. 52. Puls. Chin. Bry. Sep.
Rhachitis. H. Z. I. 144. Bell. Calcar. Sulph.
Rheumatismus. Ar. VII. 1. 15. Acon. — H. Z. V. 279. — Hyg. I. 306.
im Arme mit Geschwulst desselben. H. Z. VI. 141. Calcar. Sulph.
in den Gliedmassen. Annal. I. 228.
in den untern Gliedmassen. Annal. I. 227. Acon. Rhus. — Rummel in Huf. 73.
Rothlauf im Gesichte. Annal. III. 149. Hep. Bry. — Hyg. I. 344. Acon. Rhus. Bell.
Rückenschmerz, periodisch. H. Erf. 67.
Säuferwahnsinn. Ar. VII. 2. 114. — Ar. XII. 1. 119. — Annal. I. 318. Bell. — Annal. IV. 454. — H. Z. III. 164. — H. Z. V. 288.

in öfteren Anfällen bei Mercurial-Siechthum. Annal. I. 331. Puls. Sep. Sulph.

Scharlach mit grossen Beschwerden in den Digestionsorganen. Annal. IV. 169. Bell.

Schenkelgeschwulst (weisse). Annal. III. 437. Acon. Rhus. Bell. Arsen. Puls.

Schlagfluss. Ar. V. 3. 120. Arnic. Bell. Ipec. — Ar. VIII. 2. 82. Arnic. — Ar. XIV. 3. 120. Arnic. — Hyg. I. 413. Coccul.

Schlangenbiss. Ar. XIII. 3. 1.

Schluchzen, krankhaftes. P. M. II. 12.

Schnupfen, stockend. Annal. IV. 31.

Schwämmchen bei einem Kinde, mit Blutunterlaufung im Auge. Annal. I. 77.

Schwangerschafts-Beschwerden: Erbrechen. Rummel 92. — Rau 196. — Ar. III. 3. 177. Ipec. — Ar. VII. 2. 107.

Erbrechen mit Speichelfluss. Hyg. II. 157.

Harndrang mit Unterleibskrämpfen. Annal. II. 294. Chamom. Bell.

Unterleibskrämpfe mit Harndrang. Annal. II. 294. Chamom. Bell.

Unterleibsleiden. Annal. I. 82. Puls. Verat.

Unterleibs- und Brustleiden. Annal. III. 175. Sep.

Schwerhörigkeit nach Erkältung. H. Z. III. 14.

Schwermuth und *Lebensüberdruss*. Hyg. II. 33.

Schwindel. Annal. IV. 188. — Hyg. I. 310.

Staar, schwarzer. Ar. XII. 2. 11.

im Entstehen. P. M. I. 58. Bell.

Stimmlosigkeit. Annal. I. 368. Puls. Droser.

Stuhlverhaltung. Ar. I. 1. 87. — Ar. XV. 1. 124. Bry. Sulph. — Hyg. II. 150. — Rummel in Huf. 83. — H. Erf. 56.

bei Kaffeetrinkern. H. Z. V. 276.

mit Kopfweh. Hyg. I. 82.

der Säuglinge. Ar. X. 2. 70. Bry. Lycopod. Op. Sulph.

der Wöchnerinnen. Ar. X. 2. 45. Bry. Op.

Stirnhöhlenentzündung bei Stockschnupfen nach Erkältung. Th. II. 179. Acon.

Tripper im ersten Stadium. Annal. I. 189. Thuya. Puls. Cannab.

an der Eichel. H. Erf. 70. Cinnab.

nach unterdrücktem Hämorrhoidalfluss. H. Z. V. 278.

Uebelkeit des Morgens. Hyg. I. 91.

mit Erbrechen des Morgens. Ar. III. 2. 125.

mit Kreuzweh und zurückgetretener Krätze. Ar. XIV. 3. 111. Psorin.

Unterleibsleiden, chronisch. Ar. I. 3. 164. — Ar. II. 2. 139. Sep. Op. Puls. Sulph. — Ar. III. 1. 89. — Ar. III. 2. 125. — Ar. IV. 1. 121. — Ar. VI. 1. 49. u. 58. — Annal. I. 88. Puls. Coccul. — Annal. I. 91. Con. Asa. Coccul. — Annal. I. 94. Mercur. Puls. Bry. — Annal. I. 162. Puls. Ferr. Bry. Arsen. Ignat. Chamom. Valerian. Mercur. Bell. — Annal. III. 14. Calcar. Lycopod. Natr. muriat. — Annal. III. 176. Sulph. Silic. — Annal. III. 177. Zinc. Sulph. Silic. — H. Z. VI. 158. Puls. Mercur. Sulph. — Hyg. I. 30. Sulph. Coloc. Phosph. — Hyg. II. 8. Caust. — Th. II. 192. Sulph. Gratiol. — Bigel I. 240. — Bigel I. 188.

mit Anschopfungen. Annal. I. 337. Graph. Calcar. Sep.

mit Kopfweh. Annal. IV. 53. Sulph. Calcar. Lycopod. Bell.

mit Physkonie der Leber. Th. II. 194. Coccul. Ignat. Kali. Lycopod. Calcar.

Veitstanz. Ar. XI. 2. 70. Puls. Coff. Ignat. Ipec. — Ar. XIV. 1. 135. — Annal. II. 321. Calcar. Lycop. Silic. Phosph. Caust. Sulph. — Annal. III. 438. Stramon.

Verdauungsbeschwerden. Annal. I. 259. — Annal. III. 274. Carb. veget. — Annal. III. 412. — Annal. IV. 187. Ipec. Tart. emet. Puls. — Annal. IV. 214. Sulph. Phosph. — H. Z. II. 113. Phosph. Calcar. — Hyg. I. 15. Bry.

mit zurückgetretenem Schnupfen. H. Z. I. 120. Tart. emet. Puls. Ipec.

mit periodischem Kopfschmerz. Annal. IV. 53. Sulph. Calcar. Sep. Silic.

Wechselfieber. Ar. V. 2. 78. — Ar. XII. 2. 47. Ipec. — Ar. XII. 2. 147. Ipec. — Ar. XII. 2. 150. Natr. Puls. — Ar. XIII. 1. 145. Ipec. — H. Z. I. 154. — H. Z. II. 76. Ipec.

mit Gelbsucht. H. Z. I. 155.

täglich. Annal. II. 343. — Hyg. I. 382. — Hyg. II. 161. Ipec. — Hyg. II. 183. Arsen. — Th. I. 40.

täglich doppelt. Th. II. 55. Puls.

dreitägig. Ar. VII. 2. 103. — Ar. V. 2. 77. — Ar. XII. 2. 35. Puls. Bry. Carb. veget. — Annal. II. 343. Puls. — Annal. IV. 204. Natr. muriat. — H. Z. I. 106. Arsen. — Hyg. II. 185. Arsen. — Hyg. II. 186. Puls. Arsen. — Hyg. II. 187. Puls. — Th. II. 55. Puls.

viertägig. Hyg. I. 79.

Weissfluss im Kindbette. Annal. II. 179. Puls.

scharf, mit andern Beschwerden. Annal. I. 327. Puls. Mercur.

Wurmbeschwerden. Annal. I. 354. Puls.

Zahnweh. Ar. IV. 2. 17. Hyosc. — Ar. IV. 2. 25. — Ar. VI. 3. 74. Bry. — Ar. VIII. 1. 95. — Ar. XI. 2. 131. — H. Z. I. 176. — H. Z. V. 275.

der Kaffeetrinker. Ar. XV. 2. 9. Acon. Chamom. Ignat. Puls.

mit Kopfweh. Annal. I. 75.

periodisch, mit Kopfweh. Annal. II. 246. Coff. Sep. Calcar. Chamom. Sulph. Graph.
rheumatisch. Ar. Br. I. 4.

Oleander.

Flechten vor und hinter den Ohren. H. Z. IV. 36.
Geisteskrankheit. Ar. II. 1. 123.
Kopfgrind. Ar. II. 1. 123. — Ar. VIII. 2. 76.
Lähmung. Ar. IV. 3. 93.
nach Canthariden - Missbrauch. Th. I. 157. Camph. Arnic. Nux. Rhus.
mit Zuckungen. Hyg. II. 140. Stramon.

Opium.

Abortus, dessen Folgen: soporös convulsiver Zustand. Annal. II. 326. Calcar. Lycopod. Silic.
Bleikolik mit Faulfieber. H. Z. IV. 353. Verat. Coff. Nux. Graph.
Brand des Armes. Annal. IV. 298. Arsen. Chin. Silic.
Brustfellentzündung mit asthmatischen Anfällen. Annal. I. 29. Acon. Bry. Nux.
Brustwassersucht mit Oedem der Füsse. Annal. I. 350. Bry. Colchic. Chin. Helleb.
Chinasiechthum. Ar. IV. 1. 129. Arnic. Verat. Bell. Bry. Trifol. Nux.
Epilepsie. Ar. XI. 2. 113. Stann. — Ar. XII. 3. 152. Stramon. Hyosc. Bell. Nux. Cupr. Agar. — Hyg. II. 184.
des Nachts eintretend. Ar. XI. 2. 112. Calcar.
Erbrechen von Koth. Ar. XV. 1. 123. Plumb. Bry. — H. Z. V. 105.
von Koth und Urin. Annal. I. 84.
Fieber, nervös mit Erethismus. Annal. I. 7. Acon. Nux. Bell. Sulph.
nervös mit Stupor. Ar. V. 1. 79 Acid. phosph. — Annal. II. 191. — Annal. II. 194.

Schwindel nach Schreck. Annal. I. 72. Acon.
Stuhlverhaltung. P. M. I. 17.
der Säuglinge. Ar. X. 2. 70. Bry. Lycopod. Nux. Sulph.
der Wöchnerinnen. Ar. X. 2. 40. Bry. Nux.
Todtenfieber. Ar. IV. 1. 111.
Unterleibsleiden, chronische. Ar. II. 2. 139. Nux. Sep. Puls. Sulph.
Wechselfieber. Ar. XV. 1. 99.
täglich. H. Z. I. 107.
Wurmbeschwerden. Annal. III. 408. Bell. Hyosc. Cina.

Ozaenin.

Brustkrebs. H. Z. III. 117.
Geschwüre an der Nase. H. Z. IV. 39. Graph. Sulph. Aur.
Mercurialkrankheit. Ar. XIV. 2. 51. Aur. Chin. Arsen.
Nasenkrebs und *Nasenpolyp.* H. Z. III. 10.

Petroleum.

Augenentzündung, skrophulös. H. Z. V. 305.
Bettpissen. Ar. XII. 3. 13.
Diarrhö bei Kindern. Th. II. 105.
schleimige. Hyg. II. 417.
Dysenterie. Th. I. 218. Sublim.
Epilepsie. H. Z. I. 161. Caustic.
Erfrorne Fusszehen. H. Z. II. 62.
Flechten. H. Z. III. 43. Sep. Calcar.
Frostbeulen. Ar. XI. 3. 75.
Geschwüre an der Unterlippe mit skirrhöser Verhärtung. Annal. II. 354. Rhus. Sep. Phosph. Sulph.
Gicht, knotige. Annal. IV. 94. Zinc. Sep. Phosph. Silic. Calcar. Natr.
Hämorrhoidalbeschwerden. Annal. III. 415.

Halsentzündung mit Geschwüren. Annal. II. 249. Bell. Sep. Carb. anim.

Harnbeschwerden von Harngries und Sand. Hyg. I. 32. Sassap. Calcar. Phosph. Lycopod.

Heiserkeit. Ar. XII. 3. 13.

Husten des Nachts. Ar. XII. 3. 13.

Kopfweh. Ar. VIII. 3. 126. Phosph. Calcar.

Lepra. Ar. XII. 3. 12.

Lungensucht. Annal. IV. 83. Phosph. Sep. Sulph.

Magenkrampf mit Hämorrhoiden. Annal. III. 415.

Ohrensausen. Annal. IV. 200.

Schwerhörigkeit. Annal. II. 244. Silic. — Annal. III. 166. Calcar.

Schwindel. H. Z. I. 162.

Süchtige Haut mit starkem Leibe. Ar. XII. 3. 108. Silic.

Träume, sehr geil, mit Unterleibsleiden. Annal. IV. 65. Silic.

Tripper im zweiten Stadium. H. Z. II. 165. Cantharid. Dulcam. Acid. nitr. Lycopod. — H. Z. V. 147.

Unterleibsleiden, chronisch. Ar. VIII. 3. 124. Calcar. Phosph.

mit Regelwidrigkeit des Geschlechtstriebes. Annal. IV. 65. Silic.

Verdauungsbeschwerden, complicirt Annal. IV. 65. Silic.

Petroselinum.

Harnen, schmerzhaft. Ar. II. 1. 24.

Tripper im ersten Stadium. Ar. II. 1. 24. — Ar. VIII. 3. 83. Copaiv. — Ar. XI. 2. 119. Copaiv. — Ar. XII. 3. 82. — Annal. III. 303.

im zweiten Stadium. Ar. IV. 2. 77. — Ar. IV. 3. 76. — Annal. I. 371. Mercur.

Phosphor.

Asthma. Annal. I. 116. Puls. Chin. Nux.
complicirt. Hyg. I. 25. Nux. Acon. Coloc. Arsen. Carb. anim. Carb. veget.
siccum. Annal. I. 126.
Bleichsucht. Hyg. I. 23. Nux. Puls. Arsen. Calcar.
Blutschwamm. Ar. IX. 3. 133. (am Finger.) — Ar. IX. 3. 133. (am Oberschenkel.)
Bräune, häutige. Ar. XV. 1. 100. Hep. Spong. — H. Z. II. 27. — H. Z. III. 26.
Brandblasen. Annal. III. 197. Silic. Sep.
Brustdrüsenentzündung mit Eiterung. Ar. VIII. 1. 28. — H. Z. II. 63.
mit bevorstehender Eiterung. H. Z. V. 307.
mit Verhärtung und Eiterung. H. Z. I. 140.
Brust- (weibliche) *Knoten.* H. Z. II. 192.
Brustwassersucht mit Hautwassersucht. Annal. IV. 309. Helleb.
Cholera. Ar. XII. 1. 135. Camph. Cupr. Verat. Arsen. Carb. veget.
dysenterica. Ar. XII. 1. 164. Acid. phosph.
Cholerine. Ar. XI. 2. 122. — Ar. XI. 3. 53.
Diarrho. H. Z. III. 26.
nach der Cholera. H. Z. VI. 56. Secal. Rheum.
chronisch. Annal. II. 257. — H. Z. III. 26. — H. Z. V. 306.
Erbrechen von genossenen Speisen. Annal. III. 168. Silic. Graph. Sulph. Lycopod.
Erfrorne Fusszehen. Annal. I. 134.
Fieber, katarrhalisch. Annal. IV. 292.
nervös mit Stupor. Ar. XII. 2. 162. Sulph.
Flechten. H. Z. V. 308.
an der Oberlippe. Annal. II. 348. Graph.
an den Schläfen und Vorderarmen mit Weiss-

fluss. Annal. I. 177. Calcar. Sep. Lycopod. Baryt. Alumin.

Friesel nach Masern. Ar. XII. 2. 165. Sulph.

Geschwüre am After mit teleangicktasischen Flekken. Hyg. I. 55. Sulph.

an der weiblichen Brust. Ar. VIII. 1. 29.

an den Unterschenkeln, aus schwarzen Blattern entstehend. Annal. III. 197. Silic. Sep.

an der Unterlippe mit skirrhöser Verhärtung. Annal. II. 354. Rhus. Sep. Sulph. Petrol.

Gesichtsschmerz, nervös. Annal. III. 410. — Th. II. 5.

Gicht. H. Z. IV. 278.

im Fussgelenke. Annal. IV. 178. Puls.

knotig. Annal. IV. 94. Zinc. Sep. Silic. Calcar. Natr. Petrol.

Haarausfallen nach Scharlach. Ar. XIV. 3. 100.

Harnbeschwerden von Harngries oder Sand. Hyg. I. 32. Sassap. Petrol. Calcar. Lycopod.

Harndrang, häufig, mit langsamem und geringem Abgange. H. Z. I. 84. Dulcam. Kali.

Herzklopfen. Ar. XII. 2. 29.

bei Unterleibsanschopfungen. Annal. I. 337.

Husten, chronisch. H. Z. I. 162.

krampfhaft mit Dispnö. Hyg. I. 338.

Hypochondrie. Hyg. I. 26. Nux. Anacard. — Annal. II. 272. Calcar. Lycopod. Graph. Sep. Silic. Con. Sulph.

Influenza. Ar. XIII. 2. 88. Mercur. Acon. Bry.

Kinnbackenkrampf mit Starrkrampf. Ar. XIV. 3. 102. Camph. Sulph.

Knochenauftreibungen. H. Z. V. 309.

Kopfgrind. H. Z. III. 179.

Kopfweh. Ar. VIII. 3. 126. — Annal. III. 3. Calcar. — Annal. III. 27. Nux.

halbseitig. Th. I. 142. Nux. Sabadill. Sep.

nervös. Ar. XII. 2. 175. Sulph. Sep. Natr. mur. —

Hyg. I. 29. Sulph. Sep. Bell. Zinc. — Th. I. 142. Nux. Sabadill. Sep.

periodisch. Th. I. 212. Carb. veg. Sep. Acid. mur.

Leberleiden, chronisch. Annal. I. 334. Nux. Calcar. Graph.

Lepra. Ar. XII. 3. 13.

Lienterie. Ar. XI. 3. 73.

Luftröhrenschwindsucht. Annal. II. 333. Carb. veget. Caust. Calcar. Kali.

Lungenlähmung. H. Z. II. 124. — H. Z. V. 198. Acon. Seneg.

Vorboten. Annal. IV. 21.

Lungenentzündung. Annal. IV. 460.

chronisch. Annal. IV. 296. Sulph.

Lungensucht. Annal. IV. 83. Petrol. Sep. Sulph.

eiterig. Annal. I. 340. — Annal. IV. 303. Puls. Sep. — Th. I. 94. Sulph. Sep. Acid. nitr. — Th. I. 99. Sulph. Lycopod. Sep. Arsen. Kali.

schleimig. Th. I. 106. Stann.

Magenentzündung, chronisch. Schrön Murias magnes.

Magenkrampf mit säuerlichem Erbrechen. H. Z. V. 148.

Magenverhärtung. H. Z. II. 63.

Masern mit grünem Durchfalle und starker Abmattung. Th. II. 38. Arsen.

mit nachfolgendem Friesel. Ar. XII. 1. 165.

mit trocknem Husten und Erbrechen. H. Z. II. 69.

mit nervösem Charakter und Diarrhö. Ar. XII. 2. 162. Sulph.

Menstrual-Beschwerden: Leibweh und Erbrechen. H. Z. III. 41.

Nachtwandelsucht. Ar. VIII. 1. 105. Bry.

Nasenpolyp. H. Z. VI. 109.

Rheumatismus. Annal. III. 30. — Annal. III. 428.

Rothlauf der Brüste bei Wöchnerinnen. Ar. X. 2. 56. Bell. Bry. Carb. anim. Silic. Fliedermuspflaster.

Scharlach, bösartig, mit Neigung zurückzutreten. Ar. XIV. 3. 99. Coff. Acon.

Schlingbeschwerden, chronisch. Ar. VIII. 1. 108. Canthorid.

Schwäche und andere Beschwerden nach Blutverlust. Th. II. 181. Sep. Calcar. Lycopod.

Schwangerschafts-Beschwerden. Hyg. II. 423. Ferr.

Staar, schwarzer. Annal. III. 8. Calcar. Silic. Acid. nitr. Caust.

anfangend. Annal. I. 79. — H. Z. I. 155. Sulph.

Starrkrampf mit Trismus. Ar. XIV. 3. 102. Camph. Sulph.

Stimmlosigkeit. Annal. I. 246.

Teleangiektasische Flecken mit Geschwüren am After. Hyg. I. 54. Sulph.

Unfruchtbarkeit. H. Z. III. 42.

Unterleibsleiden, chronisch. Ar. VIII. 3. 124. Calcar. Petrol. — Ar. X. 1. 139. Calcar. Sep. — Ar. XII. 1. 133. — Annal. II. 261. — Hyg. I. 30. Sulph. Nux. Coloc.

Veitstanz. Annal. II. 321. Nux. Calcar. Lycopod. Silic. Caustic. Sulph.

Verdauungsbeschwerden. Annal. IV. 181. Acid. nitr. — Annal. IV. 214. Nux. Sulph. — Annal. IV. 462. — H. Z. II. 113. Nux. Calcar.

Platina.

Epilepsie mit heftigem Weinen. Annal. IV. 272. Puls. Stramon.

Gebärmutterblutfluss. Ar. II. 1. 89. — Ar. VIII. 3. 77.

nach Abortus. Ar. VIII. 1. 103.

mit Gefühl von höchster Spannung im Leibe. Hyg. I. 314.

Gebärmuttervorfall. Ar. XI. 2. 54. Hep. Bell.
Geistesverwirrung. Annal. I. 48. Nux. Verat. Ferr. acet.
Kopfweh. Ar. XII. 3. 148.
Krämpfe. Ar. VIII. 1. 101.
Mania im Kindbette. Ar. XI. 2. 86.
Menstruation zu früh. Th. II. 147.
zu stark. H. Z. V. 310.
zu stark und zu zeitlich. Ar. II. 1. 90.
Menstruations-Mangel mit Unterleibsbeschwerden. Annal. I. 105. Puls. Bry. Nux. Capsic.
Nymphomanie. Annal. IV. 326. — P. M. I. 36.
Unterleibsleiden, chronisch. Ar. XV. 1. 59. Laches. Arsen. Nux.
Zahnweh, klopfend. Ar. XV. 2. 12.

Plumbum.

Erbrechen von Koth. Ar. XV. 1. 123. Op. Bry.
Stuhlverhaltung. Annal. IV. 327. (aceticum.)
mit Unterleibskrämpfen. P. M. I. 37. (aceticum.)

Psorin.

Augenliderentzündung, skrophulös mit Flechten. Th. II. 168.
Darmschwindsucht. H. Z. V. 107.
Feigwarzen am Praeputium mit Kniekehlenflechten. At. Br. I. 4.
Flechten. H. Z. II. 69. — Th. II. 168.
an den Händen. H. Z. III. 116.
am Hodensacke. H. Z. VI. 119. Autopsorin.
in den Kniekehlen mit Feigwarzen am Praeputium. At. Br. I. 4.
mit skrophulöser Entzündung der Augenlider. Th. II. 168.
Folgen von mechanischer Einwirkung. Th. II. 167. — Th. II. 168.

Geschwüre. Ar. XII. 2. 91.
bösartige. H. Z. III. 117. — H. Z. VI. 20.
im Gesichte. Ar. XIII. 2. 100.
mit Hautjucken. H. Z. II. 192.
Gesichtsgrind. Ar. XIV. 3. 132.
mit Kopfgrind. At. Br. I. 4.
Gicht in den untern Gliedmassen. Th. II. 168.
Hernia. Ar. XIV. 2. 137.
Husten mit Brustbeklemmung. H. Z. II. 113.
trocken. Ar. XII. 2. 90.
Kopfgrind. Th. II. 166.
Krätzartiger Ausschlag. Ar. XII. 2. 92. — Ar. XII. 2. 96. — Ar. XV. 1. 118. — Ar. XIII. 1. 48. — Ar. XIII. 3. 32. — Ar. XIV. 3. 131. — H. Z. I. 34. — H. Z. I. 35. Sulph. — H. Z. II. 192. — H. Z. IV. 69. — Hyg. I. 272. — Hyg. II. 272.
an den Armen. Th. II. 166.
an den Armen und der Brust. At. Br. I. 4.
an den Brustwarzen. H. Z. IV. 70. Carb. veget.
am Handgelenke mit Gliederreissen. Th. II. 167.
Kreuzweh im Gehen mit Stichen im Brustbeine. Hyg. I. 338.
Lungensucht. Ar. XIV. 3. 137. Phellandr. Cortex sambuc. intern.
eiterig. H. Z. V. 107.
im Entstehen. Hyg. II. 356. — Hyg. II. 357. Sulph. — Hyg. II. 358. Sulph.
knotig. Hyg. II. 350. Sulph. Acon.
Melancholie mit epileptischen Anfällen. Th. II. 168.
Milzverhärtung. Ar. XIV. 2. 91.
Uebelkeit des Morgens mit Kreuzweh nach zurückgetretener Krätze. Ar. XIV. 3. 111. Nux.
Unterleibsleiden, chronisch. Ar. XII. 2. 90.

Pulsatilla.

Geburtsschmerzen, falsche, mit Blutabgang. Annal. I. 107.
krampfhafte. Annal. IV. 327. — H. Z. I. 147. — H. Z. IV. 278.
zu schwach und fehlend. Ar. X. 2. 38. — Annal. II. 296. — H. Z. IV. 260. — H. Z. VI. 107.
Geisteskrankheit. Ar. IX. 1. 113. Bell. — Annal. I. 60. Stram. Hyosc. Verat.
Gelbsucht. Ar. VI. 3. 70. Bell. Nux. Bry. — Annal. I. 151. Nux. Chin. — Annal. I. 153. Nux. Bell. — Annal. III. 202. Nux. — Annal. III. 203. Chamom. Nux.
Gemüthsleiden und andere Beschwerden als Folge erlittener Kränkungen. Ar. X. 3. 99.
Geschlechtstheile, innen periodisch sehr schmerzhaft. Hyg. II. 168. Nux. Bell. Arsen. Sulph. Coccul. Calcar.
Geschlechtstriebsaufregung. P. M. II. 8.
Geschwülste an den Armen mit Abscessbildung. Annal. I. 298. Nux. Bry. Dulcam. Sulph. Sep. Silic.
Geschwüre. Annal. III. 36. Bell. Baryt. acet. Sulph.
Gesichtsschmerz, rheumatisch. Annal. IV. 191.
Gicht. Ar. IX. 2. 144. — Ar. XI. 3. 130. Acon. Rhus. Bell. — Ar. XI. 3. 133. Acon. Calcar. Silic. Mercur. — P. M. I. 80. Bry. Chin. Sulph.
im Fussgelenke. Annal. IV. 178. Rhus.
in den Gelenken. Ar. IV. 1. 123. Mercur. Ferr. Chin. Coccul. Bell. Led. — Ar. IV. 2. 72. Arnic. Nux.
Hämorrhoidalbeschwerden. Ar. III. 3. 60. Sulph.
Hämorrhoiden, fliessende. Bigel II. 143. Verat. Trifol.
Halsentzündung. Th. II. 169. — P. M. III. 4.
chronisch. Annal. II. 207. Ignat. Argent. — Annal. II. 208. Mangan. acetic.
Nachts exacerbirend. P. M. III. 4.
Scharlach vikarirend. H. Z. I. 155. Acon. Ignat.

Katalepsie. Ar. IV. 2. 64. Stramon.
Keuchhusten. Ar. VIII. 3. 84. Dulcam. Bell.
mit sehr häufigem Erbrechen. H. Z. I. 145. Nux. — H. Z. V. 311. Droser.
locker mit Brecherlichkeit. Annal. IV. 291.
Kindbettfieber. Ar. X. 2. 48. Bell. — Ar. XV. 1. 129. Bell. Bry. Rhus. Arnic.
Knieentzundung. Annal. I. 300. Mercur. Led.
Knochenauftreibung, syphilitische. H. Z. V. 148. Aur. Silic.
Kopfweh. Ar. III. 2. 117. — Th. II. 186. Nux. Sep.
halbseitig. Ar. V. 1. 94. — Annal. I. 85. Nux. — Annal. I. 162. Nux. Ferr. Bry. Ignat. Arsen. Chamom. Valer. Mercur. Thuya.
im Kindbette. H. Z. III. 109.
complicirt. Ar. V. 1. 94. — Annal. I. 237. Nux. Bry.
nervös. Ar. II. 2. 135.
periodisch. Ar. II. 2. 137. — Ar. III. 1. 87. Bell. — Annal. I. 73.
Krämpfe der Athmungswerkzeuge. Ar. XII. 2. 177. Bry.
der Kinder. H. Z. V. 200. Coff. Chamom.
tonisch. Ar. XI. 2. 112.
im Unterleibe. Ar. I. 1. 93. — Hyg. II. 160. Ignat.
Krätzartiger Ausschlag. Ar. V. 3. 44. Chamom.
Lähmung der einen Seite. Annal. I. 143. Coccul. Rhus. Op. Ipec. Nux.
Leberentzündung. Annal. I. 209. Mercur.
Lungenentzündung. H. Z. III. 92.
nervös. Ar. I. 1. 85. — Ar. XII. 3. 129. Acon. Bry. Nux.
nach unterdrücktem Friesel. Annal. I. 289. Acon.
Lungensucht. Wolf in Huf. 32. — Ar. IV. 1. 156.
eiterig. Annal. IV. 303. Phosph. Sep.
Magendrücken. Rummel in Huf. 67.

Magenkrampf. Bigel II. 74. Nux. — Casp. Erf. 170. — Rummel in Huf. 67.
mit halbseitigem Kopfweh. Annal. I. 85. Nux.

Masern. Ar. X. 1. 77. Acon. — H. Z. II. 181. Acon. — H. Z. III. 26. Phosph. — Allg. Anz. d. Deutschen 1824. 93. Acon.
Ausbruch kann befördert werden. H. Z. II. 69.
mit entzündlicher Affection der Brust. Ar. XII. 2. 161.
mit heftigem Fieber und Augenentzündung bei Diarrhö. Th. II. 38. Mercur. Chamom.
mit nachfolgendem Friesel und Wechselfieber. Ar. XII. 2. 166.
mit nachfolgendem Husten. H. Z. IV. 68. Spong.
mit Unterleibsaffection. Th. II. 38. Mercur.
zurücktretend mit Heiserkeit. H. Z. I. 154.

Menstrualbeschwerden. Annal. I. 101.
und Halsweh bei Verhärtung im Unterleibe. H. Z. III. 41. Sulph. Sep. Con.
Krämpfe im Unterleibe. Annal. I. 102. Nux. — H. Z. V. 154.
Krämpfe im Unterleibe und der Brust. Hyg. II. 193.
Wallungen nach Brust und Kopf. Ar. XII. 3. 143. Bell. — H. Z. V. 310.

Menstruationsmangel. Annal. III. 291. Graph. Sep. — H. Z. V. 310.
nach Abzehrung. Annal. I. 347. Graph. Calcar. Sulph. Silic.
mit mannigfachen Beschwerden. Annal. II. 299.
mit Congestionen nach verschiedenen Theilen. Annal. II. 298.
mit Krampfanfällen. Ar. VIII. 2. 79.
mit Unterleibs- und Harnbeschwerden. Annal. I. 105. Bry. Platin. Nux. Capsic.

Nachgeburtsverhaltung mit Blutfluss. Annal. III. 22.

Nachwehen zu heftig. Ar. VIII. 3. 79. Chamom. Bell. Coff.

Nasenbluten. H. Z. I. 147. Arnic. Chin.

Oedem der Füsse nach unterdrücktem Wechselfieber. P. M. III. 91.

Ohrenfluss nach Scharlachfriesel. Annal. III. 270.
mit heftigem Ohrenstechen. H. Z. III. 14.

Ohrensausen und Schmerz mit Eiterausfluss. Ar. XIV. 3. 13. Bell.

Ohrenschmerz, periodisch. H. Z. I. 153. Nux. Chamom. Bell. Rhus.

Ohrenentzündung. Ar. II. 1. 104. — Annal. II. 203. Acon. — Annal. IV. 35. Bry. Bell. — H. Z. V. 310.
mit Ausfluss. H. Z. III. 14.
mit nervöser Erscheinung. Ar. II. 1. 104. — Ar. V. 1. 71.

Ohrenfluss. Ar. VIII. 3. 144.
mit rheumatischen Leiden. Annal. IV. 297.

Orgasmus des Blutes mit Angstgefühl. Annal. III. 52. Chin. Nux. Bry. Sep.

Pollution nach Schwächung der Geschlechtsorgane. Annal. IV. 181.

Rheumatismus. Ar. IV. 2. 81. — Ar. V. 2. 76.
im Arme. Bigel II. 164. Arnic.
der Gliedmassen. Annal. I. 294. Arsen.
der untern Gliedmassen. Ar. XII. 2. 23.
im Ohre. H. Z. V. 310.
im Rücken und Kreuze. Annal. IV. 180. Nux. Arsen.

Rothlauf der untern Extremitäten. Casp. Erf. 171.

Rückgradsverkrümmung, Cyphosis. Annal. I. 366.

Säuferwahnsinn in öftern Anfällen bei Mercursiechthum. Annal. I. 331. Nux. Sep. Sulph.

Satyriasis. P. M. 2. 8.

Scharlachfriesel, unterdrückt, mit Entzündungsfieber und tetanischen Zufällen. Annal. II. 235. Acon. Bell.

Schenkelgeschwulst, weisse. Annal. III. 437. Acon. Rhus. Nux. Bell. Arsen.

Schlaflosigkeit. Hyg. II. 262.

Schluchzen. Ar. X. 2. 102.

Schlummersucht. H. Z. I. 155.

fieberhafte. Annal. I. 197. — H. Z. V. 247.

Schnupfen, fliessend. Annal. IV. 31.

stockend. Ar. I. 2. 129.

Schwangerschafts-Beschwerden: Erbrechen. Annal. I. 82. — Annal. III. 174.

im Gehen besser. P. M. I. 16.

Harndrang. P. M. I. 6.

Harndrang mit Unterleibskrämpfen. Rummel in Huf. 69.

Hypochonderschmerzen. P. M. I. 16. — Rummel in Huf. 69.

Lebergegend, schmerzhaft. P. M. I. 16.

Unterleibskrämpfe mit Harndrang. Rummel in Huf. 69.

Unterleibsschmerzen. Annal. I. 82. Nux. Verat.

Zahnweh. H. Z. IV. 273.

Schwefelmissbrauch. Ar. XII. 1. 126.

Schwerhörigkeit. P. M. II. 91. Led. Bell. (nach öfterem Haarschneiden.)

mit Sausen. Annal. IV. 303.

nach zurückgetretenen Masern. Ar. VIII. 3. 144.

Schwindel bei Amenorrhö. Ar. XI. 2. 112.

Staar, grauer. Ar. XV. 2. 124. Cannab. — Allg. Anz. d. Deutschen 1824. 39.

schwarzer anfangend. Ar. V. 2. 67. Bell. — Ar. VII. 1. 30. Euphras.

Starrkrampf. Ar. VII. 3. 102. Bell. Hyosc. — Ar. XI. 2. 112.

Stimmlosigkeit. Annal. I. 368. Nux. Droser.

Tripper im ersten Stadium. Annal. I. 189. Nux. Thuya. Cannab. — Annal. I. 371. Cannab. Mercur.

Unterleibsleiden, chronisch. Ar. II. 2. 139. Nux. Sep. Op. Sulph. — Annal. I. 88. Nux. Coccul. — Annal. I. 94. Nux. Mercur. Bry. — Annal. I. 162. Nux. Ferr. Bry. Arsen. Ignat. Chamom. Valer. Mercur. Bell. (mit halbseitigem Kopfweh.) Hyg. I. 312. — H. Z. VI. 158. Nux. Mercur. Sulph.

Varices am Samenstrange mit Harnröhrenschleimfluss. Messerschmied in Huf. 70.

Veitstanz. Ar. I. 3. 109. Ignat. — Ar. XI. 2. 70. Nux. Coff. Ignat. Ipec.

Verdauungsbeschwerden. Ar. IX. 2. 100. — Annal. II. 259. Bry. — Annal. IV. 187. Ipec. Tart. emet. Nux.
mit Husten. Hyg. I. 81. Cham. Bry. Ipec.
mit zurückgetretenem Schnupfen. H. Z. I. 126. Nux. Tart. emet. Ipec.

Vorsteherdrüsenentzündung. P. M. II. 38. Thuya.

Wechselfieber. Ar. XII. 2. 150. Natr. Nux. — Ar. XV. 1. 99. Ipec. — H. Z. V. 310. — Hyg. II. 188.
täglich. Th. I. 42. — Th. I. 45. — Th. I. 46. — Th. I. 47. — Th. II. 46. — Th. II. 48. — Th. II. 51. — Th. I. 180. Arnic. Natr. muriat. Sulph.
täglich doppelt. Th. II. 55. Nux.
dreitägig. Ar. VII. 3. 49. — Ar. XII. 2. 35. Nux. Bry. Carb. veget. — Annal. II. 343. Nux. — Annal. III. 44. Ipec. — Annal. III. 45. Bry. — Hyg. II. 186. Arsen. Nux. — Hyg. II. 187. Nux. — Th. I. 39. — Th. I. 181. — Th. II. 46. — Th. II. 55. Nux. — Th. II. 57.
viertägig. Ar. XV. 2. 152. Laches.
mit typischer Entzündung der einen Brust. Annal. II. 393.

Weissfluss. Annal. II. 179. Nux. (im Kindbette.) — H. Z. III. 176. Lycopod.
scharf mit andern Beschwerden. Annal. I. 327. Mercur. Nux.
in der Schwangerschaft. H. Z. I. 147.
Wurmbeschwerden. Annal. I. 354. Nux.
Zahnfleisch-Entzündung. Ar. III. 1. 83. Bell.
Zahnweh. Ar. XI. 2 133. — H. Z. V. 310. — Hyg. II. 33.
mit Asthma und Zuckungen. Annal. II. 248.
mit Gesichtsschmerz. Ar. IX. 3. 110. Natr.
der Kaffeetrinker. Ar. XV. 2. 9. Acon. Chamom. Ignat. Nux.
klopfend. Ar. XV. 2. 13.
rheumatisch. Ar. XII. 2. 23.
Zona. H. Z. I. 160.

Rheum.

Cholera bei Kindern. H. Z. IV. 281. Verat.
Diarrhö. Ar. VI. 3. 78. Aloë. Coloc.
nach der Cholera. H. Z. VI. 56. Phosph. Secal.
nach dem Kindbette mit Schmerz und Angst. Annal. II. 284.
der Kinder. H. Z. I. 176.
mit heftigem Schreien der Kinder vor der Entleerung. Ar. XI. 1. 145.
Schreien der Kinder nächtlich beim Zahndurchbruch. P. M. II. 3. — Casp. Erf. 184.
Verdauungsbeschwerden der Kinder mit Durchfall und Säure. H. Z. IV. 281. Magnes. Chamom.

Rhododendron.

Gicht. Ar. XI. 3. 44.
Hydrocele. H. Z. I. 119.
Mercurial-Krankheit. Hyg. II. 228.

Rhus.

Abstillen der Kinder erleichtert. Ar. XV. 1. 127.
Aerger, Folgen davon. Annal. IV. 189. Chamom. Acon. Bry.
Atrophie mit Durchfall bei einem Kinde. Annal. IV. 464. Calcar.
Augenentzündung. Annal. III. 166. Calcar. Silic. — Th. I. 156. Bell. Puls.
mit Oedem in der Umgegend. Annal. I. 203.
Blasenausschlag an den Extremitäten in Folge unterdrückter Menstruation. Annal. II. 345.
Blutfleckenkrankheit. Th. I. 7.
Bluthusten. Ar. II. 2. 113.
Brustfellentzündung. Annal. I. 34. Bry. Acon. Puls. Nux. Arnic. Chamom.
nervös. Ar. X. 2. 82. Acon. — Ar. XV. 1. 102. Acon.
Cholera. Annal. III. 170. Verat.
Coxalgie. H. Z. II. 192. — Hyg. II. 173.
Diarrho, chronisch. P. M. I. 39.
nach Erkältung mit Leibweh und Gliederreissen. H. Z. I. 128.
Dysenterie. H. Z. I. 145. Puls. Mercur. — H. Z. I. 145. Rhus.
nervös zur Herbstzeit. Annal. II. 285. Mercur.
Einschlafen der Hände mit Magendrücken. H. Z. V. 151.
Fieber, gallicht-nervöses. Ar. XII. 3. 126. Acon. Bry. Puls. Bell. Nux.
gastrisches. Annal. I. 5. Bry.
katarrhalisches. Ar. VI. 2. 73. Nux. Bry. — P. M. I. 17. Bry. Hyosc.
nervöses mit Erethismus. Ar. II. 1. 126. — Ar. VI. 3. 105. Sulph. — Ar. IX. 1. 102. — Ar. XII. 3. 133. Ignat. Bell. Puls. — H. Z. V. 323. — Annal. I. 11. Bell. Bry. Chin. — Annal. II. 193. Coccul.

mit Verrenkung im Schultergelenke nach mechanischer Einwirkung. Annal. I. 142. Nux. Arnic. Staphis. Asar.

cruralis eingeklemmt. Th. I. 9. Nux.

Husten mit gichtischem Knieleiden. Annal. I. 130. Chamom. Cin. Sep.

Hypochondrie. Annal. I. 89. Baryt. acet.

Kindbettfieber. Ar. XV. 1. 129. Bell. Bry. Arnic. Puls. — H. Z. I. 145. Chamom.

Kolik. Annal. III. 14. Nux.

nach genommener Speise und Getränk erneuert mit Durchfall. H. Z. IV. 277. Acon.

Kopfgrind. Annal. I. 173. — Annal. IV. 21. — Annal. IV. 341. — P. M. I. 77.

mit Augenentzündung. Annal. III. 166. Calcar. Silic.

bei Säuglingen. H. Z. V. 321.

Kopfweh, periodisch. Bigel I. 323.

periodisch nervös. H. Z. V. 151.

Krätzartiger Ausschlag. Ar. VIII. 1. 66. Arsen. — Ar. XII. 2. 28. Hep. Dulcam. Carb. veget. Lycopod. — Annal. III. 201. Sulph. Sep. — H. Z. I. 145. Staphis. — H. Z. I. 145. Sulph. Arsen.

mit ungemeiner Reizbarkeit der Haut. Hyg. I. 409. Bell. Mercur.

Lähmung. Hyg. I. 304. — Rau 187. Bry.

der Arme. Rau 189.

nach Canthariden-Missbrauch. Th. I. 157. Camph. Arnic. Nux. Oleand.

der obern Extremitäten. H. Z. V. 152. — H. Z. V. 154. Silic. Baryt.

einer Gesichtsseite. H. Z. III. 188. Caust.

mit Gliederschmerzen anfangend. Ar. XIV. 3. 96. Bry.

der Harnblase. Ar. V. 1. 100.

der einen Seite. Ar. VII. 1. 24. Coccul. Hyosc. — Annal. I. 143. Coccul. Puls. Op. Ipec. Nux. — Annal. I. 145. Coccul.

Leberentzündung, nervös. Ar. XII. 2. 177.

Lungenentzündung, nervös. Ar. I. 3. 166. Bry. — Ar. IX. 1. 102. — Ar. XII. 2. 177. Acon. Bry. Nux.

Masern, zurückgetreten. Allg. Anz. d. Deutschen 1824. 93. Bry.

Nasenbluten, besonders Nachts. Annal. II. 302.

Ohrenschmerz, periodisch. H. Z. I. 153. Nux. Puls. Chamom. Bell.

Ohrenzwang nach Verkältung. H. Z. I. 153. Chamom. Bell.

Ohrspeicheldrüsenentzündung. H. Z. I. 155.

nach Scharlach. H. Z. V. 322.

Pemphigus, chronisch. H. Z. V. 321.

Rheumatismus. Annal. III. 429.

der linken Brustmuskeln und des linken Armes. Annal. II. 307.

in den Extremitäten, auch Kopf und Ohren. Ar. VI. 1. 61.

der Gliedmassen. Ar. II. 1. 107. Bry. — Ar. VI. 1. 64.

der untern Gliedmassen. Annal. I. 227. Acon. Nux. — Bigel I. 318.

im Kopfe. Ar. XII. 2. 26.

in der Schulter, besonders Nachts. P. M. II. 34.

Rothlauf. Ar. II. 2. 71.

im Gesichte. Ar. V. 2. 63. — Annal. III. 267. Acon. — Annal. IV. 50. — H. Z. I. 144. Bell. — H. Z. III. 64. — H. Z. IV. 278. Acon. — H. Z. V. 321. — Hyg. I. 87. — Hyg. I. 268. Bell. Graph. — Hyg. I. 342. — Hyg. I. 344. Acon. Bell. Nux. — Th. I. 149. Bell.

der obern Extremitäten. Ar. XII. 2. 94.

der untern Extremitäten. Annal. II. 234. Sulph. — Ar. XII. 2. 94. — H. Z. III. 64. Graph.

Rückenmarks-Erschütterung. Ar. XII. 1. 131.

Scharlach mit Bläschen. Th. I. 6.

Schenkelgeschwulst, weisse. Annal. III. 437. Acon. Nux. Bell. Arsen. Puls.

Schlagfluss. Ar. XIV. 3. 129. Bell. Coccul.

Schrunden in der Handfläche. Annal. I. 181. Hep.

Staar, schwarzer. H. Z. I. 154.

Syphilis. Ar. VIII. 3. 84. Aur. Hep.
mit Mercurialkrankheit und Krätze. Annal. II. 376. Acid. nitr. Hep. Sulph. Aur. Asa. Sassap. Chin. Arsen. Lycopod. Silic. Sep. Carb. veget. Mercur.

Verrenkung im Fussgelenke. Annal. I. 134. Arnic.
Verstauchung. H. Z. I. 136.

Veitstanz. Ar. XI. 2. 70. Bell. Stram. Hyosc. Ignat.

Warzen. Ar. II. 3. 118. Dulcam. — Ar. VI. 2. 22. — H. Z. V. 321.

Wassersucht, allgemeine, nach Scharlachfriesel. Annal. IV. 22. Helleb. Digit. — H. Z. V. 322.

Wechselfieber, täglich. Ar. VII. 3. 51.
dreitägig mit Nesselausschlag. Annal. II. 397.
dreitägig doppelt. Annal. I. 165.

Zahnweh. Ar. II. 2. 6.
mit Kopfleiden. Th. I. 7. Coff.

Zehrfieber. H. Z. III. 176. Dulcam. Lycopod.

Zona. Ar. XII. 3. 128.

106 Ruta.

Folgen von mechanischen Einwirkungen. Hyg. II. 32.

Gesichtskupfer. Hyg. II. 33. Rhus.

Lähmung, rheumatische, des Fuss- und Handwurzelgelenkes. Hyg. II. 32.

Staar, schwarzer, anfangend. P. M. III. 24.

Sabadilla.

Bandwurm. Ar. XI. 3. 75. — Ar. XIII. 1. 84. Filix. Graph. Calcar. Fragar.

Halsentzündung. Ar. IV. 3. 120.

chronisch recidivirend. H. Z. III. 155.

Influenza. Ar. XII. 2. 100. — H. Z. VI. 117. Nux.

Kopfweh, halbseitig. Th. I. 142. Nux. Sep. Phosph.

nervös. Th. I. 142. Nux. Sep. Phosph. (halbseitig.)

Wechselfieber. Ar. XIII. 2. 88.

täglich. Hyg. II. 164.

dreitägig. H. Z. I. 106.

viertägig. Ar. IV. 1. 111.

Sabina.

Abortus, Neigung dazu. Ar. IV. 1. 118. — Ar. VI. 3. 102. Ipec. — Ar. VI. 1. 119.

dessen Verhütung. Ar. X. 3. 9. Calcar. Sulph. Silic. — H. Z. V. 152. — Rummel in Huf. 64. — At. Br. I. 4.

Beinfrass. Ar. VIII. 1. 43. Mezer. Silic.

Gebärmutterblutfluss. Ar. V. 1. 153. — Ar. X. 2. 37. Croc. — Hyg. I. 82. — Rau 183.

nach Abortus. H. Z. V. 323.

nach der Entbindung. Ar. X. 2. 44. Croc.

Geschwüre an den untern Extremitäten. Annal. I. 131. Arsen. Bell.

Gicht im Fussgelenke. H. Z. VI. 140. Arnic.

in der grossen Zehe. H. Z. I. 154. Arnic. — H. Z. VI. 109. Arnic. — H. Z. VI. 140. Arnic.

Menstrualbeschwerden: Krämpfe im Unterleibe. Hyg. II. 262.

Menstruationsmangel. H. Z. I. 8.

Menstruation zu stark nach Unterleibskrämpfen. Hyg. II. 362.

Weissfluss mit Fussgeschwüren. Annal. I. 131. Arsen. Bell.

Zahnweh, klopfend. Ar. XV. 2. 15.

Sambucus.

Asthma Millari. Ar. V. 3. 36. Bell.

Bräune, häutige. Ar. III. 1. 12. — Annal. I. 215. Acon. Spong.

Fieber mit erschöpfendem Schweisse. Ar. V. 1. 90. Chin.

Herzleiden. Ar. XIV. 2. 108.

Luftrohrenentzundung. Ar. V. 3. 35. Bell.

Nasenverstopfung bei Kindern. Annal. IV. 30. Nux.

Wechselfieber mit starkem Schweisse. Ar. V. 1. 90.

Sambuci internus cortex.

Lungensucht. Ar. XII. 2. 48. — Ar. XII. 2. 154. — Ar. XIV. 1. 7. — Ar. XIV. 3. 135. Hedera. — Ar. XIV. 2. 137. Psoric. Phelland. aq. — H. Z. III. 7.
schleimige. Th. II. 195.

Wassersucht, allgemeine. Ar. XIV. 3. 136.

Sassaparilla.

Harnbeschwerden von Harngries oder Sand. Hyg. I. 32. Petrol. Calcar. Phosph. Lycopod.

Milchschorf. Rummel in Huf. 71. — Rau 197.

Stuhlverhaltung. H. Z. VI. 117.

Syphilis mit Mercurialkrankheit und Krätze. Annal. II. 376. Acid. nitr. Hep. Sulph. Asa. Aur. Rhus. Chin. Arsen. Sep. Lycopod. Silic. Carb. veg. Mercur.

Secale cornutum.

Abortus, dessen Verhütung. H. Z. III. 172.

Bluthusten. Ar. XV. 2. 85.

Cholera. Ar. XII. 2. 121. Verat. Cupr. Camph. Arsen. Carb. veget. Ipec. Acid. hydroc. Cicut.

Cholerine. Ar. XII. 2. 120.

Diarrho. Ar. XV. 1. 95. — Annal. I. 62. — H. Z. III. 26.
nach der Cholera. H. Z. VI. 56. Phosph. Rheum.
der Kinder. Ar. XV. 1. 122.

Folgen von mechanischer Einwirkung. H. Z. III. 173.

Gebärmutterblutfluss. Ar. XV. 2. 84.
nach Abortus. H. Z. III. 173.
nach Abortus und bei Molenschwangerschaft. Ar. XV. 2. 84.
mit Auftreibung der Gebärmutter. Ar. XV. 1. 121.
nach der Entbindung. H. Z. III. 173.

Gebärmutterentzündung im Kindbette. Ar. XV. 1. 110. Arsen.
nach Stoss auf den Leib bei einer Schwangern. H. Z. III. 173.

Gebärmutterfäulniss drohend. Ar. XV. 1. 109.

Gebärmutterpolyp. Ar. XV. 2. 84.

Geburtsschmerzen, krankhaft. H. Z. III. 173.
zu schwach oder fehlend. Ar. XV. 1. 112. — Ar. XV. 1. 121. — Ar. XV. 2. 184. — H. Z. II. 158. — H. Z. III. 173. — H. Z. IV. 278.
ungeregelt. Ar. XII. 2. 81.

Keuchhusten. Ar. XV. 1. 122.

Kolik Ar. XV. 1. 121.

Krämpfe der Kinder. Ar. XIII. 2. 94. Tart. emet. Solan. Cantharid.

Menstrual-Beschwerden: Krämpfe im Unterleibe. Ar. XV. 1. 121.

Menstruation zu stark. Ar. XV. 2. 85. — Hyg. II. 170. Calcar.

Nachgeburtsverhaltung. Ar. XV. 2. 84.
mit Blutfluss. H. Z. VI. 105.

Nasenbluten. Ar. XV. 2. 85.

Schwangerschafts-Beschwerden: Waden- und Fusssolenkrampf (Nachts). Ar. XV. 1. 121.

Tripper im zweiten Stadium. Ar. XV. 2. 85.

Unterleibsleiden, chronisch. Ar. XV. 1. 121.

Weissfluss. Ar. XV. 2. 85.

Zahnen, krankhaftes. Ar. XV. 1. 121.

Senega.

Asthma. Ar. XV. 2. 140. Arsen.

Brustwassersucht. At.' Br. III. 26. Helleb. Arsen.

Grippe mit stätem Kitzeln und Brennen im Kehlkopfe und Rachen. H. Z. III. 44.

Luftröhrenentzündung, chronische. Ar. XIV. 3. 141. Acon. Ipec. Bry. Hep. calcar. Hep. kalin.

Lungenlähmung. H. Z. V. 198. Phosph. Acon.

Senna.

Schreien der Kinder mit Durchfall. Hyg. II. 164.

Sepia.

Abortus, dessen Verhütung. H. Z. I. 14. Zinc.

Abzehrung nach Masern. Annal. IV. 194. Sulph. Lycopod.

Asthma. Ar. XV. 2. 127. — Annal. IV. 81. Carb. veget. Nux. Kali.

periodisch. Annal. IV. 254. Sulph.

Augenentzündung. Ar. X. 1. 93. Spigel. Zinc. — Annal. II. 201. Bell. Nux. Sulph. — Annal. II. 202. Silic. (Blattern.) — Annal. III. 7. Sep. (mit halbseitiger Gesichtsentzündung.)

katarrhalisch mit sehr furchtsamem und heftigem Gemüthe. Hyg. II. 128. Acon. Verat. Digital. Aur. Mercur.

Bauchwassersucht (Hydrops saccatus). Annal. III. 285. Helleb. Digital. Arsen. Calcar. Silic.

Beinfrass. Annal. II. 365. Acid. nitr.
Bluthusten. Ar. XII. 2. 35. Digital.
Blutschwamm. Ar. VII. 2. 58. Bell. Calcar. Lycopod. Silic. (Hornhaut.)
Brandblasen. Annal. III. 197. Silic. Phosph.
Brustwassersucht. Ar. XII. 3. 145. Helleb. Chin. Bry.
Drüsenentzündung an dem Schenkel mit chronischem Husten und Flechten. Annal. IV. 215. Nux. Verat.
Epilepsie. Annal. II. 314. Silic. Sulph. Graph.
Flechten. Ar. XI. 1. 9. — Annal. III. 302. Sulph. — H. Z. III. 43. Petrol. Calcar. — H. Z. III. 116. — H. Z. V. 323.
an den Händen. Ar. XII. 3. 29. — Annal. I. 178. Graph. Calcar. Silic. Bovist.
an den Schläfen und Vorderarmen mit Weissfluss. Annal. I. 177. Calcar. Lycopod. Baryt. Phosph. Alumin.
Gebärmutterblutfluss. H. Z. V. 323.
Geistesverwirrung. Hyg. I. 276. Aur. Caust. Bell. Stramon. Sulph.
Geschwülste an den Armen mit Abscessbildung. Annal. I. 298. Nux. Puls. Bry. Dulcam. Sulph. Silic.
Geschwüre an den untern Extremitäten. Annal. III. 196. Graph. — Annal. III. 197. Silic. Phosph.
an den Fersen. Ar. XII. 3. 29.
an den Fingern und Zehen. Ar. XII. 3. 22.
im Gesichte. Ar. XII. 2. 100. Silic. Psorin. Sulph. Arsen. Calcar.
an der Unterlippe mit skirrhöser Verhärtung. Annal. II. 354. Rhus. Petrol. Phosph. Sulph.
Gesichtsgrind. H. Z. III. 323.
Gesichtsschmerz, rheumatisch. Annal. IV. 50. Rhus. Graph. Silic.
Gicht, knotige. Annal. IV. 94. Zinc. Phosph. Silic. Calcar. Natr. Petrol.

Hämorrhoidalbeschwerden. Ar. XV. 1. 143. Nux. Sulph. Ignat.

Halsentzündung, chronisch recidivirend. H. Z. III. 26.
mit Geschwüren. Annal. II. 249. Bell. Petrol. Carb. animal.

Hautwassersucht. Annal. II. 335. Puls. Bry. Lycopod. Sulph. Calcar. Silic.

Herzklopfen. H. Z. IV. 224.

Husten mit gichtischem Knieleiden. Annal. I. 130. Chamom. Cin. Rhus.
des Nachts. Annal. III. 427.

Hypochondrie. Ar. XIV. 3. 117. Sulph. — Annal. II. 272. Calcar. Lycopod. Graph. Silic. Con. Sulph. Phosph.

Hysterie. Annal. III. 442. Chamom. Silic.

Keuchhusten. Annal. IV. 291. — H. Z. I. 146.

Kopfgrind. Annal. II. 203. Sulph. — H. Z. III. 116.

Kopfweh. Hyg. I. 356. — Th. II. 186. Puls. Nux.
halbseitig. Hyg. I. 349. — Hyg. I. 350. — Hyg. I. 354. — Hyg. I. 355. Bell. Nux. — Hyg. I. 359. — Th. I. 142. Sabin. Nux. Phosph.
nervös. Ar. XII. 2. 175. Sulph. Phosph. Natr. mur. — Hyg. I. 29. Sulph. Bell. Phosph. Zinc. — Th. I. 142. Nux. Sabadill. Phosph. — Th. I. 154. Nux. Calcar. Bell. Lycopod. — Th. II. 10.
periodisch. Annal. II. 146. Calcar. — Th. I. 212. Carb. veget. Phosph. Acid. nitr.

Krämpfe im Unterleibe. Annal. III. 275.

Krätzartiger Ausschlag. Annal. II. 344. — Annal. II. 345. — Annal. III. 183. Sulph. Calcar. — Annal. III. 201. Sulph. Rhus. — Annal. IV. 105. — H. Z. I. 188. Sulph.
am Arme. Annal. II. 349. Ammon. Graph.
bei Keuchhusten. Th. I. 16. Sulph. Con.

Lähmung des obern Augenlides. H. Z. V. 197. Verat. Spigel. Zinc.

Lepra. Ar. IX. 3. 101. Sulph. Calcar. Silic. Graph. — Ar. XII. 3. 20.

Lungensucht. Annal. IV. 83. Phosph. Petrol. Sulph.

eiterig. Annal. IV. 303. Puls. Phosph. — Th. I. 94. Sulph. Phosph. Acid. nitr. — Th. I. 99. Lycopod. Sulph. Phosph. Arsen. Kali. — Th. I. 102. Lycopod. Kali.

mit Leberleiden. Th. II. 204. Chin. Ammon. carbon. Lycopod.

schleimig. H. Z. VI. 320.

Magenkrampf. Annal. III. 414. Bell.

Menstrual-Beschwerden: Halsweh bei Verhärtung im Unterleibe. H. Z. III. 41. Sulph. Puls. Con.

Kopfleiden. Hyg. I. 358. Nux.

Zahn- und Kopfweh. Annal. II. 246. Nux. Coff. Calcar. Chamom. Sulph. Graph.

Menstruations-Mangel. Annal. III. 291. Graph. Puls. — H. Z. V. 323.

mit Kopf- und Unterleibsleiden. Annal. III. 19. Acon. Calcar. Coloc. Graph.

Menstruation zu stark. H. Z. V. 323.

Mercurialsiechthum. Ar. XIV. 1. 138. Chin. Hep. Aur. Acid. nitr Sulph. Calcar. Graph.

Nasenbluten. Th. I. 71.

Nasenkrebs. Ar. XI. 1. 96. Sulph. Calcar. Aur.

Ohrenschmerz, periodisch. Hyg. I. 346.

Ohrspeicheldrusenentzundung von Mercur-Missbrauch. Annal. II. 203. Bell.

Orgasmus des Blutes mit Angstgefühl. Annal. III. 52. Puls. Chin. Nux. Bry.

Pollutionen nach Schwächung der Geschlechtsorgane. P. M. I. 9. Chin.

Psoasmuskelsentzündung. Th. I. 189.

Rheumatismus in Schulter und Nacken. Annal. IV. 93.

Sinnferwahnsinn in öfteren Anfällen bei Mercurialsiechthum. Annal. I. 331. Nux. Puls. Sulph.
Schamjucken. Annal. III. 439. Acon.
Schanker. Annal. IV. 203.
Schlingbeschwerden, chronisch. Annal. II. 251. Calcar. Acid. nitr. Magnes.
Schwäche und andere Beschwerden nach Blutverlust. Th. II. 151. Phosph. Calcar. Lycopod.
Schwangerschafts-Beschwerden: Unterleibsleiden. Annal. III. 173.
Unterleibs- und Brustleiden. Annal. III. 175. Nux.
Zahnweh. H. Z. IV. 274.
Skirrhose Verhärtung an der Unterlippe. H. Z. I. 164.
Skropheln. Th. II. 159. Calcar. Lycopod. Silic.
Skrophulose Disposition. Annal. II. 348. Con.
Sodbrennen. Ar. XIV. 2. 49.
Stuhlverhaltung. Ar. XII. 2. 87.
Syphilis mit Mercurialkrankheit und Krätze. Annal. II. 376. Acid. nitr. Hep. Sulph. Aur. Asa Rhus. Sassap. Chin. Arsen. Lycopod. Silic. Carb. veget. Mercur. solub.
Tonsillenverhärtung und *Anschwellung.* Annal. III. 12. Bell. Sulph. Aur.
Tripper im zweiten Stadium. Annal. I. 371. — H. Z. I. 153. Acid. nitr.
Unfruchtbarkeit mit krätzartigem Ausschlage. Annal. III. 183. Sulph. Calcar.
Unterleibsleiden, chronisch. Ar. II. 2. 139. Nux. Op. Puls. Sulph. — Ar. X. 1. 139. Calcar. Phosph. — Ar. XV. 2. 113. — Annal. II. 263. Bry. Calcar. Arsen. Lycopod.
mit Anschopfungen. Annal. I. 337. Nux. Graph. Calcar.
Verdauungsbeschwerden. Annal. II. 260. Sulph. Calcar. Lycop. — Annal. IV. 197. Calcar. Lycop. — Th. I. 30.

Warzen. H. Z. I. 176.

Wassersucht nach Wechselfieber. Th. I. 177. Arsen.

Wechselfieber. Ar. XV. 1. 102. (Pulvis Doveri.)
dreitägig. H. Z. I. 107.
mit Chinasiechthum. H. Z. VI. 90. Chin.

Weissfluss. Annal. III. 34. — H. Z. V. 324.

Wundheit der Haut in den Falten. Annal. III. 427.

Zahnweh, klopfend. Ar. XV. 2. 16.
periodisch mit Kopfschmerz. Annal. II. 246. Nux. Coff. Calcar. Chamom. Sulph. Graph.

Silicea.

Abortus, Folgen desselben: soporös convulsiver Zustand. Annal. II. 326. Op. Calcar. Lycopod.
dessen Verhütung. Ar. X. 3. 9. Calcar. Sulph. Sabin.

Abzehrung mit Amenorrhö. Annal. I. 345. Puls. Graph. Calcar. Sulph.

Aneurysma. H. Z. I. 154. Spigel Carb. veget.

Asthma humidum. Annal. III. 193. Sulph. Puls. Kali.

Augenentzündung. Annal. II. 202. Sep. — Annal. III. 166. Rhus. Calcar.

Bauchwassersucht (H. saccatus). Annal. III. 285. Helleb. Digit. Sep. Arsen. Calcar.

Beinfrass. Ar. VIII. 1. 23. — Ar. VIII. 1. 43. — Ar. VIII. 3. 77. Sulph. Calcar. — Ar. IX. 3. 93. Acid. nitr. Asa. Calcar. Mezer. Sulph. — Ar. XII. 1. 88. Arnic. Calcar. Sulph. — Ar. XII. 1. 93. Arnic. Lycopod. — Annal. II. 365. — Th. I. 149. — H. Z. III. 14.

Blutschwamm. Ar. VII. 2. 58. Bell. Calcar. Lycopod. Sep. (im Auge.)

Brand des Armes. Annal. IV. 298. Arsen. Op. Chin.

Brandblase. Ar. VIII. 1. 24. — Annal. III. 197. Sep. Phosph.

Brustdrüsenentzündung mit Eiterung. Ar. VIII. 1. 25.

Brustdrüsenfisteln. H. Z. V. 307.
Drüsenverhärtung am Unterkiefer. Ar. VII. 3. 31.
Epilepsie. Annal. II. 314. Sep. Sulph. Graph. — Annal. II. 316. Calcar. Lycopod. Natr. Magnes. Natr. muriat. Bell. Caust. Sulph. — H. Z. V. 324.
des Nachts eintretend. Annal. I. 315. Calcar. Lycopod. Graph.
Erbrechen der genossenen Speisen. Annal. III. 168. Graph. Phosph. Sulph. Lycopod.
Flechsenverkürzung in den Kniekehlen. Ar. XII. 3. 36.
Flechten an den Händen. Annal. I. 178. Graph. Calcar. Sep. Silic.
Fussschweisse. Ar. XI. 3. 36.
Geschwülste an den Armen mit Abscessbildung. Annal. I. 298. Nux. Puls. Bry. Dulcam. Sulph. Sep.
lymphatische. Th. I. 26.
Geschwüre an den Armen und Händen. Ar. IX. 3. 100.
brandige. H. Z. V. 326.
an der weiblichen Brust. Ar. VIII. 1. 26.
an den untern Extremitäten. Ar. VII. 2. 47. — Ar. VIII. 1. 23. — Ar. VIII. 3. 58. Sulph. — Ar. XIII. 1. 102. Laches. — Annal. III. 197. Sep. Phosph. — H. Z. V. 326. — Hyg. II. 263. Sulph.
fistulöse. Th. I. 24.
im Gesichte. Ar. XIII. 2. 100. Psorin. Sulph. Arsen. Sep. Calcar.
am Halse und der Achsel. H. Z. IV. 36. Calcar. Nux. Lycopod. Sulph. Carb. veget. Con. Acid. nitr.
von Mercur-Missbrauch. Ar. XII. 1. 99. Sulph. Mercur. solub. Calcar.
im Nacken. Ar. VIII. 1. 25.
am Nagelgliede. Ar. IX. 3. 96. — Ar. XII. 3. 148.
variköse. Annal. III. 200. Sulph.
Gesichtsschmerz, rheumatisch. Annal. IV. 50. Rhus. Sep. Graph.

Gicht. Ar. XI. 3. 133. Acon. Puls. Mercur. metallic. Calcar.
knotige. Annal. IV. 94. Zinc. Sep. Phosph. Calcar. Natr. Petrol.

Hämorrhoidalbeschwerden. Annal. II. 287. Nux. Graph.

Halsdrüsengeschwulst, skrophulöse. H. Z. V. 324.

Hautwassersucht. Annal. II. 335. Puls. Bry. Lycop. Sep. Sulph. Calcar.

Heisshunger. Annal. II. 254. Graph.

Hypochondrie. Annal. II. 272. Calcar. Lycopod. Sep. Silic. Con. Sulph. Phosph.

Hysterie. Annal. III. 442. Chamom. Sep. — H. Z. V. 326.

Knieanschwellung. Ar. VIII. 1. 27. — Hyg. I. 95. Staphis. Calcar.

Knochenauftreibung, skrophulös. Th. I. 169. Lycopod. Mezer.
syphilitisch. H. Z. V. 148. Aur. Puls.

Kopfgrind mit Augenentzündung. Annal. III. 166. Rhus. Calcar.

Kopfwassersucht, chronisch, mit Rückenmarkswassersucht und Skoliosis. Ar. XI. 1. 144. Ipec. Hep. Calcar.

Kopfweh mit Zahnschmerz. Annal. III. 4. Bell.

Lähmung der obern Extremitäten, anfangend. H. Z. V. 154. Rhus. Baryt.
der untern Extremitäten. Ar. XII. 3. 36.

Lepra. Ar. IX. 3. 101. Sulph. Sep. Calcar. Graph. — Ar. XII. 3. 30.

Lungensucht. Ar. X. 2. 96. Carb. veget. Nux. Sulph. Kali. Natr. muriat. — H. Z. I. 165. Chin.
der Steinhauer. Hyg. I. 61. Calcar.

Magenkrampf. Annal. I. 254. Nux. Stann.

Menstruations-Mangel mit Abzehrung. Annal. I. 347. Puls. Graph. Calcar. Sulph.

Nasengeschwüre, innen. Ar. XII. 3. 36.

Ohrspeicheldrüsenanschwellung, skrophulös. H. Z. V. 324.

Rothlauf der Brüste bei Wöchnerinnen. Ar. X. 2. 56. Bell. Bry. Carb. anim. Phosph. Fledermausspflaster.
phlegmonös am Arme. Th. I. 25.
Schlaflosigkeit. Annal. III. 441.
Schnupfen, bald fliessend, bald stockend. H. Z. II. 208.
Schwächegefühl mit Kopf- und Verdauungsbeschwerden. Annal. II. 328. Sulph.
Schwerhörigkeit. Annal. II. 244. Petrol. — H. Z. III. 14.
durch Knallen im Ohre gebessert. H. Z. III. 14.
durch Schneutzen gebessert. H. Z. III. 14.
mit Verstopftheitsgefühl im Ohre. H. Z. III. 14.
bei Vollmond verschlimmert. H. Z. III. 14.
Schwindel. H. Z. V. 324.
Skirrhose Verhärtung der Oberlippe. Annal. I. 358. Con. Mezer. Calcar. Lycopod. Graph. Zinc. — H. Z. II. 69.
Skropheln. Annal. IV. 21. Chin. Bell. Calcar. Hep. — Th. II. 159. Calcar. Sep. Lycopod.
Staar, schwarzer. Annal. III. 8. Calcar. Acid. nitr. Phosph. Caust.
Suchtige Haut bei starkem Leibe. Ar. XII. 3. 108. Petrol.
Syphilis mit Mercurialkrankheit und Krätze. Annal. II. 376. Acid nitr. Hep. Sulph. Aur. Asa. Rhus. Sassap. Chin. Arsen. Lycopod. Sep. Carb. veget. Mercur. solub.
Träume, sehr geil, mit Unterleibsleiden. Annal. IV. 65. Petrol.
Tripper im zweiten Stadium. Annal. I. 372.
Ueberbein. H. Z. VI. 288.
Unterleibsleiden, chronisch. Annal. III. 176. Nux. Sulph. — Annal. III. 177. Nux. Zinc. Sulph.
mit Regelwidrigkeit des Geschlechtstriebes. Annal. IV. 65. Petrol.

Veitstanz. Annal. II. 321. Nux. Calcar. Lycopod. Caust. Phosph. Sulph.
Verdauungsbeschwerden, complicirt. Annal. IV. 65. Petrol.
mit periodischem Kopfschmerz. Annal. IV. 53. Nux. Sulph. Calcar. Lycopod.
Verhärtung im Gesichte. H. Z. II. 61.
Weissfluss. Ar. XII. 3. 37.
mit Unterleibsschmerz. Annal. IV. 78. Lycopod. Sulph.
Wildfleisch. Annal. I. 300.
Zahnweh mit Backengeschwulst. Annal. II. 245.
klopfend. Ar. XV. 2. 17.
Zehrfieber. H. Z. III. 22. Sulph.

Solanum nigrum.

Krämpfe der Kinder. Ar. XIII. 2. 94. Tart. emet. Cantharid. Secal.
Kriebelkrankheit. Ar. XI. 1. 93. — Ar. XI. 3. 41. — H. Z. I. 24. — H. Z. II. 74. — H. Z. III. 48.
Wassersucht nach Wechselfieber. Th. I. 178. Arsen.

Spigelia.

Aneurysma. H. Z. I. 154. Carb. veget. Silic.
Augenentzündung. Ar. VIII. 3. 155. Croc. Bell. Nux. Euphras. — Ar. X. 1. 93. Zinc. Sep.
rheumatisch. Ar. VI. 2. 60. Euphras. Nux.
Augenschmerz, nervös. Ar. I. 3. 176.
Gesichtsschmerz, nervös. Ar. VIII. 1. 20. — Ar. XI. 3. 44.
Grippe mit Gesichtsschmerz. H. Z. II. 115.
Herzleiden. Ar. X. 1. 159. Calcar. Hyosc.
mit Brustkrampf. H. Z. III. 110.
Kopfweh, periodisch. Ar. XI. 3. 44.
Krämpfe der Athmungswerkzeuge mit Herzleiden. H. Z. III. 110.

Lähmung des obern Augenlides. H. Z. V. 197. Verat. Sep. Zinc.
Staar, grauer. Ar. XII. 2. 178. Bell. Stramon.
Wurmbeschwerden. P. M. III. 5.
Zahnweh. H. Z. VI. 17.
klopfend. Ar. XV. 2. 17.

Spongia.

Asthma mit Amenorrhö. Annal. III. 425. Calcar.
Bräune, häutige. Ar. V. 2. 146. Acon. Hep. — Ar. VI. 1. 70. Hep. — Ar. VI. 2. 65. Acon. Hep. — Ar. VI. 2. 68. Acon. Hep. — Ar. VIII. 1. 71. Acon. Hep. — Ar. VIII. 3. 138. Hep. — Ar. XV. 1. 100. Phosph. Hep. — Ar. XV. 3. 41. — Annal. I. 215. Acon. Sambuc. — Annal. II. 220. Acon. — Annal. III. 151. Acon. Hep. — Annal. III. 152. Acon. — Annal. IV. 37. Acon. — Annal. IV. 38. Acon. — H. Z. III. 26. Hep. — H. Z. III. 115. Acon. Hep. Sulph. — H. Z. V. 84. Hep. — Hyg. I. 19. Acon. Hep. — Hyg. II. 22. Acon. Hep. — Hyg. II. 28. Acon. Hep. — Hyg. II. 214. Hep. — Th. I. 196. Acon. Hep. — Th. II. 201. Acon. Hep. — Th. II. 202. Acon. Hep.
Coxalgie mit Abscessbildung. At. Br. III. 26. Mercur. Hep. Arsen.
Drüsengeschwulst. Ar. I. 1. 26. Con.
Fieber, katarrhalisch. Ar. VI. 1. 70. Hep.
Heiserkeit. Hyg. I. 36. Mercur. solub. — Hyg. I. 40.
Hodengeschwulst und *Verhärtung.* H. Z. IV. 323. Clemat. Aur. — H. Z. VI. 17.
Hodenentzündung. Th. II. 170. Acon. Arnic.
Husten, chronisch. Rummel 94. Stann. Chin.
Kehlkopfschwindsucht. Annal. I. 147. Bell. Hep. Droser.
Luftröhrenentzündung. H. Z. V. 129. Acon.
chronisch. H. Z. VI. 17.

Masern mit bräuneartigen Zufällen. Th. II. 38. Acon. Hep.
mit entzündlicher Affection der Brust. H. Z. IV. 68. Acon.
mit nachfolgendem Husten. H. Z. IV. 68. Chamom. Puls. Hyosc.
Wechselfieber, dreitägig. Ar. VII. 3. 51. Antim. crud.

120 **Squilla.**

Brustfellentzündung. Annal. I. 118. — H. Erf. 32.
nervös mit vielem Schleimauswurfe. Ar. IX. 2. 142.
Fieber, gastrisch. Annal. II. 184. Acon. (mit Seitenstechen.)
katarrhalisch. Ar. IX. 2. 142. Acon.
Grippe mit feuchtem Husten. H. Z. II. 157.
Husten, chronisch. H. Z. V. 323.
Lungenentzündung, Hyg. II. 214.
nervös. H. Z. III. 147. Nux.

121 **Stannum.**

Bandwurm. Hyg. I. 407.
Bleichsucht. Annal. I. 329. Mezer. Calcar. Jod. Ferr. Acid. nitr.
Epilepsie. Ar. XI. 2. 113. Op. — Casp. Erf. 185.
Gesichtsschmerz, nervös. H. Z. III. 116.
Grippe mit feuchtem Husten. H. Z. II. 157.
Husten, chronisch. Annal. IV. 342. — Rummel 94. Spong. Chin.
Krämpfe im Unterleibe. P. M. I. 79.
Lähmung der einen Seite. Annal. IV. 342. Bell. Stramon. — H. Z. V. 154. Caustic.
Lungensucht. Ar. I. 1. 119. — Ar. II. 2. 86. — Ar. III. 1. 95. — Annal. I. 150. — Th. I. 111. — Th. II. 205. Ammon. carbon. — Th. II. 206. Kali. — Th. I. 120.

eiterig. Ar. IV. 1. 159. — Annal. II. 334. Arsen. — P. M. I. 87. Arsen.
gallopirend. P. M. I. 87. Arsen.
schleimig. Annal. I. 149. — Annal. IV. 334. — Th. I. 106. Phosph. — P. M. I. 56.

Magenkrampf. Annal. I. 254. Nux. Silic. — Annal. III. 413. Nux. Sulph. Lycopod. — Annal. IV. 342. — P. M. I. 78.

Schleimschwindsucht. H. Z. II. 108. — Hyg. I. 22. Arsen. Calcar.

Stuhlverhaltung. Ar. XV. 3. 42.

Weissfluss. Annal. IV. 342. — P. M. I. 79.

Staphisagria.

Aerger, dessen Folgen. Ar. X. 2. 60. Chamom. Ignat. Nux.

Backen, innen Aftergebilde, auch am Zahnfleische. Annal. I. 81.

Cholera. H. Z. II. 128. Hyosc. Capsic. Mezer.

Flechten. Ar. I. 3. 170. Clemat. Rhus.

Gebärmutterkrebs. Annal. I. 281. Bell. Mercur. Thuya. Stann.

Geschwüre im Munde. H. Z. I. 155. Borax.

Gesichtsschmerz, nervös. Th. I. 187.

Harnverhaltung. Ar. VII. 2. 48.

Hernia mit Verrenkung im Schultergelenke nach mechanischer Ursache. Annal. I. 142. Nux. Rhus. Arnic. Asar.

Knieanschwellung. Hyg. I. 95. Silic.

Kopfgrind. Annal. I. 356. — H. Z. VI. 18.

Krätzartiger Ausschlag. H. Z. I. 145. Rhus.

Kropf. H. Z. III. 179. Lycopod.

Mercurialkrankheit. P. M. II. 71. Hep. Acid. nitr. Carb. veget.

Rückgradsverkrümmung (Cyphosis). Ar. VII. 2. 49. Sulph. Cicut.

Schwerhorigkeit mit Mandelgeschwulst von Mercur-Missbrauch. H. Z. III. 14.

Skorbut. Ar. VII. 1. 87.

Skropheln mit Brustleiden. Casp. Erf. 180.

Wechselfieber. P. M. II. 68.

dreitägig mit Skorbut. Annal. II. 397.

Zahnfleisch- und *Backenaftergebilde.* Annal. I. 81.

Zahnweh. Ar. XI. 2. 133. — H. Z. VI. 18.

Stramonium.

Brustfellentzündung, typhös. Ar. IX. 2. 142. Bell. Rhus.

Epilepsie. Ar. XII. 3. 152. Hyosc. Bell. Nux. Cupr. Op. Agaric. — Ar. I. 1. 95. Bell.

mit heftigem Weinen. Annal. IV. 272. Puls. Platin.

Fieber, gastrisches, mit Zucken in den Armen und Fingern. Annal. I. 195. Bry.

nervöses nach der Cholera. Ar. XII. 1. 161. Bry. Rhus. Hyosc. Coccul. — Ar. XII. 2. 124. Bell. Hyosc. Carb. veget. Op.

nervöses mit Stupor. Ar. XII. 1. 93. Coccul. Nux.

typhöses. H. Z. VI. 19.

typhöses mit Hautwassersucht nach Scharlachfriesel. Annal. II. 241. Hyosc. Verat. Carb. animal.

Gehors- und *Gesichtstäuschungen.* Th. I. 56.

Geistesverwirrung. Ar. IV. 1. 102. Verat. Hyosc. — Ar. IX. 3. 170. — Annal. I. 63. Hyosc. Puls. Verat. — Annal. I. 67. Verat. Acon. Helleb. Nux. Bell. — Annal. I. 230. Hyosc. — Annal. III. 270. — Annal. IV. 312. Hyosc. Carb. veget. — Annal. IV. 334. — Hyg. I. 276. Aur. Caust. Sep. Bell. Sulph. — Rau 191.

bei Trunkenbolden. H. Z. II. 113.

typisch. H. Z. VI. 214. Verat. Nux.

Gesichtsschmerz, nervös. Hyg. 29. Bell.

Gesichts- und Gehorstäuschungen. Th. I. 56.

Hautwassersucht nach Scharlachfriesel mit typhösem Fieber. Annal. II. 241. Hyosc. Verat. Carb. animal.

Influenza mit Hirnreizung. Annal. IV. 281. Acon. Arnic.

Katalepsie. Ar. IV. 2. 64. Puls.

Krampfe. Ar. I. 1. 96. Arsen. Bell. — Ar. II. 1. 87. — Annal. I. 303. Bell. Tart. emet. — H. Z. I. 147.

der Kinder. Ar. XIV. 3. 108. Bell.

tonisch. Annal. I. 305 Acon. Bell. Hyosc. Op. Sulph. Mosch. — Annal. I. 309. Aconit.

Lähmung des obern Augenlides. H. Z. I. 146. Chamom. Verat. Caust.

der einen Seite. Annal. IV. 342. Bell. Stann.

der einen Seite mit Zuckungen. Hyg. II. 140. Oleand.

Masern mit ängstlichen Delirien. Th I 57.

Mania im Kindbette. H. Z. II. 114.

timida. H. Z. II. 114.

Nachtblindheit. P. M. II. 66. Puls. Mercur. Digit. Hyosc.

Niessen, krankhaftes. Ar. XI. 2. 65. Bell.

Säuferwahnsinn. Ar. XIV. 2. 107. — H. Z. III. 164. — Th. I. 54.

Schlagfluss, blutiger. Ar. V. 2. 104. Bell. Ipec. Arnic. Hyosc. Mercur.

Schluchzen. Ar. XI. 2. 65. Bell. Hyosc.

Staar, grauer. Ar. XII. 2. 178. Spigel. Bell.

Veitstanz. Ar. II. 1. 87. — Ar VII. 2. 73. — Ar. VII. 2. 76. Chin. — Ar. VIII. 1. 71. Asa. Bell. Ignat. — Ar. XI. 2. 70. Bell. Hyosc. Ignat. Rhus. — Annal. I. 141. Asa. Chamom. Hyosc. — Annal. III. 438. Nux. — H. Z. II. 114. — H. Z. III. 5. Sulph.

Sublimatum.

Dysenterie. Ar. VI. 3. 79. — Ar. X. 1. 70. — Ar. XI. 3. 44. Sulph. — Ar. XV. 1. 96. — Annal. IV. 323. Coloc. — H. Z. I. 145. — H. Z. IV. 278. — H. Z. V. 233. — Th. I. 217. — Th. I. 218. Petrol. — Th. I. 219. Sulph. — Rummel in Hof. 64. — P. M. I. 16.

Fussgeschwulst mit grosser Schwäche nach Ruhe. Th. I. 219. Chin.

Mundfäule. Hyg. II. 214. (Holzsäure äusserlich.)

Schanker. Hyg. I. 84. — Hyg. I. 387.

Syphilis. Hyg. I. 84.

Sulphur.

Abortus, dessen Verhütung. Ar. X. 3. 9. Calcar. Sabin. Silic.

Abzehrung. Annal. IV. 195. Calcar.

mit Amenorrhö. Annal. I. 345. Puls. Graph. Calcar. Silic.

mit Engbrüstigkeit. H. Z. VI. 249. Acon.

nach Masern und dabei stattgefundenem Campher-Missbrauche. Annal. IV. 194. Sep. Lycopod.

Asthma humidum. Annal. III. 193. Silic. Puls. Kali.

complicirt. Annal. I. 325. Arsen. Nux. Puls.

mit Ohrenfluss bei einem Kinde. Annal. I. 291.

periodisch. Annal. IV. 254. Sep.

Augenentzündung. Ar. II. 2. 103. — Annal. I. 16. — Annal. II. 199. — Annal. II. 201. Bell. Nux. Sep. — Annal. III. 5. — Annal. III. 6. Bell. Calcar. — Annal. III. 165. Vaccinin. — H. Z. II. 56. Acon. Bell. — Th. I. 202. Acon. Bell.

gichtischer Art. H. Z. IV. 280. Bell.

mit Hornhautgeschwüren. Ar. II. 2. 102.

nach mechanischer Einwirkung. Annal. II. 198. Calcar.

der Neugebornen. Ar. X. 2. 63. Acon. Calcar.

skrophulöser Art. Ar. XII. 1. 132. — Annal. I. 75. Bell. Baryt. acet. — Annal. II. 199. Graph. Acid. nitr. — H. Z. V. 21.

Augenlidknoten. Annal. IV. 257.

Backengeschwulst. Annal. IV. 205. Lycopod. Calcar.

Bauch, dick und aufgetrieben, bei kleinen Kindern. Annal. II. 402.

Beinfrass. Ar. VIII. 3. 77. Calcar. Silic. — Ar. IX. 3. 93. Acid. nitr. Silic. Asa. Calcar. Mezer. — Ar. XII. 1. 188. Arnic. Silic. Calcar. — Annal. I. 184. Asa. Acid. nitr. Acid. phosph.

Blähungsbeschwerden. Hyg. I. 74. Carb. veget.

Bluterbrechen bei Anschopfung der Leber und Milz. Ar. XIII. 3. 155.

Bluthusten. Ar. XIV. 3. 101. Acon. Bry. Bell. — Annal. IV. 455. Bismuth. — Hyg. I. 23. Acid. phosph. Bry. Nux.

Brustfellentzündung mit asthmatischen Anfällen. Annal. I. 30. Acon. Bry. Nux. Arsen.

Brust- (weibliche) *Knoten.* Ar. VIII. 3. 151. Graph. — Annal. IV. 261.

Brustwarzenwundheit. Ar. VIII. 3. 148. Graph. — Ar. VIII. 3. 151. Lycopod. Graph.

Brustwassersucht. Hyg. I. 301. Digit. Mercur. solub. Chin.

Cholera. Annal. III. 60. — Annal. III. 71. Arsen.

Coxalgie. H. Z. II. 74. — H. Z. II. 192. — Hyg. II. 165. Puls.

Darmgeschwüre. H. Z. II. 151. Arsen.

Diarrhö mit Augenentzündung. Ar. III. 2. 117.
chronisch. Annal. II. 283. — H. Z. VI. 23.
mit Darmgeschwüren. H. Z. II. 151. Arsen.
nach Erkältung. P. M. III. 4.
nächtlich. Annal. III. 170. Acid. nitr. — Annal. III. 180. — P. M. III. 5.

Drüsengeschwülste. H. Z. IV. 263.

mit Wassersucht nach Scharlach. Ar. XV. 2. 114.

Dysenterie. Ar. XI. 2. 111. — Ar. XI. 3. 44. Sublim. — Annal. I. 97. Mercur. solub. — H. Z. I. 145. — Th. I. 219. Sublim.

Epilepsie. Ar. IV. 2. 62. — Ar. XI. 2. 98. — Ar. XII. 3. 83. — Annal. II. 314. — Annal. II. 316. Calcar. Silic. Lycopod. Natr. Magnes. Natr. muriat. Bell. Caust.

Erbrechen, chronisches, der sauer schmeckenden Speisen. Annal. I. 248. Ipec. Nux. Verat.

der Kinder. Annal. II. 402.

der genossenen Speisen. Annal. III. 168. Silic. Graph. Phosph. Lycopod.

von Speisen mit Magenkrampf nach unterdrückter Flechte. Ar. XII. 3. 142. Nux. Baryt. acet. Con.

Erfrorne Glieder. Ar. VI. 2. 25. Thuya. Ignat.

Eyerstockentzündung. Th. II. 174. Nux. Bry.

Feigwarzen. H. Z. V. 97. Thuya. Acid. nitr.

Fieber, gallichtes. Th. II. 202. Nux. Chamom. Digit. Mercur. solub.

nervöses mit Erethismus. Ar. VI. 3. 105. Rhus. — Annal. I. 7. Acon. Nux. Bell. Op. — Annal. I. 197. Hyosc. Chamom. Calcar.

nervöses mit Stupor. Ar. XII. 2. 162. Phosph.

typhöses. Ar. VI. 3. 106. Rhus. Chin.

Flechten. Ar. XII. 1. 113. Graph. Lycopod. — Ar. XII. 1. 115. Graph. Lycopod — Ar. XII. 1. 117. Lycopod. — Annal. III. 302. Sep. — Annal. III. 440. Dulcam. Graph. — Annal. III. 441. Rhus. Dulcam. — Annal. IV. 106. Lycopod. Graph. Dulcam. — H. Z. I. 176. — H. Z. III. 27. Mercur. solub. — H. Z. VI. 19. — Hyg. I. 49. — Hyg. I. 50. Graph. — Hyg. I. 273. Graph. — Hyg. II. 268. — Hyg. II. 271.

im Gesichte. At. Br. I. 4.
an der Stirne. Ar. XIV. 2. 107.
Folgen von mechanischer Einwirkung. Annal. IV. 253. Arnic.
Friesel nach Masern. Ar. XII. 2. 158. Bell. — Ar. XII. 2. 165. Phosph.
Frostbeulen. Annal. IV. 261.
Furunkeln. Ar. IX. 3. 59. Bell. — Hyg. I. 88.
am Gesässe. Ar. XV. 2. 115.
Gedächtnissschwäche. Annal. IV. 46 Calcar.
Geistesverwirrung. Annal. IV. 46. Calcar. — Hyg. I. 276. Aur. Caust. Sep. Bell. Stramon.
Gelbsucht. H. Z. II. 150. — Th. II. 203. Chamom. Mercur. solub.
nach der Cholera. H. Z. III. 141.
der Neugebornen. Ar. VIII. 3. 68. Chin. Mercur.
Geschlechtstheile, innen periodisch sehr schmerzhaft. Hyg. II. 168. Nux. Bell. Puls. Arsen. Coccul. Calcar.
Geschwülste an den Armen mit Abscessbildung. Annal. I. 298. Nux. Puls. Dulcam. Sep. Silic.
Geschwüre. Ar. VIII. 1. 109. — Annal. III. 36. Puls. Bell. Baryt. acet. — H. Z. VI. 20.
am After mit teleangiektasischen Flecken. Hyg. I. 55. Phosph.
an den Armen und Händen. H. Z. II. 64.
brandig. H. Z. II. 59.
an der weiblichen Brust. H. Z. V. 308. - Hyg. I. 316.
an den untern Extremitäten. Ar. VIII. 3. 58. Silic. — Ar. XI. 2. 115. — Annal. IV. 26. — Hyg. II. 263. Silic. — At. Br. I. 4.
fistulöse. Ar. VIII. 1. 109. Antimon. crud.
fistulöse am Halse und der Achsel. H. Z. IV. 36. Silic. Calcar. Nux. Lycopod. Carb. veget. Con. Acid. nitr.

im Gesichte. Ar. XIII. 2. 100. Silic. Psorin. Arsen. Sep. Calcar.
von Mercur-Missbrauch. Ar. XII. 1. 99. Mercur. solub. Calcar. Silic. — Annal. I. 243. Op. Hep.
am Nagelgliede. Annal. II. 363. — Annal. IV. 261. — Annal. IV. 323. — P. M. I. 19.
an der Nase. H. Z. IV. 39. Graph. Aur. Ozaen.
syphilitische mit Krätze. Ar. XI. 2. 116. Aur. Acid. nitr.
an der Unterlippe mit skirrhöser Verhärtung. Annal. II. 354. Rhus. Sep. Petrol. Phosph.
variköse. Annal. III. 200. Silic.

Gesichtsabschuppung, chronisch. Hyg. I. 32. Calcar. Lycopod.

Gesichtsgrind. H. Z. III. 116.
mit Kopfgrind. H. Z. IV. 261.

Gicht. Ar. IX. 1. 144. — Ar. XV. 2. 120. — Annal. IV. 259. — P. M. I. 80. Bry. Puls. Chin. — H. Z. II. 68.
im Finger. H. Z. I. 147.

Haarausfallen nach Scharlachfriesel. Annal. IV. 21. Calcar. Graph.

Hämorrhoidalbeschwerden. Ar. III. 3. 60. Puls. — Ar. XV. 1. 143. Nux. Ignat. Sep. — Annal. I. 268. Acon. — Annal. II. 290. Rhus. — H. Z. VI. 23.

Halsentzündung, chronisch. H. Z. VI. 115.

Harnfistel. H. Z. II. 59.

Hautjucken und Brennen Nachts. Rummel in Huf. 71.

Hautwassersucht. Annal. II. 325. Puls. Bry. Lycopod. Sep. Calcar. Silic.
mit Brustkrämpfen. Th. I. 204. Helleb. Arsen.

Heiserkeit. Annal. III. 292.
nach Masern. Ar. XII. 2. 160.

Hernia. Ar. XV. 2. 119. Chamom. — Ar. XV. 2. 162. Acon.

Herzklopfen. Ar. VII. 2. 115. Acon.

Herzleiden. Hyg. I. 37. Acon. Puls.
Hirnentzündung. Ar. XV. 2. 24. Bell. Bry. Helleb.
nach vertriebenem Ohrenflusse. Annal. IV. 298.
Hirnerschütterung. Annal. III. 161. Ignat. Arnic. Nux. Bell. Lauroceras. Bry.
Hoden, in der Scheidenhaut Wasseransammlung mit Anschwellung der Samenvenen. Hyg. I. 89. Arnic. Con.
Hodenverhärtung mit Impotenz. Th. I. 190. Lycopod. Graph.
Hornhautverdunkelung. H. Z. VI. 21.
Husten, chronisch. Ar. XV. 2. 127. Ipec. Chin. Nux. — Annal. III. 23. Puls. Ignat. — Annal. IV. 207.
mit Erbrechen. H. Z. III. 64. Ipec.
nach Lungenentzündung. Annal. IV. 460. — Hyg. I. 267.
Hypochondrie. Ar. XIV. 3. 113. Sep. — Ar. XV. 3. 132. Nux. Lycopod. Calcar. — Annal. II. 272. Calcar. Lycopod. Graph. Sep. Silic. Con. Phosph.
Impfung, Präservativ gegen Nachkrankheiten. H. Z. III. 100.
Impotenz von Hodenverhärtung. Th. I. 190. Lycopod. Graph.
Influenza mit heftigen Halsbeschwerden. At. Br. I. 4. Hep. Calcar.
Keuchhusten. Annal. III. 188. Droser. — Annal. III. 188. Droser. Cin. — Annal. III. 189. Droser. Cin. — Annal. III. 191. Droser. (mit krätzartigem Hautausschlage.)
Kinnbackenkrampf mit Starrkrampf. Ar. XIV. 3. 102. Camph. Phosph.
Knieanschwellung. Annal. II. 312. Natr. muriat.
Knieentzündung. H. Z. I. 128. Chin.
Kolik mit Stuhlverhaltung. H. Z. IV. 59. Nux. Arsen. Mercur. — H. Z. IV. 247. Op.
Kopfgrind. Ar. II. 2. 75. — Annal. I. 174. — Annal. II.

200. Calcar. — Annal. II. 203. Sep. — Annal. IV. 21. Calcar. — H. Z. VI. 20. — Hyg. I. 50. Calcar.
mit Krätze. Ar. XI. 2. 119.

Kopfwassersucht, chronisch. Ar. XV. 2. 29. Helleb. Arsen. Acon.

Kopfweh, nervös. Ar. XII. 2. 175. Sep. Phosph. Natr. muriat. — Hyg. I. 29. Sep. Bell. Phosph. Zinc.
periodisch. Annal. III. 271.

Krämpfe. Th. I. 188. Bell. Ignat.
mit Durchfall. Annal. IV. 464. Verat.
in den obern Extremitäten. Ar. X. 2. 94. Calcar. Lycopod.
tonisch. Annal. I. 305. Acon. Bell. Hyosc. Op. Stramon. Mosch.

Krätzartiger Ausschlag. Ar. VIII. 1. 94. — Ar. XI. 1. 45. — Ar. XI. 2. 119. — Ar. XII. 2. 81. — Ar. XII. 2. 94. Caust. — Ar. XII. 2. 95. — Annal. II. 344. Sep. — Annal. II. 344. — Annal. III. 183. Sep. Calcar. — Annal. III. 192. — Annal. III. 201. Rhus. Sep. — Annal. IV. 105. Carb. veget. — H. Z. I. 35. Caust. — H. Z. I. 35. Psorin. — H. Z. I. 145. — H. Z. I. 145. Rhus. Arsen. — H. Z. I. 188. Sep. — H. Z. III. 4. — H. Z. III. 105. — H. Z. VI. 19. — Rau 196. — Casp. Erf. 148.
am Arme. Ar. V. 3. 42.
bei Keuchhusten. Th. I. 16. Con. Sep.
nach Scharlach. Hyg. I. 439.
mit Schwefelsiechthum. Ar. XV. 1. 129.
am Unterkörper. Annal. I. 175. Caust. Mercur. solub. Verat.
an den Unterschenkeln. Annal. I. 173.
der Wollarbeiter. Ar. I. 1. 41.

Kreuzschmerz mit Lähmigkeitsgefühl in den untern Gliedmassen. Annal. IV. 456.

Lähmung, anfangend mit Gliederschmerzen. Annal. I. 320. Carb. veget. Graph.
der untern Extremitäten. H. Z. I. 155. Nux. — Hyg. II. 228.
der untern Extremitäten mit unwillkührlichem Stuhl- und Harnabgange. H. Z. I. 155. Natr. muriat.
der Gliedmassen. Annal. III. 296. Arnic.

Leberentzündung. Annal. IV. 211. Acon. Bry.

Leber - und *Milzphyskonie* mit Bluterbrechen. Ar. XIII. 3. 155.

Leistendrüsenanschwellung syphilitischer Art. Annal. IV. 261.

Lepra. Ar. IX. 3. 101. Sep. Calcar. Silic. Graph.

Lichtscheu. Annal. IV. 257.

Lungenentzündung. Ar. XIV. 3. 109. Acon. — Annal. I. 33. Acon.
chronisch. Annal. III. 261. — Annal. IV. 296. Phosph.
nervös. Ar. VIII. 2. 37.
tuberkulös. H. Z. VI. 308.

Lungensucht. Ar. X. 2. 96. Carb. veget. Nux. Silic. Kali. Natr. muriat. — Annal. IV. 82. Lycopod. — Annal. IV. 83. Phosph. Petrol. Sep.
im Entstehen. Hyg. II. 357. Psorin. — Hyg. II. 358. Psorin.
eiterig. Ar. XI. 2. 111. — Th. I. 91. Lycopod. Kali. — Th. I. 94. Sep. Phosph. Acid. nitr. — Th. I. 98. Calcar. — Th. I. 99. Lycopod. Sep. Phosph. Arsen. Kali.
knotig. Hyg. II. 350. Psorin. Acon. — Hyg. II. 355.

Magendrücken nach Essen. Annal. IV. 254.

Magenkrampf. Ar. XIV. 3. 117. Nux. — Annal. I. 257. Nux. Calcar. — Annal. III. 413. Nux. Stann. Lycop.
mit Speiseerbrechen nach unterdrückter Flechte. Ar. XII. 3. 142. Nux. Baryt. acet. Con.

Masern. H. Z. I. 160.
  Ausbruch derselben wird befördert. Th. II. 38.
  mit entzündlicher Affection der Brust. Ar. XII. 2. 159. — Ar. XII. 2. 160.
  mit entzündlicher Affection der Brust und des Halses. Ar. XII. 2. 159. Bell.
  mit Diarrhö bei nervösem Charakter. Ar. XII. 2. 162. Phosph.
  mit nachfolgendem Erbrechen und Diarrhö. Ar. XII. 2. 165.
  mit nachfolgendem Friesel. Ar. XII. 2. 158. Bell.
  mit Kopf-, Ohren- und Halsleiden. Ar. XII. 2. 161. Bell.
  zurückgetreten. Ar. XII. 2. 158. Bell.
  Praeservativ. H. Z. I. 160.

Mastdarmschmerz. Annal. III. 291.

Melancholie. Annal. III. 156. — Th. I. 208. Bell. Verat. Nux.
  im Kindbette. Annal. IV. 44. Bell. Lycopod. Acid. nitr.

Menstrual-Beschwerden: Halsweh bei Verhärtung im Unterleibe. H. Z. III. 41. Puls. Sep. Con.
  Stuhldrang. H. Z. I. 158.
  Zahn- und Kopfweh. Annal. II. 246. Nux. Coff. Calcar. Sep. Chamom. Graph.

Menstruations-Mangel. Ar. XV. 1. 125. — Annal. III. 184. — Annal. IV. 75. — H. Z. VI. 22.
  mit Abzehrung. Annal. I. 347. Puls. Graph. Calcar. Silic.
  mit Stuhlverhaltung. Ar. XI. 1. 47. Op.

Menstruation zu schwach. Annal. IV. 256.

Mercurialsiechthum. Ar. XIV. 1. 138. Chin. Hep. Aur. Sep. Acid. nitr. Calcar. Graph.

Milchschorf. H. Z. III. 116.

Milchversetzung mit Unterleibsabscess. Ar. XII. 1. 105. Lycopod. Calcar.

Milz- und *Leberphyskonie* mit Bluterbrechen. Ar. XIII. 3. 151.
Nasenkrebs. Ar. XI. 1. 96. Sep. Calcar. Aur.
Ohrenfluss. Hyg. II. 263. Bell.
mit Asthma bei einem Kinde. Annal. II. 291.
Ohrenentzundung. Th. II. 180. Acon. Nux.
Rhachitis. Ar. III. 7. 58. Asa. Bell. Mercur. solub. — H. Z. I. 144. Nux. Bell. Calcar.
Rheumatismus. Annal. III. 294.
im Arme mit Geschwulst und andern Beschwerden. H. Z. VI. 141. Calcar. Nux.
in den Hüften. Annal. I. 19. Calcar.
Rothlauf im Gesichte. Annal. III. 259.
der untern Extremitäten. Annal. II. 232. Rhus.
Ruckgradsverkrümmung (Cyphosis). Ar. VII. 2. 49. Staphis. Cicut. — Ar. VIII. 3. 71.
Säuferwahnsinn in öfteren Anfällen bei Mercurialsiechthum. Annal. I. 331. Nux. Puls. Sep.
Schanker. Hyg. I. 382.
Scharlach. H. Z. III. 137.
bösartig mit Neigung zurückzutreten. Ar. XIV. 3. 100. Bell.
Schlagfluss, Vorboten. H. Z. II. 68.
Schluchzen. Th. I. 189.
Schreien der Kinder. Annal. II. 402.
Schwächegefühl mit Kopf- und Verdauungsbeschwerden. Annal. II. 328. Silic.
Schwämmchen bei Kindern. Annal. I. 245. Mercur. — Annal. II. 401. — H. Z. III. 116.
Schwefelmissbrauch mit Krätze. Ar. X. 1. 129.
Schwerhörigkeit. H. Z. III. 14.
nach Masern. Ar. XII. 2. 158.
mit Sausen. Annal. IV. 257.
Schwindel bei sparsamer Menstruation. Annal. IV. 259.

periodisch mit Kopfschmerz. Annal. II. 246. Nux. Coff. Sep. Calcar. Chamom. Graph.
Zehrfieber. Annal. IV. 454. — H. Z. III. 22. Silic.

Tabacum.

Cholera. Ar. VI. 2. 58. — Ar. XI. 3. 47. Verat.
chronisch. H. Z. III. 115.
spasmodica. H. Z. IV. 209. Cupr.

Tartarus emeticus.

Bräune, häutige. Hyg. II. 28. — Hyg. II. 29. — Hyg. II. 212. — Hyg. II. 27.
Cholera. Annal. II. 257. Verat. Chamom.
Cholerine, chronisch. Ar. XII. 2. 120. Mercur. Dulcam. Acid. nitr. Chin.
Erbrechen, bitter-saures mit Uebelkeiten, besonders Nachts. H. Z. VI. 23.
Hirnentzündung. Ar. XII. 2. 86. Bell.
Keuchhusten. Ar. XV. 2. 122.
mit nächtlichem Speiseerbrechen. H. Z. V. 183. Nux.
Krämpfe. Annal. I. 303. Bell. Stramon.
der Kinder. Ar. XIII. 2. 94. Solan. Secal. Cantharid.
Krätzartiger Ausschlag. Ar. V. 3. 43.
Lungensucht, knotige, im Entstehen. Hyg. II. 153. Con.
Rheumatismus im Arme. Ar. VII. 1. 32. Ignat.
Scheintod eines neugebornen Kindes. H. Z. III. 72.
Verdauungsbeschwerden. Annal. IV. 187. Nux. Puls.
nach zurückgetretenem Schnupfen. H. Z. I. 126. Nux. Puls. Ipec.

Thuya.

Bluthamen. H. Z. IV. 321. Lycopod. Millefol.
Erfrorne Glieder. Ar. VI. 2. 25. Sulph. Ignat.

Feigwarzen. Ar. III. 3. 177. — Ar. VI. 2. 145. — Ar. VIII. 1. 58. — Ar. X. 1. 85. Calcar. Acid. nitr. — Ar. X. 1. 93. Acid. nitr. Zinc. — Ar. XII. 3. 149. — Ar. XV. 1. 142. Euphras. Acid. nitr. — Annal. I. 185. — Annal. I. 369. Acid. nitr. — H. Z. IV. 36. — H. Z. V. 97. Acid. nitr. Sulph. — H. Z. V. 98.

hornartige. Annal. II. 188. Acid. nitr.

mit Syphilis. Ar. XI. 2. 119. Mercur. — Annal. I. 187. Mercur. — H. Z. I. 155. — H. Z. V. 148. Merc.

mit Tripper. Annal. I. 186.

Froschleingeschwulst. Annal. III. 167. Acid. nitr. Ambr. Calcar.

Gebärmutterkrebs. Annal. I. 284. Bell. Mercur. Staphis. Acid. nitr.

Geschwüre, syphilitische. Ar. XI. 1. 36. — Ar. XI. 1. 36. Mercur.

mit Feigwarzen und Weissfluss. H. Z. V. 148. Mercur.

Kolik. Ar. III. 1. 73. Bell.

Rheumatismus im Arme. Annal. I. 296.

Schanker mit Feigwarzen. Hyg. I. 381. Acid. nitr.

Syphilis mit Feigwarzen. Ar. XI. 2. 119. Mercur.

Tripper im ersten Stadium. Ar. VI. 2. 145. — Annal. I. 189. Nux. Puls. Cinnabar.

im zweiten Stadium. Annal. I. 372. — Annal. III. 214. Capsic. — Annal. III. 215. Cannab.

mit Feigwarzen. Annal. I. 186.

Unterleibsleiden, chronisch. Ar. III. 1. 71. Bell.

Vorsteherdrüsenentzündung. P. M. II. 38. Puls.

Warzen. Ar. XIV. 2. 107. — Ar. XV. 1. 143. Acid. nitr. Sulph.

129 Trifolium.

Chinasiechthum. Ar. IV. 1. 129. Arnic. Verat. Bell. Bry. Nux. Op.

Hämorrhoiden, fliessende. Bigel II. 143. Puls. Verat.
Heiserkeit. P. M. I. 88. Kali. Droser.
Krampfhaftes Werfen mit den Schenkeln. H. Z. VI. 108.
Stimmlosigkeit. P. M. I. 88. Droser. Kali.

Vaccinin.

Augenentzündung. Annal. III. 165. Sulph.
nach Pocken. H. Z. II. 88.
Hornhautverdunkelung nach Vaccination entstanden. H. Z. III. 149.
Variolen. H. Z. IV. 46. — H. Z. IV. 193.
bösartige. H. Z. V. 178.
Präservativ. H. Z. V. 178.

Valeriana.

Fieber, nervös-katarrhalisch. P. M. I. 17. Bry. Hyosc. Rhus. Chin.
Kopfweh, halbseitig. Annal. I. 162. Nux. Puls. Ferr. Bry. Ignat. Arsen. Chamom. Mercur. Bell. (mit Unterleibsleiden.)
Unterleibsleiden, chronisch. Annal. I. 162. Nux. Puls. Ferr. Bry. Arsen. Ignat. Chamom. Mercur. Bell. (mit halbseitigem Kopfweh.)
Wechselfieber. P. M. II. 68.

Veratrum.

Augenentzündung, katarrhalisch, mit sehr furchtsamem und heftigem Gemüthe. Hyg. II. 128. Acon. Digital. Aur. Mercur.
Bleikolik mit Faulfieber. H. Z. IV. 353. Nux. Coff. Op. Graph.
Brustkrampf. H. Z. I. 154. Lactuc. Asa. Acon.
mit Convulsionen und gichtischem Leiden. Annal. I. 118. Bry. Ipec. Nux. Puls. Sep.

chronisches, der sauer schmeckenden Speisen. Annal. I. 248. Ipec. Nux. Sulph.
gallichtes, mit gallichter Diarrhö nach Verdruss. P. M. II. 88.
von Speisen sogleich. H. Z. VI. 23.
Fieber, gastrisches. Annal. II. 183.
typhöses mit Hautwassersucht nach Scharlachfriesel. Annal. II. 24. Hyosc. Stramon. Verat.
Geisteskrankheit. Ar. IV. 1. 102. Hyosc. Stramon. — Annal. I. 48. Nux. Ferr. acet. Platin. — Annal. I. 63. Stramon. Hyosc. Puls. — Annal. I. 67. Acon. Helleb. Bell. Stramon. Nux. — Annal. IV. 330. — H. Z. VI. 209. Nux. Bell. Con.
Hämorrhoiden, fliessende. Bigel II. 143. Puls. Trifol.
Hautwassersucht nach Scharlachfriesel mit typhösem Fieber. Annal. II. 241. Stramon. Hyosc. Carb. anim.
Heisshunger. Ar. I. 2. 52.
Hernia. Ar. X. 2. 71. Nux.
Hypochondrie. Annal. I. 51. Nux. Aur. Puls. Bell. — Annal. I. 58. Bell. Cin. Hyosc. Helleb.
Hysterie. Hyg. I. 44. Nux. Puls. Graph.
Keuchhusten. Th. I. 21. Droser.
Kolik von Blähungen. Annal. I. 263.
mit Stuhlverhaltung. H. Z. IV. 248. Lycopod.
Kopfweh, halbseitig. H. Z. I. 154. Caust.
Krämpfe, hysterische. H. Z. IV. 266.
hysterische mit Durchfall. Annal. IV. 464. Sulph.
Krätzartiger Ausschlag. Rau 197.
am Unterkörper. Annal. I. 175. Caust. Sulph. Merc.
Lähmung des obern Augenlides. H. Z. I. 146. Chamom. Stramon. Caust. — H. Z. V. 197. Spigel. Sep. Zinc.
Mania. Ar. VIII. 2. 84.
mit Geilheit. H. Z. II. 113.

Melancholie. Th. I. 208. Bell. Nux. Sulph.
während des Verlaufes einer nervösen Bruststellentzündung. Ar. IX. 2. 142.
im Kindbette. Ar. XV. 1. 128. Nux. Bell. Con.
religios. H. Z. II. 113.
Nachtblindheit mit nächtlicher Diarrhö. P. M. II. 66.
Nymphomanie. P. M. I. 44.
Rheumatismus in beiden Armen. P. M. III. 6.
Schwangeuschafts-Beschwerden: Unterleibsleiden. Annal. I. 82. Nux. Puls.
Unterleibsleiden, chronisch. Ar. VII. 1. 40.
Wechselfieber, täglich. Annal. I. 355.
dreitägig. Ar. VII. 3. 52.
viertägig. Th. I. 181. Carb. veget.
Zahnweh, klopfend. Ar. XV. 2. 20.

Verbascum.

Husten mit rauhem tiefem Tone. P. M. I. 11.
der Kinder, Abends und Nachts schlimmer, trocken. H. Z. IV. 279.

Zincum.

Abortus, dessen Verhütung. H. Z. I. 147. Sep.
Augenentzündung. Ar. X. 1. 93. Spigel. Sep.
Blähungsbeschwerden. Annal. I. 97.
Bleichsucht mit Kehlkopf- und Halsbeschwerden. Annal. II. 331. Carb. veget.
Feigwarzen. Ar. X. 1. 93. Acid. nitr. Thuya.
Flechten an den Händen. Annal. I. 179.
in der Mundhöhle. H. Z. VI. 24.
Gesichtsschmerz, nervös. Hyg. I. 29. Bell.
Gicht, knotig. Annal. IV. 94. Sep. Phosph. Silic. Calcar. Petrol.
Hodenschmerz. Annal. II. 291. Calcar. Lycopod.
Kopfgicht. Th. II. 187. Bell.

Kopfweh, nervös. Hyg. I. 29. Sulph. Sep. Bell. Phosph.
Krätzartiger Ausschlag. Annal. III. 302. Carb. veget.
Lähmung, anfangend, der obern Extremitäten. Ar. XII. 2. 28.
des obern Augenlides. H. Z. V. 197. Verat. Spigel. Sep.
Lepra. Ar. XII. 3. 55.
Skirrhöse Verhärtung der Oberlippe. Annal. I. 359. Con. Mezer. Calcar. Lycopod. Graph. Silic.
Unterleibsleiden, chronisch. Annal. III. 177. Nux. Sulph. Silic.
Veitstanz. Hyg. I. 64. (Zinc. sulphuricum.)

Verbesserung.

Ueberall, wo Hep. Kali c. steht, bitten wir Hep. kalin. zu lesen.

Printed in Dunstable, United Kingdom

91220742R00178